人多能干细胞
衍生类器官模型

Human Pluripotent Stem Cell
Derived Organoid Models

主编 ◎ [美]杰森·R. 斯宾塞（Jason R. Spence）
主审 ◎ 刘先胜
主译 ◎ 张莉芸

科学技术文献出版社
·北京·

图书在版编目（CIP）数据

人多能干细胞衍生类器官模型 /（美）杰森·R. 斯宾塞（Jason R. Spence）主编；张莉芸主译. -- 北京：科学技术文献出版社, 2025. 8. -- ISBN 978-7-5235-2688-0

I. R322

中国国家版本馆 CIP 数据核字第 2025QF9720 号

著作权合同登记号　图字：01-2025-0891

中文简体字版权专有权归科学技术文献出版社所有

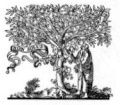

Elsevier (Singapore) Pte Ltd.
3 Killiney Road,
#08-01 Winsland House I,
Singapore 239519
Tel: (65) 6349-0200; Fax: (65) 6733-1817

Human Pluripotent Stem Cell Derived Organoid Models, 1E
Jason R. Spence
ISBN: 9780128215319
Copyright © 2020 Elsevier Inc. All rights reserved, including those for text and data mining, AI training, and similar technologies.
Authorized Chinese translation published by Scientific and Technical Documentation Press.

人多能干细胞衍生类器官模型（张莉芸 主译）
ISBN: 978-7-5235-2688-0
Copyright © Elsevier Inc. and Scientific and Technical Documentation Press. All rights reserved, including those for text and data mining, AI training, and similar technologies.

No part of this publication may be reproduced or transmitted in any form or by any means, electronic or mechanical, including photocopying, recording, or any information storage and retrieval system, without permission in writing from Elsevier Inc. Details on how to seek permission, further information about the Elsevier's permissions policies and arrangements with organizations such as the Copyright Clearance Center and the Copyright Licensing Agency, can be found at our website: www.elsevier.com/permissions.

This book and the individual contributions contained in it are protected under copyright by Elsevier Inc. and Scientific and Technical Documentation Press (other than as may be noted herein).

This edition of Human Pluripotent Stem Cell Derived Organoid Models is published by Scientific and Technical Documentation Press under arrangement with ELSEVIER INC.

This edition is authorized for sale in China only, excluding Hong Kong, Macau and Taiwan. Unauthorized export of this edition is a violation of the Copyright Act. Violation of this Law is subject to Civil and Criminal Penalties.

本版由 ELSEVIER INC 授权科学技术文献出版社在中国大陆地区（不包括香港、澳门及台湾地区）出版发行。

本版仅限在中国大陆地区（不包括香港、澳门及台湾地区）出版及标价销售。未经许可之出口，视为违反著作权法，将受民事及刑事法律之制裁。

本书封底贴有 Elsevier 防伪标签，无标签者不得销售。

注意

本书涉及领域的知识和实践标准在不断变化。新的研究和经验拓展我们的理解，因此须对研究方法、专业实践或医疗方法作出调整。从业者和研究人员必须始终依靠自身经验和知识来评估和使用本书中提到的所有信息、方法、化合物或本书中描述的实验。在使用这些信息或方法时，他们应注意自身和他人的安全，包括注意他们负有专业责任的当事人的安全。在法律允许的最大范围内，爱思唯尔、译文的原文作者、原文编辑及原文内容提供者均不对因产品责任、疏忽或其他人身或财产伤害及/或损失承担责任，亦不对由于使用或操作文中提到的方法、产品、说明或思想而导致的人身或财产伤害及/或损失承担责任。

人多能干细胞衍生类器官模型

| 策划编辑：张　蓉 | 责任编辑：张　蓉　王彦丽 | 责任校对：宋红梅 | 责任出版：张志平 |

出　版　者	科学技术文献出版社
地　　　址	北京市复兴路15号　邮编 100038
编　务　部	（010）58882938，58882087（传真）
发　行　部	（010）58882868，58882870（传真）
邮　购　部	（010）58882873
官 方 网 址	www.stdp.com.cn
发　行　者	科学技术文献出版社发行　全国各地新华书店经销
印　刷　者	北京地大彩印有限公司
版　　　次	2025 年 8 月第 1 版　2025 年 8 月第 1 次印刷
开　　　本	889×1194　1/16
字　　　数	380千
印　　　张	14.25
书　　　号	ISBN 978-7-5235-2688-0
定　　　价	160.00元

版权所有　违法必究

购买本社图书，凡字迹不清、缺页、倒页、脱页者，本社发行部负责调换

主审简介

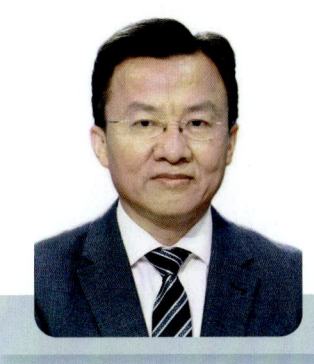

刘先胜

医学博士，主任医师，二级教授，博士研究生导师，华中科技大学同济医学院附属同济医院呼吸与危重症医学科副主任，山西白求恩医院（同济山西医院）呼吸与危重症医学科学科带头人、党委副书记、院长

【社会任职】

现任山西省医师协会呼吸医师分会会长，山西省医师协会常务理事，湖北省医学会呼吸病学分会副主任委员、候任主任委员，湖北省医学会呼吸病学分会青年委员会主任委员，中华医学会呼吸病学分会肺栓塞与肺血管病学组组员，湖北省呼吸内科医疗质量控制中心副组长兼办公室主任。担任 Cancer Plus 杂志主编，《中华结核和呼吸杂志》《中华医学杂志（英文版）》通讯编委，《临床内科杂志》编委，《内科急危重症杂志》副主编。

【学术成果】

主持国家自然科学基金项目4项，负责科技部重点项目子课题2项。发表论文140余篇，其中以第一或通信作者发表SCI收录论文40余篇。参加卫生部临床学科重点项目1项、国家自然科学基金面上项目5项，参加国家"十二五"支撑课题、卫生公益性行业科研专项经费项目资助课题、教育部临床学科重点项目、卫生部临床学科重点项目等近10项。获湖北省科学技术进步奖、武汉市科学技术进步奖二等奖各1项，教育部科技进步奖一等奖及二等奖各1项。

主译简介

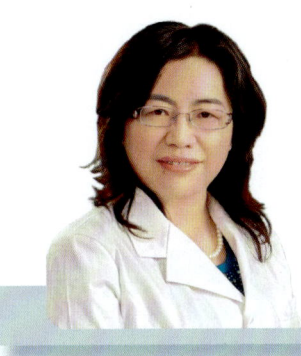

张莉芸

医学博士，主任医师，二级教授，博士研究生及博士后合作导师，山西白求恩医院副院长，山西省皮肤与免疫疾病（风湿病）临床医学研究中心、山西省免疫与风湿性疾病临床诊疗技术创新中心、山西省免疫性疾病药物转化工程研究中心、山西白求恩医院干细胞实验室主任，享受国务院政府特殊津贴专家，山西省委联系的高级专家

【社会任职】

现任中国人民政治协商会议第十二届山西省委员会委员，中国人民政治协商会议第十一、十二届太原市委员会常务委员，中华医学会风湿病学分会常务委员，中华医学生物免疫学会常务理事，亚太医学生物免疫学会风湿免疫学分会副主任委员，海峡两岸医药卫生交流协会风湿免疫病学专业委员会常务委员，山西省老年医学学会副会长，山西省抗癌协会副会长，山西省医学会副会长，山西省医学会风湿病学专业委员会主任委员，山西省药理学会药物临床试验专业委员会主任委员，山西省生物工程学会干细胞及生物免疫治疗专业委员会主任委员，山西省女医师协会风湿免疫专业委员会主任委员，山西省医师协会风湿病学医师分会候任会长，山西省专家学者协会医学分会副会长。担任国家自然科学基金项目评审专家，International Journal of Rheumatic Diseases、《中华风湿病学杂志》副主编，Annals of the Rheumatic Diseases（中文版）、《中华临床医师杂志（电子版）》、《中国实用内科杂志》编委。

【学术成果】

承担国家级课题 10 余项（国家自然科学基金项目 3 项）、省部级课题 30 余项，参与全国多中心临床研究 50 余项。发表学术论文 300 余篇（其中 SCI 收录论文 50 余篇）。主编/参编专著和医学英语教材 11 部。获山西省科学技术进步奖 12 项，太原市科学技术进步奖一等奖 2 项。

【所获荣誉】

山西省五一劳动奖章获得者，山西省三八红旗手，山西十大科学传播人物，山西名医，山西省"三晋英才"支持计划"高端领军人才"，山西省学科带头人，（同济·山西）医学科学家。

译者名单

主　　审：刘先胜

主　　译：张莉芸

副 主 译：梅　齐　高晋芳　马　丹　武泽文

学术秘书：李　蓉　李　倩

译　　者：（按姓氏笔画排名）

丁智斌　马　丹　王　凯　王娟娟　冯皓宇
成建德　成孟宇　乔鹏燕　刘　洋　刘先胜
刘素苗　米良煜　苏雅珍　杜宝洁　李　振
李　倩　李　蓉　李孝敏　李明璐　杨艳丽
杨新蕾　何志强　张　磊　张佰艳　张莉芸
张鲜惠　武泽文　庞宇洁　赵　丽　赵宝瑞
胡　杰　段雅剑　侯睿宏　姚　佳　姚明泽
贺　倩　贾　原　柴　宝　高晋芳　郭乾育
梅　齐　梁美娥　梁梓榭　温树信

单　　位：山西白求恩医院（同济山西医院）

서문분석

前　言

现代科学和医学处在飞速发展的时代，类器官技术作为一项革命性的创新正日益引发广泛的关注。类器官已经成为一种吸引人且易于从多能干细胞系复制的体外组织模型。类器官是通过细胞的三维（three-dimensional，3D）组装形成的，其中包含多种细胞类型，并具备一定的生理特征，类似于真实器官的功能。干细胞技术在构建类器官系统方面发挥着重要作用。干细胞具有分化为多种细胞类型的潜能，因此可以用来培养构成类器官的各种细胞类型。

类器官具有自我更新、组织再生的能力，这意味着它们能够不断地生成新的细胞并维持自身的结构和功能。这种能力使得类器官在基础研究和疾病建模方面具有重要价值。通过类器官系统，研究人员可以更好地理解细胞的相互作用、组织发育和器官功能，并对疾病的发生机制进行研究和模拟。

采用类器官系统可以提高实验水平，因为它更接近真实的生理环境。相比于传统的细胞培养方法，类器官更好地模拟了细胞之间的相互作用、组织结构和功能。这使得研究人员能够更准确地研究细胞行为、药物响应和疾病的发展过程，为疾病的治疗和药物研发提供更可靠的平台。

目前，类器官尚无法独当一面，而未来类器官也不需独当一面，多模型整合才是研究的最佳方案。类器官高度仿真的疾病模型有望在精准医疗、再生医学等领域取得新的进展。同时，"类器官+"有望给类器官研究带来新的增长点。类器官技术与活体实时成像技术结合，有望让人们实时观察到人早期发育的过程；与生物3D打印技术结合，有望实现基于类器官的功能性治疗；与"人类细胞图谱（human cell atlas，HCA）"技术结合，类器官细胞图谱有望推进并加速包括罕见遗传病、复杂多因素疾病、精准肿瘤治疗等以疾病为中心的研究。

本书全面介绍了多种类器官构建的流程和技术要点，总结和归纳了实验细节和注意事项，为类器官的相关研究提供了重要参考。

原书编者名单

Lisa Brossard	Université de Nantes, Inserm, TENS, The Enteric Nervous System in Gut and Brain Diseases, IMAD, Nantes, France
J. Gray Camp	Institute of Clinical Ophthalmology (IOB); Department of Ophthalmology, University of Basel, Basel, Switzerland
Meghan Capeling	Department of Biomedical Engineering, University of Michigan College of Engineering, Ann Arbor, MI, United States
Jayati Chakrabarti	Department of Cellular and Molecular Medicine, University of Arizona, Tucson, AZ, United States
Roberto Cieza	Department of Internal Medicine, Division of Infectious Disease, University of Michigan, Ann Arbor, MI, United States
Abdelkader Daoud	Department of Regenerative Medicine and Cell Biology, Medical University of South Carolina, Charleston, SC, United States
Anne Dubart-Kupperschmitt	INSERM Unité Mixte de Recherche (UMR_S) 1193; UMR_S 1193, Université Paris-Sud/Paris-Saclay; Département Hospitalo-Universitaire Hepatinov, Villejuif, France
Clarisse M. Fligor	Department of Biology, Indiana University–Purdue University Indianapolis, Indianapolis, IN, United States
Andres Garcia	George W. Woodruff School of Mechanical Engineering, Georgia Institute of Technology, Atlanta, GA, United States
Shimpei Gotoh	Department of Respiratory Medicine; Department of Drug Discovery for Lung Diseases, Graduate School of Medicine, Kyoto University, Kyoto, Japan
Eri Hashino	Department of Otolaryngology—Head and Neck Surgery, and Stark Neurosciences Research Institute, Indiana University School of Medicine, Indianapolis, IN, United States
Finn Hawkins	Center for Regenerative Medicine of Boston University and Boston Medical Center; Pulmonary Center and Department of Medicine, Boston University School of Medicine, Boston, MA, United States
David R. Hill	Department of Internal Medicine, Division of Gastroenterology and Hepatology, University of Michigan Medical School, Ann Arbor, MI, United States

Toyohiro Hirai	Department of Respiratory Medicine, Graduate School of Medicine, Kyoto University, Kyoto, Japan
Jin-Hui Hor	Institute of Molecular and Cell Biology, A*STAR Research Entities; Department of Biological Sciences, National University of Singapore, Singapore
Kang-Chieh Huang	Department of Biology, Indiana University–Purdue University Indianapolis, Indianapolis, IN, United States
Sha Huang	Department of Internal Medicine, Division of Gastroenterology and Hepatology, University of Michigan Medical School, Ann Arbor, MI, United States
Sabina Kanton	Department of Evolutionary Genetics, Max Planck Institute for Evolutionary Anthropology, Leipzig, Germany
Yohei Korogi	Department of Respiratory Medicine, Graduate School of Medicine, Kyoto University, Kyoto, Japan
Darrell N. Kotton	Center for Regenerative Medicine of Boston University and Boston Medical Center; Pulmonary Center and Department of Medicine, Boston University School of Medicine, Boston, MA, United States
Sailee S. Lavekar	Department of Biology, Indiana University–Purdue University Indianapolis, Indianapolis, IN, United States
Elise Loffet	Université de Nantes, Inserm, TENS, The Enteric Nervous System in Gut and Brain Diseases, IMAD, Nantes, France
Eléanor Luce	INSERM Unité Mixte de Recherche (UMR_S) 1193; UMR_S 1193, Université Paris-Sud/Paris-Saclay; Département Hospitalo-Universitaire Hepatinov, Villejuif, France
Maxime M. Mahe	Université de Nantes, Inserm, TENS, The Enteric Nervous System in Gut and Brain Diseases, IMAD, Nantes, France; Department of Pediatric General and Thoracic Surgery, Cincinnati Children's Hospital Medical Center; Department of Pediatrics, University of Cincinnati, Cincinnati, OH, United States
Katie B. McCauley	Respiratory Diseases, Novartis Institutes for BioMedical Research, Cambridge, MA, United States
Jason S. Meyer	Department of Medical and Molecular Genetics; Department of Ophthalmology, Glick Eye Institute; Stark Neurosciences Research Institute, Indiana University School of Medicine, Indianapolis, IN, United States
Adriana Mulero-Russe	George W. Woodruff School of Mechanical Engineering, Georgia Institute of Technology, Atlanta, GA, United States
Jorge O. Múnera	Department of Regenerative Medicine and Cell Biology, Medical University of South Carolina, Charleston, SC, United States

Shi-Yan Ng	Institute of Molecular and Cell Biology, A*STAR Research Entities; Yong Loo Lin School of Medicine (Physiology), National University of Singapore; The Third Affiliated Hospital of Guangzhou Medical University, Guangzhou, China; National Neuroscience Institute, Singapore
Jing Nie	Department of Otolaryngology—Head and Neck Surgery, and Stark Neurosciences Research Institute, Indiana University School of Medicine, Indianapolis, IN, United States
Vered Shacham-Silverberg	Division of Developmental Biology; Center for Stem Cell & Organoid Medicine, Cincinnati Children's Hospital Medical Center, Cincinnati, OH, United States
Takanori Takebe	Division of Gastroenterology, Hepatology and Nutrition; Division of Developmental Biology; Center for Stem Cell and Organoid Medicine (CuSTOM), Cincinnati Children's Hospital Medical Center; Department of Pediatrics, University of Cincinnati College of Medicine, Cincinnati, OH, United States; Institute of Research, Tokyo Medical and Dental University (TMDU), Tokyo, Japan
Wendy L. Thompson	Division of Gastroenterology, Hepatology and Nutrition; Division of Developmental Biology, Cincinnati Children's Hospital Medical Center, Cincinnati, OH, United States
Barbara Treutlein	Department of Evolutionary Genetics, Max Planck Institute for Evolutionary Anthropology, Leipzig, Germany; Department of Biosystems Science and Engineering, ETH Zürich, Basel, Switzerland
Yu-Hwai Tsai	Department of Internal Medicine, Division of Gastroenterology and Hepatology, University of Michigan Medical School, Ann Arbor, MI, United States
Kirstin B. VanderWall	Department of Biology, Indiana University–Purdue University Indianapolis, Indianapolis, IN, United States
Ruobing Wang	Center for Regenerative Medicine of Boston University and Boston Medical Center; Division of Respiratory Diseases, Department of Medicine, Boston Children's Hospital, Boston, MA, United States
James M. Wells	Division of Developmental Biology; Center for Stem Cell & Organoid Medicine; Division of Endocrinology, Cincinnati Children's Hospital Medical Center, Cincinnati, OH, United States
Yuki Yamamoto	Department of Respiratory Medicine; Department of Drug Discovery for Lung Diseases, Graduate School of Medicine, Kyoto University, Kyoto, Japan
Yana Zavros	Department of Cellular and Molecular Medicine, University of Arizona, Tucson, AZ, United States

目　录

第一章　利用人多能干细胞制备食管类器官及器官型筏式培养　　/ 1

第二章　制备和应用胃类器官用于幽门螺杆菌致病机制的研究　　/ 17

第三章　多能干细胞来源的多细胞人肝类器官　　/ 35

第四章　多能干细胞衍生的胆管细胞和胆管细胞类器官　　/ 49

第五章　诱导多能干细胞分化成人气道类器官　　/ 65

第六章　一种利用人多能干细胞产生肺泡类器官的方法　　/ 77

第七章　用于肠道生理学实验的小肠类器官的生成　　/ 95

第八章　具有肠神经系统的多能干细胞衍生的肠类器官　　/ 117

第九章　从人多能干细胞生成 HCO　　/ 135

第十章　人脑类器官的单细胞基因组分析　　/ 155

第十一章　从人诱导多能干细胞产生脊柱腹侧类器官　　/ 171

第十二章　人多能干细胞来源的视网膜类器官分化　　/ 185

第十三章　由人多能干细胞生成内耳类器官　　/ 199

第一章
利用人多能干细胞制备食管类器官及器官型筏式培养

Vered Shacham-Silverberg[a,b], James M. Wells[a,b,c,*]

[a] Division of Developmental Biology, Cincinnati Children's Hospital Medical Center, Cincinnati, OH, United States
[b] Center for Stem Cell & Organoid Medicine, Cincinnati Children's Hospital Medical Center, Cincinnati, OH, United States
[c] Division of Endocrinology, Cincinnati Children's Hospital Medical Center, Cincinnati, OH, United States
[*] 通信作者电子邮箱地址:james.wells@cchmc.org

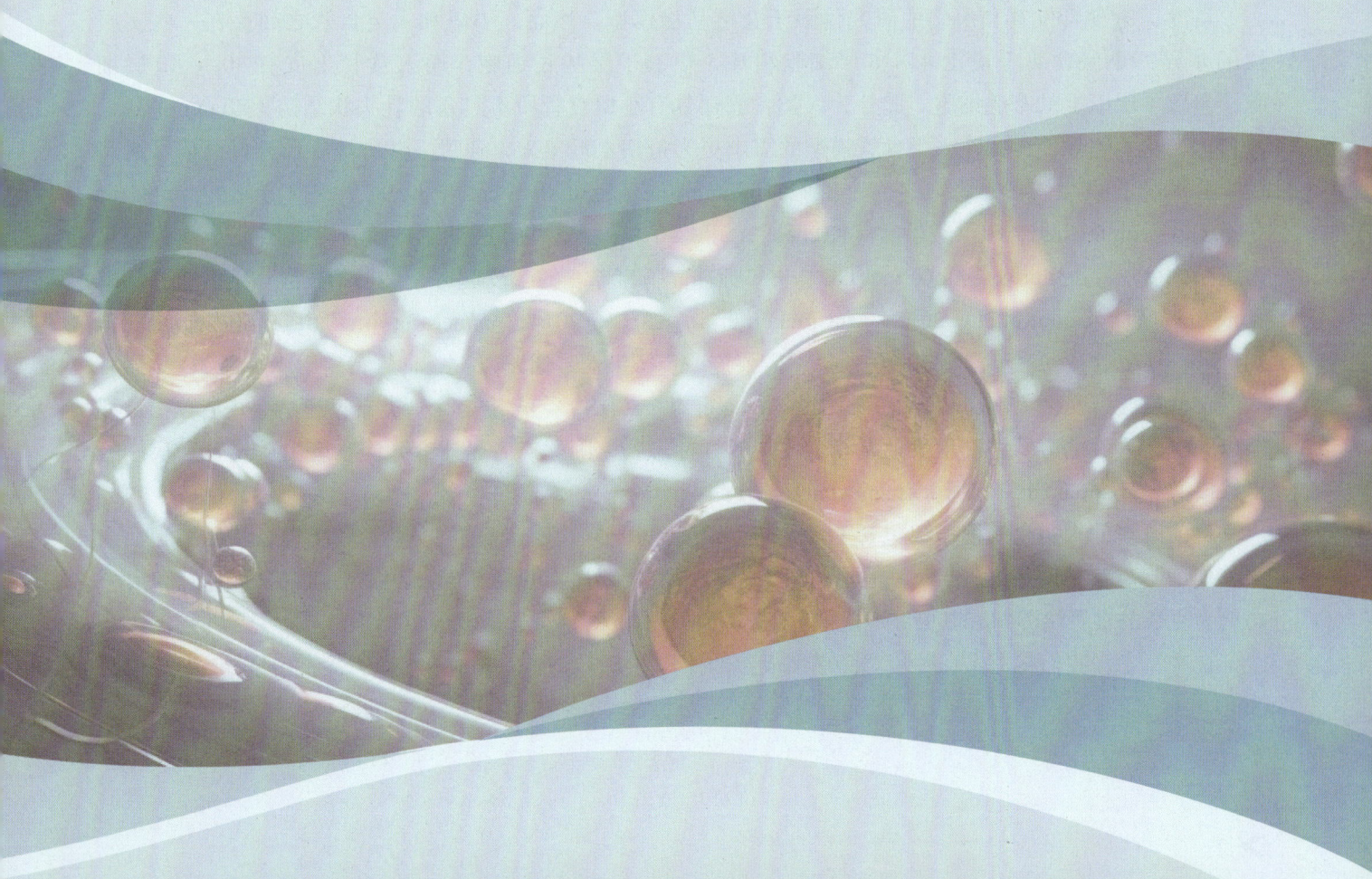

摘　要

人和小鼠的食管存在一些实质性的差异，这限制了小鼠作为研究人类食管发育和疾病模型的实用性。由于这些局限性，最近的一些报告描述了通过多能干细胞定向分化生成人食管组织的方法及研究进展。这种定向分化的方法是基于多年来在脊椎动物模型中研究食管胚胎发育获得的认知。从人多能干细胞分化得到的食管组织已经被用于研究食管发育、与食管相关的疾病。本章为人多能干细胞定向分化为食管类器官和筏式培养物（在形态学和基因转录水平上与人类食管上皮高度相似的分化组织）提供了详细的操作方案。同时，我们讨论了目前食管模型的局限性，以及用肌肉和肠神经系统构建更复杂组织模型的重要性。展望未来，这些模型可能会用于个性化治疗及其他治疗方案的开发。

1.1　概　述

食管的主要功能是通过肌肉蠕动将食物从咽部输送到胃，其上皮来源于内胚层，被发育自中胚层的间质（包括成纤维细胞和肌肉层）包绕。食管间质中分布有外胚层神经嵴衍生的肠神经系统，该系统支配食管活动。从 3 个胚层精准分化和发育为这种复杂的组织结构是成熟食管行使其正常功能所必需的（Fausett et al., 2012; Que, 2015）。

目前，对食管发育和疾病的研究仅限于脊椎动物模型。然而，小鼠和人类食管之间存在一些实质性的差异：小鼠食管上皮由 4~6 层细胞组成，仅有 1 层基底细胞；而人食管上皮有 30~40 层细胞，包含 1 层以上的基底细胞。此外，人类食管还具有小鼠食管所不具备的乳头状结构（Zhang et al., 2017）。这些差异使得构建人类食管模型的需求更为迫切。近年来，通过一些方法在体外操纵信号通路模拟胚胎器官发生阶段，将人多能干细胞（human pluripotent stem cells, hPSC）定向分化为特定的胃肠道（gastrointestinal, GI）类器官（Kechele et al., 2019）。这些方法的第一步都是将多能干细胞分化为定型内胚层（definitive endoderm, DE）——所有胃肠道器官的上皮起源。然后 DE 将分化为前肠、中肠或后肠（D'Amour et al., 2005; McCracken et al., 2017, 2014; Múnera et al., 2017; Spence et al., 2011），其中食管发育于背侧前肠的前部，需要进一步操纵信号通路以生成食管特定组织，即 3D 类器官或器官型筏式培养物（Trisno et al., 2018; Zhang et al., 2018）。无论是食管类器官还是筏式培养物，都能以时空特异性的方式精准地表达食管上皮特异性标志物，因此二者是研究人类食管上皮发育和疾病的良好模型（Trisno et al., 2018; Zhang et al., 2018）。

目前所有的人类食管模型仅包含上皮细胞，缺乏包括平滑肌细胞、免疫细胞和肠神经胶质细胞在内的其他细胞。鉴于这些细胞类型在食管生理和病理中的重要性，开发新的方法来构建包含多种细胞成分的更为复杂的食管培养物，以更好地模拟生理和病理条件下的食管显得尤为重要。

在本章中，我们将提供一种相对简单和成熟的操作方案（Trisno et al., 2018），直接将 hPSC 分化为人食管类器官（human esophageal organoids，HEO）和器官型筏式培养物。同时本章还将介绍食管发育的背景知识和用于培养物最终鉴定的免疫荧光分析方法。

1.2　食管类器官的意义和应用

影响食管的疾病从罕见而致命性的先天缺陷到由胃食管反流（gastroesophageal reflux，GERD）引起的损害，曾占到北美人群的四分之一（Jacobs et al.，2012；Rosekrans et al.，2015；Zorn，2009）。先天性食管发育缺陷和相关疾病极大地影响患者的生活质量和生存时间。明确影响食管发育和疾病的分子机制对于疾病管理和新型治疗方法的开发至关重要。

人和鼠的食管存在很大的差异。人的食管上皮组织为复层结构，而小鼠食管上皮虽仅有少数几层细胞的厚度，但其管腔面具有角化层。此外，人类食管有小鼠食管中没有的黏膜下腺。因此，小鼠食管对于食管相关疾病的研究特别是开发新的治疗方案不是理想的模型（Zhang et al.，2017）。

目前，人源的食管模型都是单层培养物或来源于内镜活检（Kasagi et al.，2018），前者不能很好地模拟食管形态，而后者来源有限。构建更符合人源性食管发育和形态的3D模型，将有助于研究食管先天性缺陷和疾病的分子机制。

本章介绍的实验方案中产生的3D食管上皮培养物可生长为类器官或器官型筏式培养物，其已被用于研究各种信号通路在食管发育中的作用（Trisno et al.，2018；Zhang et al.，2018），以及祖细胞的增殖和分化。两种类型的3D培养物——类器官和器官型筏式培养物，为研究提供了更大的灵活性（Trisno et al.，2018；Zhang et al.，2018）。例如，通过研究胃酸暴露对于食管腔面上皮细胞的影响来模拟诱发Barrett食管的早期事件（Iyer et al.，2019），或者研究人乳头状瘤病毒等病原体感染管腔面如何导致食管鳞状细胞癌（squamous cell carcinoma，ESCC）的发生（Haeri et al.，2013）。此外，患者来源的诱导hPSC可用于ESCC和其他异质性疾病个体特异性表型的鉴定和个性化治疗方法的开发。

1.3　食管培养物的形态学及基因转录分析

所有用来衡量多能干细胞向食管类器官分化的标准都是基于正常食管胚胎发育过程中发生的形态学和分子学变化。食管上皮来源于背侧前肠内胚层的单层立方上皮，该上皮表达标志物SRY-box转录因子2（SRY-box transcription factor，SOX2）和肿瘤蛋白63（tumor protein 63，P63），不表达呼吸系统的标志物，如NK2同源框蛋白-1（NK2 homeobox protein 1，NKX2-1）。相应地，早期阶段的HEO和筏式培养物由单层或几层细胞组成，其特征是表达SOX2和P63，缺乏NKX2-1的表达（Fausett et al.，2012；Morrisey et al.，2018；Que，2015；Trisno et al.，2018）。

食管祖细胞随着组织的生长而增殖，并开始分化，向食管腔移动，形成基底上层。分布在基底上层的细胞会表达分化上皮标志物，包括角蛋白13（keratin 13，KRT13）和外皮蛋白（involucrin，IVL）等（Yu et al.，2005）（图1-1），而基底层的增殖细胞会表达KI67等增殖标志物，并继续表达SOX2和P63。成熟食管上皮由20~30层细胞组成，本章中介绍的操作方案可形成与上皮厚度相似的HEO和筏式培养物，并在适当的位置表达基底和基底上层的标志物。下面将描述如何使用标志物的免疫荧光分析鉴定HEO和食管筏式培养中的基底和基底上层细胞，并以此来验证食管复层鳞状上皮的正确分化和构建。

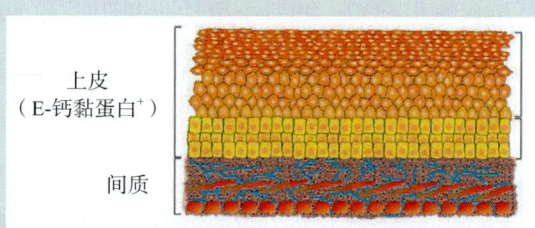

上皮（E-钙黏蛋白⁺）

间质

基底上层：分化和已分化的细胞（KRT13⁺、KRT8⁺、IVL⁺）

基底层：增殖细胞（SOX2⁺、P63⁺）

成纤维细胞
肌肉层
肠神经系统

食管间质来源于中胚层，由成纤维细胞和若干肌肉层组成，受神经嵴来源的肠神经系统支配。食管上皮来源于内胚层，是复层鳞状上皮，表达上皮标志物E-钙黏蛋白，由增殖细胞的基底层组成，表达SOX2和P63等标志物。一旦细胞开始分化，它们就会向管腔迁移，并分布于基底上层，表达KRT13和IVL等标志物。

图 1-1 人食管由间质和上皮组成

1.4 分化方案概述

下述实验方案和流程是通过在特定的时间点调控不同的信号通路来诱导hPSC向食管3D组织分化。因此，我们将讨论方案中每一步信号通路调控的基本原理。hPSC首先分化为DE（第0~3天），通过激活素A激活Nodal通路产生所有胃肠道器官的上皮（D'amour et al.，2005）。在培养的第1天，骨形态发生蛋白（bone morphogenetic protein，BMP）信号通路的初始激活提高了DE分化的效率。DE诱导后，需要使用BMP拮抗剂Noggin（NOG）抑制BMP信号通路，使DE进入前肠谱系发育阶段。在这一步（第3~6天），添加成纤维细胞生长因子（fibroblasts growth factor，FGF）4和WNT3A可促进3D细胞球体的形成。从方案的第5~6天使用为期1天的维甲酸（retinoic acid，RA）脉冲，最终形成前肠（anterior foregut，AFG）球体。

在此阶段，收集球体并将其植入3D Matrigel中，在加入NOG的培养基中再培养3天。为了促进上皮细胞生长，添加表皮生长因子（epithelial growth factor，EGF）和FGF10培养4天。在方案的剩余部分，球体将在含有EGF的培养基中继续生长和分化两个月。方案里还描述了一种分离食管类器官以降低其密度的方法，这对于类器官在体外获得最佳生长和存活是必需的（图1-2）。

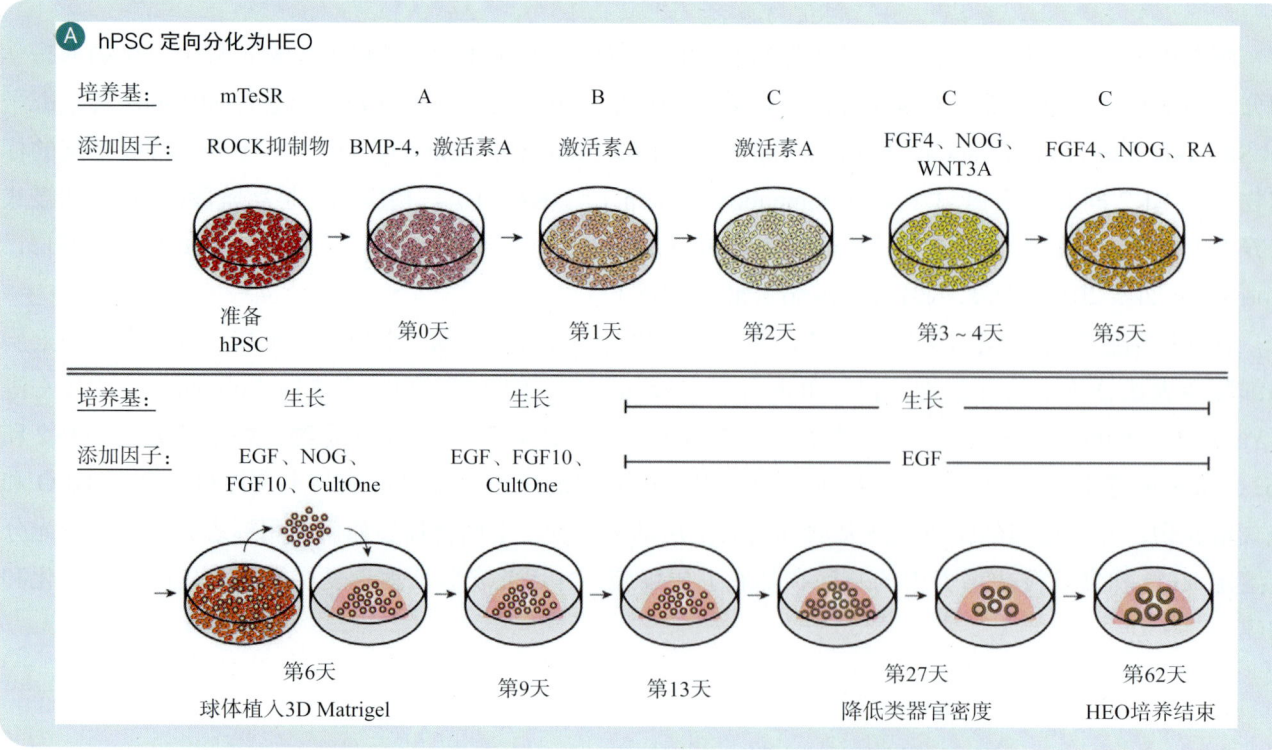

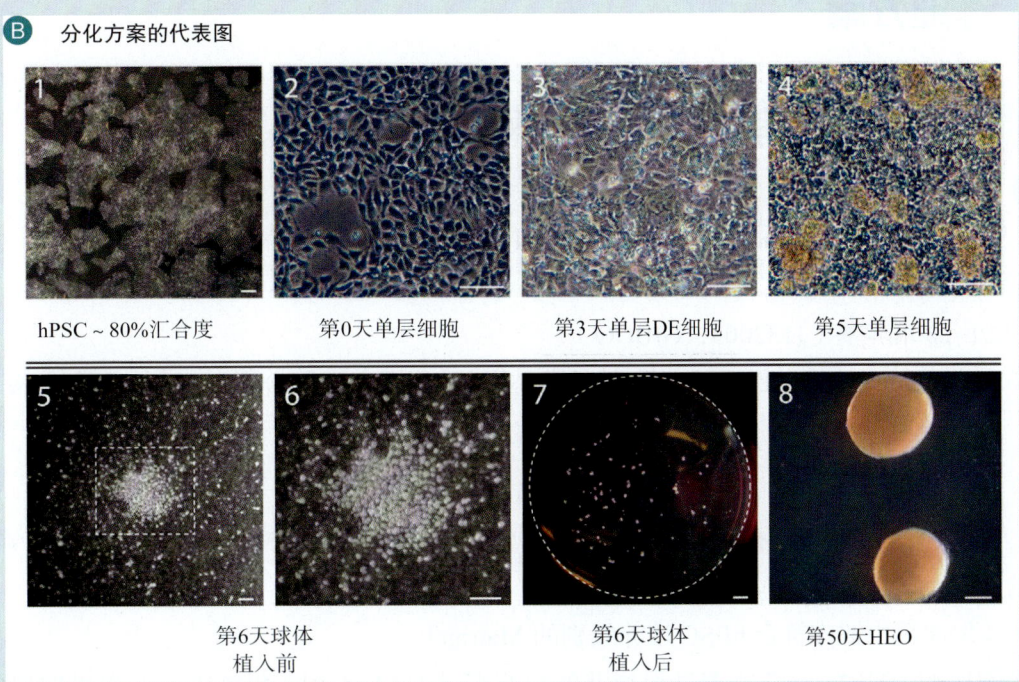

A.hPSC直接分化为DE（第3天），随后分化为前肠球体（第6天），然后植入3D Matrigel中，球体继续分化和成熟，形成HEO。植入21天后（第27天）通过降低类器官密度，HEO从植入之日可在体外存活至两个月，培养基和添加因子在每个阶段的上方列出。完整的培养基组成和添加因子的浓度，详见5.2。B.方案中不同分化阶段的代表图（明场）。B-6是B-5虚线矩形框的放大图，B-7中的虚线圆圈表示3D Matrigel泡的边缘，B-1、B-5、B-6、B-7和B-8在正置立体显微镜（Leica，S8APO）下拍摄，比例尺=500 μm；B-2、B-3、B-4拍摄于倒置显微镜（Nikon，TMS模式），10×，比例尺=100 μm。

图 1-2　HEO 的生成方案

利用上述方案产生的HEO为上皮组织类器官，与胃和肠道类器官相比较小（Kechele et al., 2019）。虽然可以有许多用途，但它们的大小和进入管腔的难度使其在研究食管生物学的某些方面具有挑战性，例如管腔酸度对上皮的影响是如何导致Barrett食管和食管腺癌的（Iyer et al., 2019）。因此，我们也提供了在气-液界面（air-liquid interface，ALI）中产生器官型筏式培养物的详细方案。筏式培养是指将培养3周的HEO解离成单细胞并铺在Transwell小室的ALI上进行单层培养（图1-3）。

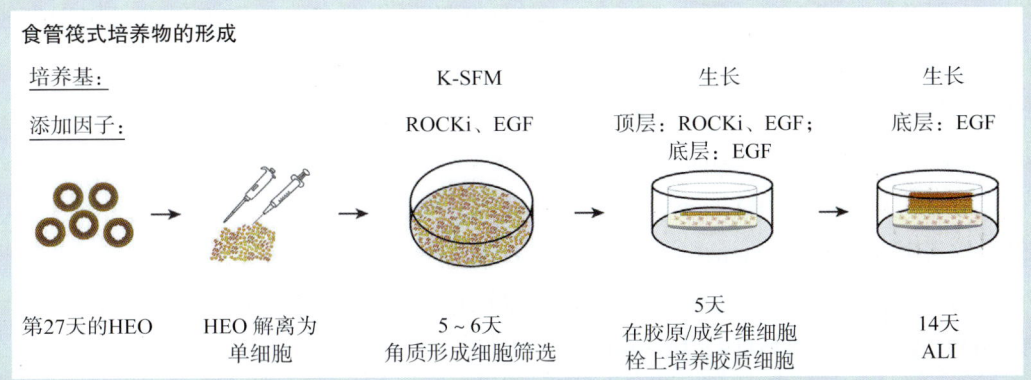

第27天（植入后21天）将HEO收集到离心管中，用酶解法将其分离成单细胞，并用枪头和注射器针头反复吹打，将细胞单层培养5~6天，用于角质形成细胞的选择。然后重新分离细胞，并在铺有胶原/小鼠成纤维细胞的Transwell小室上层培养。培养5天后，去除上层培养基，形成ALI。细胞将继续增殖和分化14天，形成食管筏式培养物（有关完整和详细的实验方案和培养基组成，详见5.3）。

图 1-3　从 HEO 中产生器官型筏式培养物

1.5 详细方案

1.5.1 干细胞培养和定向分化的培养板预处理

1.5.1.1 材料和试剂

- 符合人胚胎干细胞（human embryonic stem cell，hESC）培养级别的 Matrigel（354277，Corning），用于包被培养板。
- DMEM/F-12 培养基（1132003，GIBCO）。
- 经 Nunclon Delta 表面处理的 6 孔板和 24 孔板（6 孔板：140675，Nunc；24 孔板：142475，Nunc）。

1.5.1.2 实验步骤

注：该方案假设 hPSC 在 6 孔板上使用 Matrigel 和 mTeSR1 常规生长和传代，并描述了在 24 孔板上培养 HEO 的方案。

（1）在 4 ℃冰箱中解冻符合 hESC 培养级别的 Matrigel。

（2）用预冷的 DMEM/F-12 培养基稀释并混匀所需量的 Matrigel（根据生产商提供的稀释系数）。在稀释前请将 Matrigel 始终置于冰上，以防止其聚合。

（3）在培养板中加入推荐包被体积的稀释 Matrigel（每 24 孔 500 μL），并旋转培养板确保整个培养板底面都被涂覆。

（4）如需长期保存（最长可保存 2 周），用封口膜密封培养板，于 4 ℃保存。如需立即使用，在室温中孵育 1 小时或在 37 ℃孵育 30 分钟。

1.5.2 干细胞向食管类器官的分化

根据以下方案在 24 孔板中形成 3D HEO（图 1-2A）。以下所有步骤应在无菌环境、生物安全柜和水平超净工作台中进行。

1.5.2.1 材料、试剂和仪器

- hPSC（70% ~ 80% 汇合度）在 mTeSR1 无饲养层培养体系中生长。我们通常使用 H1 hESC 细胞系（NIH hESC-10-0043，WiCell 研究所）。制备一个 24 孔板的 H1 细胞，需要使用 6 孔板中的 3 个达到 80% 汇合度的孔进行传代培养（图 1-2B-1）。其他胚胎和诱导多能干细胞系也可用于生成 HEO，铺满 1 个 24 孔板所需的 hPSC 孔数可能还需要优化。
- DMEM/F-12 培养基（1132003，GIBCO）。
- 细胞消化液（A1105-01，Thermo Fisher Scientific）。
- 15 mL 离心管（352097，BD Biosciences）。
- mTeSR1 培养基（05850，Stem Cell Technologies）。
- Y-27632 二盐酸盐 [ROCK 抑制剂（ROCK inhibitor，ROCKi）]（1254，Tocris）。
- RPMI-1640 培养基（11875119，Invitrogen）。
- MEM 非必需氨基酸溶液（non-essential amino acids solution，NEAA）（10 mmol/L，100×，11140-050，Invitrogen）。
- 特级胎牛血清（defined fetal bovine serum，dFBS）（SH30070.02，HyClone）。
- 激活素 A（GFH6，Cell Guidance Systems）。
- 重组人 BMP-4（314-BP，R&D Systems）。

- 重组人 FGF4（235-F4，R&D Systems）。
- 重组人 NOG（6057-NG，R&D Systems）。
- 重组人 WNT3A（5036-WN，R&D Systems）。
- RA（R2625，Sigma-Aldrich）。
- 用于植入细胞球体培养的 Matrigel- 基底膜基质（354234，Corning）。
- Advanced DMEM/F-12 培养基（12491-015，GIBCO）。
- L- 谷氨酰胺（200 mmol/L，25030-081，Life Technologies）。
- 青霉素/链霉素双抗（100×，15140-122，Life Technologies）。
- HEPES 缓冲液（1 mol/L，15630-080，Life Technologies）。
- 不含维生素 A 的 B27 添加剂（50×，12587-010，Thermo Fisher Scientific）。
- N2 添加剂（100×，17502-048，Invitrogen）。
- EGF（236-EG-01M，R&D Systems）。
- 重组人 FGF10（345-FG，R&D Systems）。
- CultureOne 添加剂（100×，A3320201，GIBCO）。

1.5.2.2 培养基配制

· A 培养基	
RPMI 1640	500 mL
MEM NEAA	5 mL
· B 培养基	
RPMI 1640	500 mL
MEM NEAA	5 mL
dFBS（0.2%）	1 mL
· C 培养基	
RPMI 1640	500 mL
MEM NEAA	5 mL
dFBS（2%）	10 mL
· 生长培养基	
Advanced DMEM/F-12培养基	500 mL
HEPES缓冲液	7.5 mL
L-谷氨酰胺	5 mL
青霉素/链霉素双抗	5 mL
N2添加剂	5 mL
B27添加剂	10 mL

1.5.2.3 实验方案（图 1-2A）

1.5.2.3.1 hPSC的解离和24孔板培养（第1天）

将 6 孔板中的 3 孔达到 80% 汇合度的 hPSC H1 细胞解离成单细胞，并重悬于 hESC 级别的 Matrigel 包被的 24 孔板中进行培养。根据我们的经验，由于起始细胞汇合度的差异，每次实验中产生的细胞球体数量有很大的差异。为了避免这种情况，需要确保起始细胞数量的一致性（详见步骤 9）。因此，可能需要在 6 孔板上使用更多的孔来培养细胞以确保在 24 孔板中有足够的起始细胞密度。

（1）Matrigel 包被用于 hESC 培养的 24 孔板或从 4 ℃的冰箱中取出已包被好的培养板，在室温下孵育至少 1 小时或在 37 ℃孵育 30 分钟（详见 1.5.1.2）。

（2）从培养箱中取出培养 hPSC 的 6 孔板，消化细胞前，在立体显微镜下，用巴氏吸管或枪头边缘手动刮去多能干细胞克隆的分化区域，并弃去培养基。

（3）去掉残留的培养基。

（4）每孔用 2 mL 预热的 DMEM/F-12 培养基洗涤 1 次。

（5）弃去 DMEM/F-12 培养基，每孔加入 600 μL 细胞消化液。

（6）37 ℃下孵育 5 ~ 7 分钟，直至 80% 的细胞从培养板上脱落。如有必要，在 37 ℃下再孵育几分钟，最长不超过 10 分钟。轻轻拍打培养板的一侧，使剩余附着的细胞脱落。

（7）每孔加入 3 mL DMEM/F-12 培养基（5×Accutase 消化液体积），中和 Accutase。用 10 mL 移液器多次吹打分离细胞，将细胞转移至新的 15 mL 离心管中，每 3 孔细胞收集到 1 个离心管中。在 15 mL 离心管中加入 ROCKi（终浓度为 5 μmol/L）。

（8）室温下以 1300 r/min 离心 3 分钟。

（9）弃去培养基，重悬于 1 mL mTeSR1 培养基中，使用血细胞计数器或自动细胞计数仪进行细胞计数。加入适量 mTeSR1 培养基，调整细胞密度为 50 万 ~ 60 万细胞/mL（6 孔板中 3 孔达到 80% 融合的细胞数量需要 12 ~ 14 mL），并加入终浓度为 10 μmol/L ROCKi。多次吹打混匀细胞悬液，使细胞分布均匀。

（10）从 37 ℃培养箱中取出铺好 Matrigel 的 24 孔板，吸掉未凝固的 DMEM-Matrigel 混合液。

（11）每孔加入 500 μL 解离的单细胞悬液（含 25 万 ~ 30 万个细胞）。

（12）轻轻地前后左右晃动培养板，使细胞均匀分布。这一步应将培养板放置在培养箱中进行，防止在细胞混匀后再次移动培养板。

（13）在 37 ℃、5% CO_2 培养箱中过夜，然后开始分化。

1.5.2.3.2　分化方案

根据以下说明每天更换培养基（使用前，预热培养基至 37 ℃）。

（1）第 0 天：A 培养基——含 100 ng/mL 激活素 A 和 50 ng/mL BMP-4（图 1-2B-2）。

（2）第 1 天：B 培养基——含 100 ng/mL 激活素 A。

（3）第 2 天：C 培养基——含 100 ng/mL 激活素 A。

（4）第 3 天：C 培养基——含 500 ng/mL FGF4、WNT3A 和 200 ng/mL NOG（图 1-2B-3）。

（5）第 4 天：C 培养基——含 500 ng/mL FGF4、WNT3A 和 200 ng/mL NOG。

（6）第 5 天：C 培养基——含 500 ng/mL FGF4、200 ng/mL NOG 和 2 μmol/L RA（图 1-2B-4）。24 小时后，单层细胞中分化出悬浮的细胞球体。

1.5.2.3.3　在 Matrigel 中植入前肠球体

分化形成的细胞球体（以下简称球体）需要植入 Matrigel 中继续培养。Matrigel 在 -20 ℃下稳定，为了避免长期 4 ℃保存和反复冻融，建议将 Matrigel 按照 1.3 mL 的量进行分装（足够包被一个 24 孔板的量），在 -20 ℃下保存（有关 Matrigel 保存和处理的更多细节，请参阅说明书）。

收集球体之前，在 4 ℃冰箱或冰上解冻一份分装好的 Matrigel。包被一个用于植入球体的 24 孔板大约需要 1.3 mL Matrigel（每孔 50 μL，外加移液误差的额外体积）。解冻后将 Matrigel 置于冰上防止其聚合。一个分化旺盛的 24 孔板食管细胞球，可用于生成两个 24 孔板所需植入球体的量，每个孔有 20 ~ 25 个植入球体。

（1）在第6天，分化的单层细胞将形成自由漂浮球体，收集球体并将其植入3D Matrigel中培养。建议在最后一次更换培养基后22～26小时收集球体，因为较长时间暴露于RA可能会改变细胞分化方向。

（2）在水平超净工作台上，在立体显微镜下轻轻地晃动培养板，使每个孔中的球体都聚集在中央（图1-2B-5和图1-2B-6）。

（3）用200 μL带滤芯的枪头小心地收集每个孔中所有的球体至新的1.7 mL EP管中，注意不要破坏底层的单细胞层。根据实验需要，可以将所有孔中的球体收集到一个或几个EP管中。

（4）在室温下，以最低转速离心几秒钟，使所有球体沉淀到EP管底部。

（5）在立体显微镜下，用200 μL枪头小心地将培养基吸走，注意不要吸到球体，并用100 μL预热的DMEM/F-12培养基洗涤1次。

（6）在不吸入球体的情况下尽可能地去掉所有的培养基。

（7）根据培养板孔数吸取适量的Matrigel加入EP管中，轻轻吹打混匀，避免产生气泡。在24孔板中加入1.25～1.3 mL Matrigel（每孔50 μL）。因为Matrigel在温度升高时会聚合，所以应在温度较低时尽快完成操作。

（8）小心地将50 μL球体-Matrigel混合物滴至24孔板的孔中央，使球体-Matrigel混合物在孔的底部中央形成一个液滴。在整个24孔板中重复以上操作。

（9）盖上培养板的盖子，在室温下静置5分钟，然后小心地将培养板转移到培养箱中，培养板顶部朝下放置，以防止球体下沉到Matrigel液滴的底部，孵育10～15分钟，直至Matrigel完全凝固（图1-2B-7）。

（10）从培养箱中取出培养板，每孔加入500 μL含100 ng/mL EGF、200 ng/mL NOG、50 ng/mL FGF10和100×CultureOne添加剂（1∶100稀释）的生长培养基。使用CultureOne添加剂可降低神经祖细胞的污染，可能是通过促进其分化为神经元减少进一步增殖而起作用。在我们的分化方案中，通过早期添加CultureOne添加剂，观察到在HEO的最后培养阶段神经元数量减少。但如果培养物中几乎没有神经前体细胞，这一步可以省略。

（11）在37 ℃、5% CO_2的培养箱中孵育。

（12）3天后（方案的第9天）培养基更换为含有100 ng/mL EGF、50 ng/mL FGF10和100×CultureOne添加剂（1∶100稀释）的生长培养基。

（13）4天后（方案的第13天）培养基更换为含100 ng/mL EGF的生长培养基，每3～4天更换一次培养基，如果培养基变黄，则提前更换。

1.5.2.3.4 降低HEO的密度

将球体嵌入Matrigel 3周后（方案的第27天），当HEO持续长大，且培养基中的酚红变黄更频繁时，需要降低培养密度，以便类器官在体外持续存活和生长至两个月。

（1）剪掉1000 μL枪头的尖端，在立体显微镜下使用枪头边缘小心地轻推Matrigel液滴，将其移离平板底面。

（2）将所有Matrigel液滴收集到EP管中，尽量不含培养基。

（3）将类器官-Matrigel沉淀，在不吸取类器官的情况下尽可能去除多余的培养基。

（4）剪掉1000 μL和200 μL枪头的尖端。先用1000 μL的枪头反复吹打，以分解包裹类器官的Matrigel。然后使用200 μL的枪头反复吹打，直至类器官能顺利通过枪头。

（5）将所有类器官转移到含有5 mL预热的DMEM/F-12培养基的6 cm培养皿中。如有必要，用手术刀去除残留在类器官周围的Matrigel。

（6）在立体显微镜下旋转培养皿，使类器官聚集于培养皿中央，剪掉200 μL枪头的尖端，将类器官收集到一个新管中。收集外观最好的类器官：尽量不要吸取"毛绒状"的类器官，其可能含有神经元污染，尽量避免收集 Matrigel 残留物。

（7）让类器官沉降到管的底部，并去除多余的培养基。

（8）用 Matrigel 重悬类器官，每孔 50 μL。在此阶段，每管应培养 4～5 个类器官。用 200 μL 枪头（剪掉枪头尖端）上下吹打混匀。

（9）迅速将 50 μL 类器官-Matrigel 混合物滴加到新的 24 孔板孔的中央。在整个 24 孔板中重复以上操作。

（10）盖好板盖，室温下静置 5 分钟，然后小心地将培养板转移到培养箱中，顶部朝下（如 1.5.2.3.3 中的步骤 9），短时间孵育 10～15 分钟，直到 Matrigel 完全凝固。

（11）在含有 100 ng/mL EGF 的生长培养基中培养类器官。每 3～4 天更换一次培养基，如果培养基变黄，则提前更换。

（12）从植入 Matrigel 开始（培养的第 6 天）（图 1-2B-8），类器官可以在体外培养至两个月（第 62 天）。在这一阶段，死细胞开始在类器官腔内聚集，并将影响其形态和生存。

1.5.3　食管筏式培养

用上述方案培养的 HEO 可用于在 ALI 中产生食管筏式培养物，其改编自角质形成细胞和皮肤筏式培养方案（Anacker et al., 2012; Matrka et al., 2018; Nakahara et al., 2005）。这种培养物可能更适合用于需要在管腔操作及 HEO 不适合的其他研究。

通常将培养 3 周的 HEO 解离成单细胞，用角质形成细胞的特异性培养基培养，再次解离，然后在 Transwell 小室的 ALI 上培养两周（图 1-3）。

1.5.3.1　材料和试剂

· TrypLE Select 酶（1×），无酚红（12563029，GIBCO）。
· 1 mL 注射器（BD 309659，Thermo Fisher）。
· 注射器针头：22 G×3/2 in、25 G×5/8 in 和 27.5 G×1/2 in（305156、305122、305109，BD Bioscience）。
· DMEM/F-12 培养基（1132003，GIBCO）。
· 1× 角质形成细胞-SFM（keratinocyte-SFM，K-SFM）培养基（17005042，GIBCO）。
· 牛垂体提取物（bovine pituitary extract，BPE）溶解于 K-SFM 培养基中。
· EGF（236-EG-01M，R&D Systems）。
· 青霉素/链霉素双抗（100×，15140-122，Life Technologies）。
· ROCKi（1254，Tocris）。
· 10 cm 组织培养皿（229690，CELL TREAT）。
· 人胎盘Ⅳ型胶原蛋白（C5533-5MG，Sigma-Aldrich）。
· 0.1% 牛血清白蛋白（bovine serum albumin，BSA）（A3608，Sigma-Aldrich）溶解于磷酸盐缓冲液（phosphate-buffered saline，PBS）中。
· 40 μL 细胞过滤器（22-363-547，Thermo Scientific）。
· RatCol® Ⅰ型胶原（5153，Advanced BioMatrix）。
· 10× MEM（11430030，Thermo Scientific）。
· 乙酸（A6283，Sigma-Aldrich）。
· Ham's F-12 营养混合物，粉末（21700075，GIBCO）。
· 碳酸氢钠：$NaHCO_3$（S5761，Sigma-Aldrich）。

- 氯化钙：$CaCl_2$（C4901，Sigma-Aldrich）。
- 小鼠成纤维细胞-J2-3T3 细胞（EF3003，Kerafast）。
- 10 mol/L NaOH（SX0607N-6，Sigma-Aldrich）。
- 24 mm 直径的聚酯膜 Transwell 小室，6 孔板（3450，Corning）。
- 胰蛋白酶-EDTA（0.05%），酚红（25300054，Thermo Fisher）。

1.5.3.2　Ⅳ型胶原包被 10 cm 培养皿

（1）用过滤的 0.25% 乙酸溶液稀释Ⅳ型胶原。

（2）用 6～8 mL 用乙酸稀释的Ⅳ型胶原（终浓度为 1.5 μg/cm²）来涂覆 10 cm 培养皿。来回倾斜培养皿，确保覆盖整个培养皿表面。

（3）密封培养皿并在室温下孵育 1 小时。

（4）使用前，吸掉未凝固的Ⅳ型胶原并用 10 mL 无菌 PBS 洗涤 3 次。

（5）吸掉 PBS 并将培养皿在生物安全柜内打开晾干，以备接种细胞。

1.5.3.3　解离 HEO 并在角质形成细胞培养基中培养

（1）详见 1.5.2.3.4 的步骤 4～10（在降低密度之前），收集 36～48 个孔的培养了 3 周的 HEO（24 孔板，每孔约含有 20 个 HEO），将类器官转移到新的 15 mL 离心管中。

（2）用复温的 DMEM/F-12 培养基清洗类器官 1 次。

（3）尽可能去掉所有培养基，加入 1 mL TrypLE Select 酶。

（4）在 37 ℃下孵育 30～40 分钟，每 5～7 分钟取出并研磨解离，先用 1000 μL 和 200 μL 枪头，再依次使用带 23.5 G、25.625 G 和 27.5 G 针头的 1 mL 注射器。为了防止类器官组织粘在枪头和针尖上，使用前通过抽吸 PBS 溶解的 0.1% BSA 来润洗枪头和针尖。

（5）HEO 解离后，立即加入 3～5 倍体积复温的 DMEM/F-12 培养基中止 TrypLE Select 酶的反应。

（6）在室温下以 1300 r/min 的转速离心 5 分钟。

（7）去掉培养基，用 1 mL K-SFM 培养基重悬细胞，添加 30 μg/mL BPE、10 ng/mL EGF、1∶100 青霉素/链霉素和 10 μmol/L ROCKi（K-SFM 完全培养基），用 40 μL 细胞过滤器过滤细胞悬液以去除剩余团块。

（8）用血细胞计数器或自动细胞计数仪进行细胞计数。

（9）接种 $1×10^6$ 个细胞于Ⅳ型胶原包被的 10 cm 培养皿中，加入 10 mL 的完全 K-SFM 培养基，并添加步骤 7 所述的因子和试剂。

（10）轻轻旋转并来回移动培养皿 2～3 次，使细胞均匀分布，将培养皿置于 37 ℃、5% CO_2 的培养箱中孵育。

（11）每两天更换 1 次培养基，直到细胞融合（5～6 天）。

1.5.3.4　筏式培养的胶原制备——小鼠成纤维细胞凝胶

角质形成细胞融合后，将被解离成单细胞悬液，并在铺有胶原凝胶（含小鼠成纤维细胞饲养层）的 Transwell 小室上培养。胶原凝胶需要在角质形成细胞培养前 4～7 天制备。

（1）溶液配制方法如下。

10× F-12 介质：

将 1 包 Ham's F-12 粉末溶解于 90 mL 水中。

加入 1.176 g $NaHCO_3$。

调整 pH 值至 7.2。

加 23 μL 的 1 mol/L CaCl₂ 溶液。

过滤器灭菌（–20 ℃长期保存）。

20 mL 胶原溶液：

18 mL 的 2 mg/mL 大鼠尾 I 型胶原（根据生产商说明书稀释）。

2 mL 的 10× MEM。

400 μL 的 1 mol/L NaHCO₃ 溶液。

（2）准备胶原预混液，以下所有试剂置于冰上以防止胶原提前聚合。

6 个 Transwell 小室（6 孔板）：

2.5 mL 的 10× F-12 培养基。

6 μL 的 10 mol/L NaOH 溶液。

250 μL 的青霉素/链霉素双抗。

2.5 mL 的 FBS。

20 mL 的胶原溶液。

（3）在每个 Transwell 小室的聚酯膜上加 1 mL 胶原混合物，转动培养板使包被液覆盖膜的整个表面，室温下孵育 5 分钟。

（4）将 600 μL 辐照后小鼠成纤维细胞 -J2-3T3 的单细胞悬液（浓度为 7.5×10^5 个细胞 /mL）加入剩余的胶原混合物中，充分混匀，同时避免产生气泡。

（5）向 Transwell 小室中 1 mL 胶原混合物上加入 2 mL 胶原/成纤维细胞混合液，在 37 ℃培养箱中孵育 30 分钟。

（6）在胶原/成纤维细胞栓上加入 1 mL 含 10% FBS 和 1× 青霉素/链霉素双抗的 DMEM/F-12 培养基，在 37 ℃、5% CO₂ 培养箱中孵育 4~7 天。孵育期间不需要更换培养基。

1.5.3.5 将细胞从角质形成细胞培养基转移到筏式培养物

（1）从 37 ℃培养箱中取出在角质形成细胞培养基中培养的已融合的细胞。

（2）去掉所有的 K-SFM 培养基，用 5 mL 无菌 1× PBS 洗涤 1 次。

（3）弃 PBS，加入 2 mL 预热过的 0.05% 胰蛋白酶 -EDTA 溶液。

（4）在 37 ℃下孵育 5~7 分钟，直到细胞从培养板表面脱落。轻轻敲击培养板侧面，使黏附在培养板底部的细胞脱离。

（5）加入 3 倍体积复温的 DMEM/F-12 培养基终止胰蛋白酶消化，反复吹打，打破细胞团块，并将细胞收集到一个新的 15 mL 离心管中。

（6）室温下以 1300 r/min 的转速离心 5 分钟。

（7）将细胞加入 1 mL 复温的生长培养基（含 100 ng/mL EGF 和 10 μmol/L ROCKi）中重悬。

（8）使用血细胞计数板或自动细胞计数仪进行细胞计数。根据细胞数量，添加适量的生长培养基（含 100 ng/mL EGF 和 10 μmol/L ROCKi）重悬细胞，使每 1 mL 培养基中含 $(1.0 \sim 1.2) \times 10^6$ 个细胞。

（9）从培养箱中取出铺有胶原/成纤维细胞凝胶的 Transwell 小室，并吸出上室的培养基。

（10）在每孔下室中加入 2 mL 含 100 ng/mL EGF 的生长培养基。

（11）在铺有胶原/成纤维细胞凝胶的 Transwell 上室中，加入 1 mL 步骤 8 中稀释好的细胞悬液。轻轻地旋转和来回移动平板 2~3 次，以确保细胞分布均匀，并在 37 ℃、5% CO₂ 培养箱中孵育。

（12）在培养的前 5 天，每天需更换上室和下室的培养基。在上室中补充 ROCKi 是很关键的，因为它对细胞存活至关重要。

（13）第 5 天，弃上室的培养基，继续在 ALI 中培养两周。每天用添加 100 ng/mL EGF 的生长培养基更换下室的培养基。

1.5.4　HEO 和筏式培养物的免疫荧光分析

1.5.4.1　材料和试剂

- 4% 多聚甲醛（paraformaldehyde，PFA）。
- 1×PBS。
- 30% 蔗糖（1×PBS 溶解）。
- Tissue-Tek O.C.T 组织包埋剂（25608-9030，VWR）。
- ImmEdge Hydrophobic Barrier PAP 笔（H-400，VECTOR Laboratories）。
- Fisherbrand Superfrost Plus 显微镜载玻片（1255015，Thermo Scientific）。
- Triton X-100（100×，Sigma-Aldrich）。
- 正常驴血清（017000121，Jackson ImmunoResearch）。
- 山羊 SOX2 抗体（AF2018，R&D systems）（1∶250）。
- 兔 P63 抗体（SC-8343，Santa Cruz Biotechnology）（1∶250）。
- 小鼠 E-钙黏蛋白抗体（610182，BD Bioscience）（1∶500）。
- 兔 KRT13 抗体（ab92551，Abcam）（1∶1000）。
- 兔 IVL 抗体（HPA055211，Atlas Antibodies）（1∶250）。
- 488 染料偶联的驴抗山羊二抗（A11055，Thermo Scientific）（1∶500）。
- 546 染料偶联的驴抗兔二抗（A10040，Thermo Scientific）（1∶500）。
- 647 染料偶联的驴抗小鼠二抗（715-605-150，Jackson ImmunoResearch laboratories）（1∶500）。
- Fluoromount-G 荧光封片剂（0100-01，Southern Biotech）。
- Superslip 24×60 #1 显微镜盖玻片（M6045-10，Cardinal Health）。

1.5.4.2　组织固定、制备和冷冻切片

（1）用 4% PFA 4 ℃过夜固定 HEO 或筏式培养物。对于在 Transwell 上室生长的筏式培养物，需在上室和下室中都加入 PFA 进行固定。固定好后，用手术刀将上室的膜切下，用镊子轻轻将培养物从膜上移到新的 6 孔板中。

（2）用 1×PBS 清洗样本，重复 3 次。

（3）将样品置于 30% 蔗糖/1×PBS 溶液中，4 ℃下孵育过夜。如需要，样品可在 30% 蔗糖溶液中保存。

（4）从蔗糖中取出样本，浸入含有 O.C.T 组织包埋剂的模具中，进行包埋。将模具放置在 100% 乙醇中，用干冰冷冻 O.C.T 组织包埋剂。

（5）将含有样本的模具保存在 −80 ℃冰箱中。

（6）使用冰冻切片机将包埋好的样本切片，厚度通常为 8～12 μm，粘在显微镜载玻片上，并用 PAP 笔在组织边缘画疏水圈。

（7）−80 ℃下保存切片，直到染色。

1.5.4.3　免疫荧光法

（1）从 −80 ℃冰箱中取出切片，室温下放置 50～60 分钟。

（2）室温下，将切片置于 1×PBS 中，在摇床上放置 10 分钟。

（3）将切片置于 PBST 中，在摇床上，室温下孵育 5 分钟。

（4）将切片放置在潮湿的孵育盒里。

（5）每张切片使用 200 μL 封闭液（PBST+5% 正常驴血清），在室温下封闭至少 30 分钟。

（6）每张切片使用 200 μL 用封闭液稀释的一抗 4 ℃下孵育过夜（抗体稀释比详见 1.5.4.1）。

（7）在室温下，用 PBST 清洗切片 10 分钟，重复 3 次。

（8）每张切片使用 200 μL 二抗（含 DAPI，用封闭液稀释），室温下避光孵育 1～2 小时（抗体稀释比详见 1.5.4.1）。

（9）室温下用 1×PBS 清洗切片 10 分钟，重复 3 次。

（10）小心地吸干载玻片周围多余的 PBS，滴加少量 Flouromount-G 荧光封片剂并缓慢盖上盖玻片封片，确保样品上没有气泡。

（11）切片置于室温下干燥过夜，然后使用激光共聚焦显微镜进行免疫荧光成像分析（图 1-4）。应确保整个过程避光。

（12）切片可在 4 ℃、避光条件下长期保存。

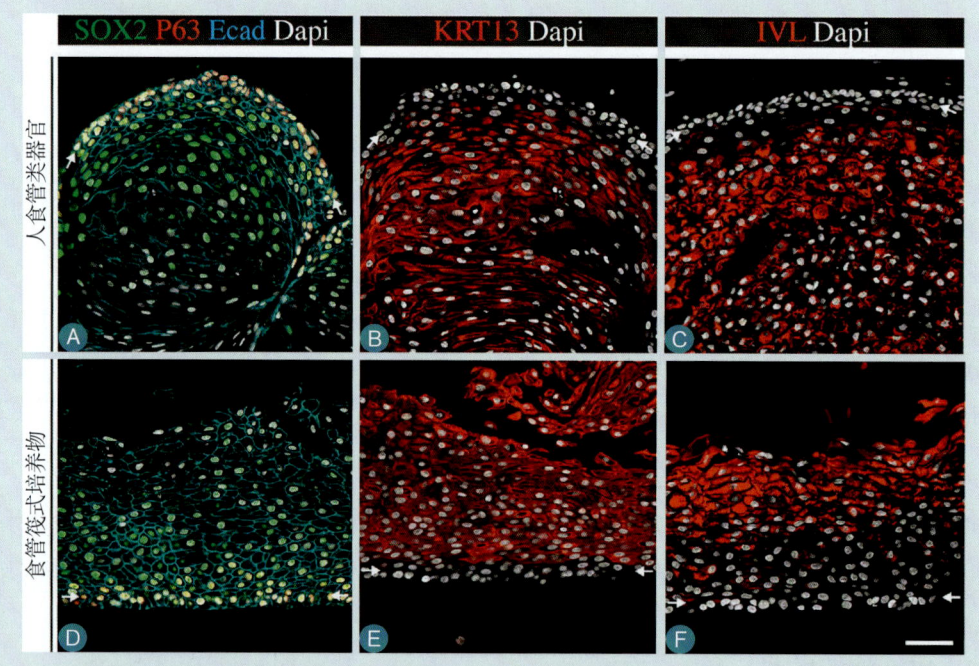

HEO（图 A～C）和食管筏式培养物（图 D～F）表达食管上皮特异性标志物。整个上皮表达上皮标志物 E-钙黏蛋白。基底层细胞表达 P63 和 SOX2，但缺乏 KRT13 和 IVL，如白色箭头所示。分化细胞的基底上层表达 KRT13 和 IVL，但不表达 P63。比例尺=50 μm。

图 1-4　HEO 和筏式培养物的免疫荧光分析

（资料来源：Trisno, S. L., Philo, K. E. D., McCracken, K. W., Catá, E. M., Ruiz-Torres, S., Rankin, S. A., et al. (2018). Esophageal organoids from human pluripotent stem cells delineate SOX2 functions during esophageal specification. Cell Stem Cell, 23(4), 501–515.e7. doi: 10.1016/j.stem.2018.08.008. 为了实现可视化，改变了原始图像的伪色和亮度）

1.6　展　望

综上所述，食管类器官和筏式培养物虽然为人食管上皮研究提供了很好的模型，但缺乏来自间充质的衍生物，以及支配食管间充质并能控制肌肉蠕动的肠神经系统神经元和神经胶质细胞。间充质参与食管生物学的许多方面，在发育过程中，间充质向上皮提供了分子和物理信号，调控前肠前端向食管特化及食管发育的其他方面。在成人食管中，间充质提供结构支撑和支配将食物沿着食管向胃推动的肌肉和神经。

间充质也参与一些食管相关疾病的发病机制。例如，食管鳞状细胞癌和腺癌可以通过侵入间充质发生转移。在大疱性表皮松解症患者中，编码上皮-间充质连接处的结构蛋白的基因发生突变，导致食管内的病变可能引起食管管腔狭窄，从而导致吞咽困难。

然而，目前的模型缺乏间充质成分，这使我们无法充分研究和理解间充质参与的发育和疾病的分子机制，缺乏肠神经系统细胞也限制了我们对食管运动相关性疾病的研究。

因此，我们需要构建更复杂的模型，包括更多层的人食管组织，以进一步了解食管的生物学特性。此外，通过使用患者来源的诱导 hPSC 培养的模型，可以更接近人食管的生理状况，为治疗食管损伤提供便捷的生物工程化组织培养物。

目前有两种方法可以构建这样的模型。一种方法是通过操控早期分化阶段产生的单层组织，生成包含上皮和间充质的筏式培养物；另一种方法是使用已发表的方法，将 hPSC 定向分化成间充质和肠神经系统，然后分别产生各自的细胞群（Bajpai et al.，2010；Loh et al.，2016），通过在 3D 培养物中重新组合不同的细胞群，可以产生具有复杂结构的模型。这种方法已经成功地应用于研究与神经支配的肠道组织相关的运动性疾病，如肠神经系统和人肠道类器官的生成（Workman et al.，2017）。

其他未来研究方向应集中在模型的可扩展性和运用这些模型研究各种食管疾病、损伤模型和食管筏式培养在动物损伤模型中的治疗潜力。

1.7　结　论

本章中，我们提供了将 hPSC 直接分化成 HEO 和食管筏式培养物的详细操作方案，以及免疫荧光分析方法。通过这种方法产生的 HEO 和筏式培养物为人类食管上皮提供了一个非常好的模型，可用于涉及食管上皮发育、疾病和损伤的各种研究。然而，培养物中缺乏间充质和肠神经系统限制了进一步的研究。目前正在开发构建更复杂的食管模型，我们相信，未来的研究将进一步推动该领域的发展。

致　谢

作者得到美国国立卫生研究院（National Institutes of Health，NIH）U19 AI116491（J. M. W.）、P01 HD093363（J. M. W.）、UG3 DK119982（J. M. W.）、Shipley 基金会（J. M. W.）和 Allen 基金会（J. M. W.）的资助。我们也得到了消化疾病研究中心（P30 DK078392）的支持。

参考文献

扫码查看

第二章
制备和应用胃类器官用于幽门螺杆菌致病机制的研究

Jayati Chakrabarti, Yana Zavros[*]

Department of Cellular and Molecular Medicine, University of Arizona, Tucson, AZ, United States

[*]通信作者电子邮箱地址：yzavros@arizona.edu

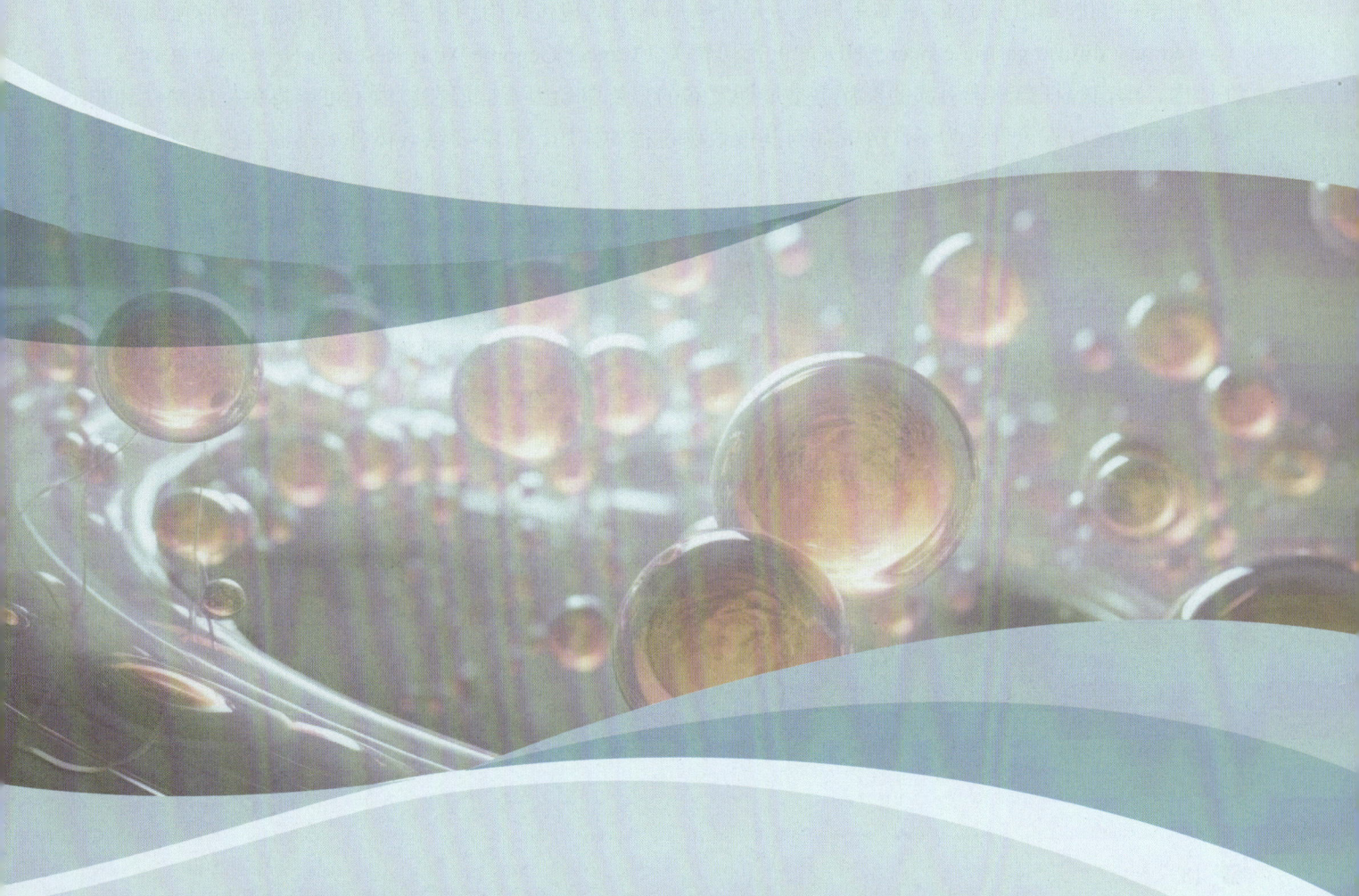

> **摘 要**
>
> 获益于对主要危险因素幽门螺杆菌（Helicobacter pylori，H. pylori）的有效诊断和治疗，美国居民的胃癌发病率相对较低，但患者的 5 年生存率仅为 29%。即使在根除幽门螺杆菌感染后，仍有罹患胃癌的风险。机体在响应幽门螺杆菌感染过程中发生了持续的炎症反应、上皮细胞分化和化生改变，最终引发胃癌。识别幽门螺杆菌感染后的早期上皮反应对理解胃癌进展及微环境的形成至关重要。因此，我们开发了一种基于人类胃组织来源的类器官确定在细菌感染的情况下，触发胃癌发展分子机制的方法。

2.1 概 述

胃癌是全球第 5 大常见癌症，也是第 3 大癌症死亡原因（Ferlay et al.，2015）。基于对主要危险因素——幽门螺杆菌的诊断和治疗，美国胃癌的发病率相对较低（Piazuelo et al.，2010）。然而，被确诊为胃癌的患者 5 年生存率仅为 29%（Siegel et al.，2013）。胃癌最常见的两种类型是肠型胃癌和弥漫型胃癌（Cancer Genome Atlas Research Network，2014）。环境和遗传因素都与胃癌的发生有关，但环境和遗传损伤对人体正常胃上皮造成的变化尚未得到充分的研究。幽门螺杆菌感染是罹患所有类型胃癌的主要风险因素。细胞黏附分子 E- 钙黏蛋白突变是胃癌最典型的遗传风险因素之一，其与遗传性弥漫型胃癌（hereditary diffuse gastric cancer，HDGC）密切相关（Cancer Genome Atlas Research Network，2014）。在体内，幽门螺杆菌感染引起的炎症也是早期发病的重要驱动因素，但在体内不可能将免疫依赖性和非依赖性的转化过程分开。为了区分炎症与其他致癌过程的作用，有必要结合体外人类器官模型（如胃类器官）与体内动物模型进行研究。

在了解胃癌的过程中，另一个重要且尚未解决的问题是胃的不同区域对早期转化因素的反应不同。例如，最容易患胃癌的是那些细菌在胃体（或胃底）定植的人，他们的胃酸分泌能力因胃壁细胞萎缩而减弱。相反，胃窦的细菌感染与胃体的低水平炎症、高胃酸分泌和十二指肠溃疡的发展有关（图 2-1）（Kuipers et al.，1995，1996；Kusters et al.，2006）。虽然已知胃底的严重炎症导致分泌胃酸的胃壁细胞萎缩，并进一步导致低氯血症和化生（Kuipers et al.，1995，1996；Kusters et al.，2006），但在幽门螺杆菌感染期间对胃窦内细胞变化的研究尚不明确。考虑到幽门螺杆菌感染区域的差异，无论是来源于患者组织（Bertaux-Skeirik et al.，2015，2017；Engevik et al.，2016；Holokai et al.，2019）还是多能干细胞的胃窦和胃底类器官（McCracken et al.，2014，2017），都使我们能够确定胃的这些独特区域如何对环境和遗传因素做出不同反应。此外，基于类器官的体外模型便于通过活体成像来探究上皮细胞对细菌感染的反应。

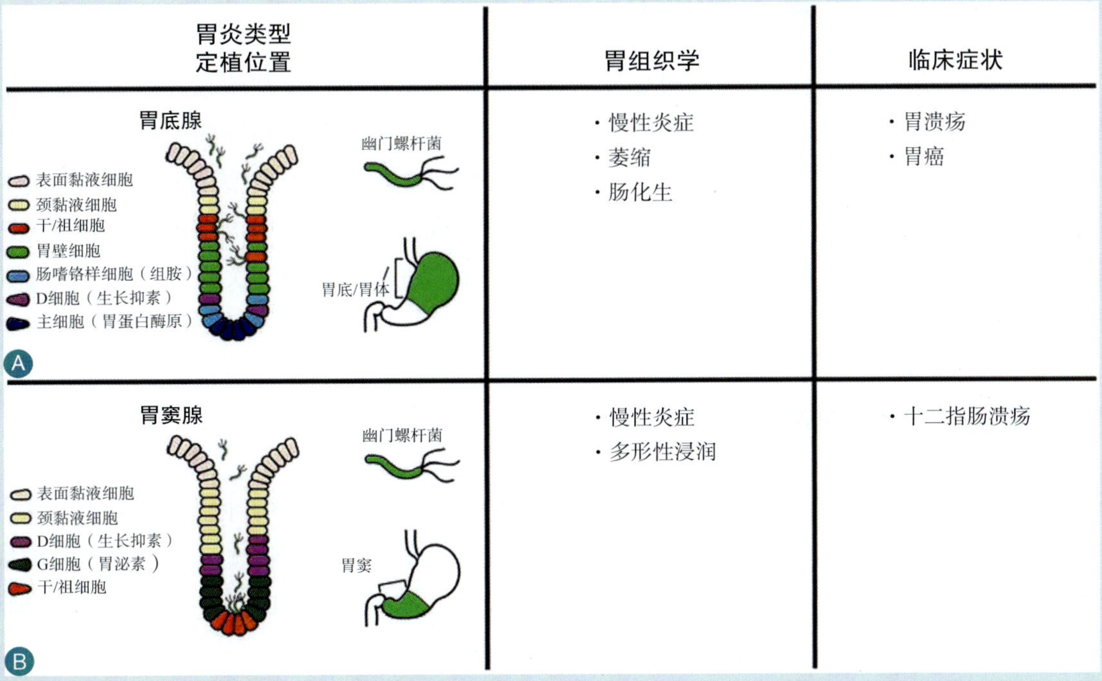

胃炎类型 定植位置	胃组织学	临床症状
胃底腺（A） 表面黏液细胞 颈黏液细胞 干/祖细胞 胃壁细胞 肠嗜铬样细胞（组胺） D细胞（生长抑素） 主细胞（胃蛋白酶原） 幽门螺杆菌 胃底/胃体	·慢性炎症 ·萎缩 ·肠化生	·胃溃疡 ·胃癌
胃窦腺（B） 表面黏液细胞 颈黏液细胞 D细胞（生长抑素） G细胞（胃泌素） 干/祖细胞 幽门螺杆菌 胃窦	·慢性炎症 ·多形性浸润	·十二指肠溃疡

A.存在患胃癌风险的人是哪些细菌在胃体（或胃底）定植的个体。B.细菌在胃窦定植与十二指肠溃疡的发生有关。

图 2-1　临床结果取决于细菌定植的位置和胃炎的类型

（资料来源：Kusters J G, van Vliet A H & Kuipers E J (2006). Pathogenesis of Helicobacter pylori infection. Clinical Microbiology Reviews, 19, 449-490.）

伴随着长时间的损伤，胃上皮有几项明显的特征性变化。这些变化包括细胞增殖和凋亡，以及分化细胞类型如胃壁细胞的丧失。随着时间的推移，这可能会导致弥漫型癌症中腺体结构丧失，或肠化生中肠道基因被激活。幽门螺杆菌局部感染或胃部损伤的炎症反应与恶性肿瘤前期的发展密切相关，但在缺乏免疫细胞的情况下，上皮细胞可以直接对这些损伤作出应答。我们已经使用 hPSC 源胃窦器官在体外证明，幽门螺杆菌的致病形式引发了上皮细胞的快速增殖（McCracken et al.，2014）。增殖依赖于致病蛋白 CagA，因为 CagA 缺陷株不会引发上皮细胞增殖。胃上皮细胞对幽门螺杆菌感染和损伤的免疫非依赖性反应证实了这样的假设，即上皮细胞直接被致癌物和遗传特征所改变，这促成了癌前状态。同样，最近也有研究表明，其他胃肠道病原体，如大肠埃希菌，过去可能是由于细菌暴露而导致结直肠癌中形成独特的突变特征（Pleguezuelos Manzano et al.，2020）。但有人指出，胃酸分泌正常的胃发生慢性炎症的主要原因是幽门螺杆菌局部感染（Correa et al.，1975）。人们普遍认为，由幽门螺杆菌感染引起的炎症是胃癌发生的一个诱因（Correa et al.，1975）。幽门螺杆菌感染在胃癌发病机制中的作用是：由于干扰素 -γ（interferon-γ，IFN-γ）、肿瘤坏死因子 -α（tumor necrosis factor-α，TNF-α）和白细胞介素（interleukin，IL）-1β 等促炎细胞因子的水平升高，导致上皮细胞分化被破坏（Moss et al.，1994；Padol，2004；Sawai et al.，1999；Smythies et al.，2000；Zavros et al.，2003）。因此，宿主的免疫反应也是幽门螺杆菌致病机制中的一个关键驱动因素。在本章，我们将描述一种患者活检源类器官模型，该模型允许在幽门螺杆菌感染的情况下将患者的免疫细胞与胃上皮细胞结合。总之，该模型可以用来为已经发展成胃癌的患者制定治疗方案，或者可以用来发现新的胃癌治疗方法。

2.2　胃类器官的意义和应用

我们对幽门螺杆菌感染的发病机制和胃癌发展的认识主要是基于胃癌细胞系或体内炎症动物模型产生的数据。幽门螺杆菌诱发疾病的动物模型没有表现出与人类对感染反应相同的生理学特征，而且胃癌细胞系缺乏体内胃上皮细胞和结构的复杂性。人源胃窦和胃底类器官培养模型代表了我们在体外复制胃部环境几个方面能力的重大进步，从而为研究被感染的胃上皮和肿瘤微环境提供了一种转化的方法。这种方法意义重大，因为它可能被用来研究对人类胃癌的发生、进展和维持至关重要的分子和细胞机制，从而提出新的见解。

2.3　分化方案概述

下述方案使用的胃组织来自袖状胃切除手术，或作为胃癌治疗一部分的肿瘤切除手术。该方案首先需要使用胶原酶对组织进行酶解，将解离的正常胃单位/腺体或从切除的肿瘤组织中解离的癌细胞嵌入Matrigel中，然后在Matrigel上覆盖包括胃泌素、EGF、FGF10、WNT3A和R-spondin等成分的培养基。成体干细胞在组织内生长，在5～7天内产生正常或癌症类器官。

2.4　详细方案

2.4.1　从正常和肿瘤组织中制备人源胃类器官

为避免污染，所有实验均在无菌组织培养环境下使用无菌技术进行。根据Arizona大学批准的IRB方案（编号：1912208231），从接受袖状胃切除手术的患者身上采集人胃底组织。在开始之前，确保涉及人类受试者的研究已经获得了相应机构的伦理批准。该方案基于本实验室先前发表的研究（Bertaux-Skeirik et al.，2015；Engevik et al.，2016）。

2.4.1.1　材料和试剂

- Advanced DEME/F-12培养基（Thermo Fisher Scientific，12634010）。
- L-谷氨酰胺（Thermo Fisher Scientific，350-50-061）。
- 青霉素/链霉素（Thermo Fisher Scientific，SV30010）。
- 两性霉素B/庆大霉素（Thermo Fisher Scientific，R-01510）。
- 硫酸卡那霉素（Thermo Fisher Scientific，11815024）。
- HEPES缓冲液红{2-[4-（2-羟乙基）-1-哌嗪基]乙磺酸}（Thermo Fisher Scientific，BP299-100）。
- 乙酰半胱氨酸（Sigma Aldrich，A7250）。
- N2添加剂（Thermo Fisher Scientific，17502048）。
- B27添加剂（Thermo Fisher Scientific，12587010）。
- NOG（Peprotech，250-38）。
- 胃泌素（Tocris Biosciences，30061）。
- EGF（Peprotech，315-09）。
- FGF10（Peprotech，100-26）。
- 烟酰胺（Sigma Aldrich，N0636）。

- ROCKi（Sigma Aldrich，Y0503）。
- L细胞是一种产生WNT3A的细胞系，由Hans Clevers博士（Hubrecht Institute for Developmental Biology and Stem Cell Research，Netherlands）赠送。
- 修饰后的HEK-293T R-spondin分泌细胞系，由Jeff Whitsett博士（Section of Neonatology，Perinatal and Pulmonary Biology，Cincinnati Children's Hospital Medical Centre and The University of Cincinnati College of Medicine，Cincinnati，USA）赠送（Bell et al.，2008）。
- DMEM培养基（Thermo Fisher Scientific，12634-010）。
- FBS（Atlanta Biologicals，SI2450H）。
- Opti-MEM（Thermo Fisher Scientific，51985-034）。
- Zeocin（Thermo Fisher，R25001）。
- Matrigel^{TM}（Corning，CB40230C）。
- 不含Ca^{2+}/Mg^{2+}的杜氏磷酸盐缓冲盐水（Dulbecco's phosphate buffered saline，DPBS）（Fisher Scientific，14190-144）。
- Ⅳ-S型透明质酸酶（Sigma Aldrich，H3884）。
- 1A型胶原蛋白酶（Sigma Aldrich，C9891）。
- EDTA（Sigma Aldrich，E6758）。
- 平底烧瓶（ChemGlass，CG 1500-02）。
- 橡胶垫（Grainger，21UC38）。
- 20 G无菌脊椎穿刺针（Fisher Scientific，405182）。
- 注射器针头（Fisher Scientific，26403）。
- BSA（Sigma Aldrich，A7906）。
- 5 mL圆底聚苯乙烯管（Fisher Scientific，14956-3C）。
- HBSS（Thermo Fisher Scientific，14175095）。
- 40 μm过滤器（Fisher Scientific，352340）。
- 在不含Ca^{2+}/Mg^{2+}的DPBS中添加1%青霉素/链霉素、0.25 mg/mL两性霉素B/10 mg/mL庆大霉素、1%卡那霉素。
- 大弧形止血钳。
- 镊子。
- 外科手术刀。

2.4.1.2 实验步骤：生成人源正常胃类器官

（1）通过袖状胃切除手术收集组织，平均直径为5～10 cm。

（2）用无菌纱布擦去组织上皮黏液层。

（3）在含有添加抗生素的不含Ca^{2+}/Mg^{2+}的DPBS的无菌烧杯中震荡清洗组织。用镊子夹住组织的一端，在装有DPBS的烧杯中旋转，清洗组织。

（4）彻底清除组织碎片和血液凝块。

（5）使用手术钳牢牢夹住肌肉层，用大弧形止血钳刮去上皮组织。

（6）使用大弧形止血钳将刮下来的上皮组织收集到一个无菌的聚苯乙烯培养皿中。

（7）使用外科手术刀将上皮组织切碎。

（8）使用添加了抗生素的不含Ca^{2+}/Mg^{2+}的DPBS清洗组织碎片。可以在培养皿中进行洗涤，方法是使用大弧形止血钳在DPBS中旋转组织碎片。

（9）将组织碎片倒在无菌纱布上过滤，保留过滤后的组织碎片。重复步骤8和9，直到组织中没有血液和杂质。

（10）将干净的组织碎片收集到一个125 mL的玻璃平底烧瓶中，向烧瓶中添加提前预热的50 mL组织培养缓冲液，并用25 mm的搅拌棒进行搅拌。

组织培养缓冲液组成：Advanced DMEM/F-12培养基，添加2 mmol/L L-谷氨酰胺、1%青霉素/链霉素、10 mmol/L HEPES缓冲液、1 mg/mL 1A型胶原蛋白酶、2 mg/mL BSA。

（11）使用橡胶垫密封烧瓶。

（12）插入20 G无菌脊椎穿刺针，穿过缓冲液正上方的胶垫，用干净的橡胶软管将其连接到氧气罐上，打开氧气输出开关。在胶垫内插入6~8根引流针，避免胶垫破裂（图2-2）。

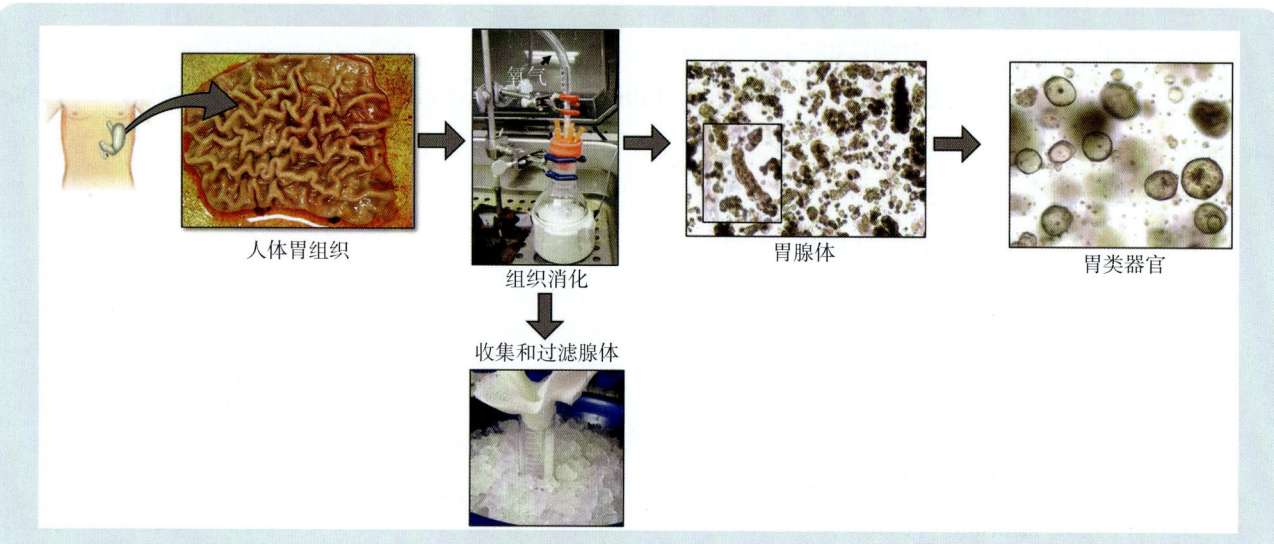

胃组织被酶解并通过纱布过滤，然后将胃腺体/单位以所示的代表性密度嵌入Matrigel中，并与生长介质重叠以制备类器官。

图2-2 从袖状胃切除手术中收集的组织用以制备胃类器官的工作流程

（13）将烧瓶放在振荡盘上进行37℃水浴。用夹子将烧瓶固定在金属支架上（图2-2）。

（14）消化20分钟，取50 μL消化液，在显微镜下检查有无游离腺体。如果腺体未与组织分离，继续消化5~10分钟。

（15）向烧瓶中加入50 mL预热过的Advanced DMEM-抗生素培养基。

Advanced DMEM-抗生素培养基组成：Advanced DMEM/F-12培养基，添加1%青霉素/链霉素和1%卡那霉素。

（16）使用无菌纱布将腺体过滤到4个50 mL离心管中（图2-2）。

（17）使用DMEM-抗生素培养基将50 mL离心管注满。

（18）将滤液冷藏10分钟，使腺体通过重力沉降到离心管底部。

（19）使用无菌玻璃移液管和真空抽吸小心去除45 mL上清液。

（20）将剩余的5 mL存在于腺体的介质转移到4个5 mL圆底聚苯乙烯管中。

（21）在4℃条件下以200×g的速度离心5分钟。弃上清液，使用5 mL添加抗生素的DPBS重悬腺体。

（22）再次在4℃条件下以200×g的速度离心5分钟，小心地弃去上清液。

（23）将腺体置于适量已解冻的Matrigel™中重悬，其体积取决于实验所需的类器官培养板的数量。

将 50 μL 腺体-Matrigel™ 滴加在 12 孔板中。请确保腺体种植密度接近总体积的 70%（图 2-2）。

（24）将培养板置于 37 ℃条件下孵育 15 分钟，使腺体-Matrigel™ 混合物凝固。

（25）将预热的 3D 胃类器官培养基覆盖在腺体-Matrigel™ 上。

3D 胃类器官培养基组成：Advanced DMEM/F-12 培养基，添加 2 mmol/L L-谷氨酰胺、1% 青霉素/链霉素、10 mmol/L HEPES、1 mmol/L N-乙酰-L-半胱氨酸（Sigma Aldrich）、1×N2 添加剂、1×B27 添加剂、50% WNT3A 条件培养基、10% R-spondin 条件培养基（Bertaux-Skeirik et al.，2015；Engevik et al.，2016；Schumacher，Aihara et al.，2015）、100 ng/mL NOG、1 nmol/L 胃泌素 1、50 ng/mL EGF、200 ng/mL FGF10、10 mmol/L 烟酰胺、10 μmol/L ROCKi。除了另有说明，所有物品均购自 Thermo Fisher Scientific 公司。

（26）在 37 ℃、5% CO_2 的细胞培养箱中培养。每 4～5 天更换 1 次培养基。在 24～48 小时内可形成类器官。

1）每 7～10 天以 1∶2 的比例传代类器官。例如，1 孔内的类器官将被传代到 2 孔中。

2）为了传代，将类器官置入冰冷的 DPBS 中，并以 300×g 的速度离心 5 分钟。除去上清液，加入 1 mL 细胞消化酶，在 37 ℃下孵育 6～8 分钟。

3）孵育后，将类器官用 26 G 注射器吹打 5 次，加入 2 mL DPBS 灭活细胞消化酶，并以 300×g 的速度离心 5 分钟。

4）除去上清液，继续将类器官转移至后续使用的培养板中。

2.4.1.3 实验步骤：人源肿瘤胃类器官的制备

（1）手术过程中将切除的胃癌组织保存在添加了抗生素的 DPBS 中。

（2）在细胞培养皿上用手术刀将组织切碎。用 5～10 mL 添加了抗生素的 DPBS 清洗碎裂的组织。

（3）用镊子将组织转移到 50 mL Falcon® 管中。依据被切碎的组织大小，加入 5～10 mL 预热的 EDTA 剥离缓冲液。

EDTA 剥离缓冲液的组成：HBSS、5 mmol/L EDTA、25 mmol/L HEPES 和 10% 热灭活的 FBS（fetal calf serum，FCS）。

（4）将组织在 37 ℃条件下孵育 10 分钟。小心地除去 EDTA 缓冲液，加入 10 mL 新鲜的 EDTA 缓冲液。

（5）继续在 37 ℃条件下孵育 5 分钟。

（6）除去 EDTA 缓冲液，用 10 mL DMEM-抗生素清洗 2 次（不需要离心）。让组织在重力作用下沉降。

（7）根据组织的大小，向组织中加入 5～10 mL 预热的消化缓冲液。

消化缓冲液的组成：胃类器官培养基、1.5 mg/mL Ⅳ型胶原酶和 0.4 mg/mL Ⅳ-S 型透明质酸酶。

（8）根据组织的大小和密度，在 37 ℃的摇床上培养 15～30 分钟。每 10 分钟在显微镜下检查 1 次细胞团的状态。当出现小的细胞团时，进入下一步骤。

（9）通过加入两倍体积冷的 DMEM-抗生素稀释消化缓冲液。

（10）通过 40 μm 过滤器过滤，去除未消化的组织，并收集过滤液。

（11）在 4 ℃条件下以 400×g 的速度离心 5 分钟，使细胞颗粒化。

（12）去除上清液，用冷的添加了抗生素的 DPBS 重悬细胞。

（13）在 4 ℃条件下以 400×g 的速度离心 5 分钟。

（14）小心地去除上清液并将细胞保存在冰上。

（15）将细胞重悬于适当体积的 Matrigel® 中，在 12 或 24 孔板中加入 50 μL 细胞 -Matrigel® 液滴。Matrigel 的体积取决于细胞的大小和达到总体积约 70% 的组织密度所需的孔数。

（16）将细胞 -Matrigel™ 液滴在 37 ℃下孵育 15 分钟，使其凝固成一个圆顶。

（17）加入 500 μL ~ 1 mL 预热的 3D 胃类器官培养基，覆盖在细胞 -Matrigel™ 圆顶上。

（18）将 3D 类器官在 37 ℃、5% CO_2 的条件下培养。根据类器官的生长情况，每 3 ~ 4 天更换一次培养基。

（19）根据类器官的密度，每 7 ~ 10 天以 1∶2 或 1∶3 的比例传代 1 次。

2.4.2 人 PBMC 源免疫细胞的制备

2.4.2.1 材料和试剂

- AIMV 培养基（Thermo Fisher Scientific，12055091）。
- 人血清白蛋白（human serum AB，HSA）（Gemini Bio-Products，21985023）。
- β- 巯基乙醇（Thermo Fisher Scientific，800-120）。
- 胰岛素 – 转铁蛋白 – 硒（insulin-transferrin-selenium，ITS）（Thermo Fisher Scientific，41400045）。
- IL-2（Thermo Fisher Scientific，RP-8608）。
- IL-7（Thermo Fisher Scientific，RP-8645）。
- 转化生长因子 -β1（transforming growth factor beta 1，TGF-β1）（Thermo Fisher Scientific，7754-BH-005/CF）。
- 血管内皮生长因子（vascular endothelial growth factor，VEGF）（Thermo Fisher Scientific，RVEGFI）。
- 前列腺素 E_2（Sigma Aldrich，P0409）。
- 粒细胞 – 巨噬细胞集落刺激因子（Thermo Fisher Scientific，PHC6025）。
- IL-4（Thermo Fisher Scientific，RIL4I）。
- TNF-α（Thermo Fisher Scientific，PHC3015）。
- IL-1β（Thermo Fisher Scientific，RIL1BI）。
- IL-6（Thermo Fisher Scientific，RIL6I）。
- EasySep 缓冲液（Stem Cell Technologies，20144）。
- EasySep™ 人 $CD8^+T$ 细胞富集试剂盒（Stemcell Technologies，19053）。
- EasySep™ 磁珠（STEMCELL Technologies，SN12580）。
- 淋巴细胞分离液（STEMCELL Technologies，7851）。
- SepMate™ 50-IVD 试管（STEMCELL technologies，85450）。
- Ficoll-Paque™ 密度梯度分离液（GE Healthcare，171440-02）。
- RPMI（Thermo Fisher Scientific，10-040-CV）。
- DMSO（Sigma Aldrich，D4540）。
- 羧基荧光素二乙酸盐琥珀酰亚胺酯（carboxyfluorescein diacetate succinimidyl ester，CFSE）（Biolegend，423801）。
- BD Vacutainer Lavendar K2-EDTA 采血管（PULMOLAB，367861）。

2.4.2.2 实验步骤：使用 Ficoll-Paque™ 密度梯度分离液从全血中分离 PBMC

（1）在 EDTA 管中收集 5 ~ 10 mL 全血，用等体积的 DPBS 稀释。

（2）在 15 mL Falcon® 管中加入 3 ~ 5 mL Ficoll-Paque™ 密度梯度分离液。建议的比例是 Ficoll-

Paque™：稀释后血样为 3 : 4。

（3）小心地将稀释后的血样添加到 Ficoll-Paque™ 密度梯度分离液上。

（4）以 400×g 的速度离心 1 小时。

（5）小心地将界面上的单个核细胞转移到一个新的 15 mL Falcon® 管中。

（6）用 3 倍体积的 DPBS 稀释收集到的单个核细胞悬液。

（7）以 400×g 的速度离心 10 分钟。弃去上清液。重复步骤 6 和步骤 7。

（8）将单细胞重悬在适当的培养液中，以供下游使用或冷冻保存。以 2×10^6 个细胞 /mL 的密度进行超低温保存。若冻存，请执行步骤 2.4.2.4。

2.4.2.3 实验步骤：使用淋巴细胞分离液提取法从全血中分离 PBMCs

（1）在 EDTA 管中收集 5～10 mL 全血，用等量的缓冲液进行稀释。

缓冲液组成：DPBS、1% FBS 和 1% 青霉素 / 链霉素。

（2）将 15 mL 淋巴细胞分离液直接通过中心孔加入 50 mL 的 SepMate™ 试管中。

（3）将稀释的血液避开中心孔，缓慢加入 SepMate™ 试管的一侧。

（4）在 4 ℃条件下以 1200×g 的速度离心 10 分钟。

（5）小心而快速地将上层液体倒入另一个 50 mL 离心管中，并按 50% 的体积用缓冲液稀释。

（6）将富含 PBMC 的上清液在 4 ℃条件下以 300×g 的速度离心 8 分钟。

（7）弃去上清液，将细胞重悬于 5 mL 的缓冲液中。计算 PBMC 的总数量。

（8）在 4 ℃下以 120×g 的速度离心 10 分钟，将富含 PBMC 的溶液分离，以便将白细胞与血小板分离。

（9）将细胞重悬于冻存培养基中或进行培养。

2.4.2.4 实验步骤：冻存 PBMC

（1）准备足以重悬保存在冻存管中 500 μL 细胞的 12.5% 冻存培养基。

12.5% 冻存培养基的组成：将等体积的 HSA（25%）溶液和 RPMI 1640 培养基混合。

（2）重悬保存在冻存管中的 500 μL 细胞于 2× 冷冻培养基中。

2× 冻存培养基的组成：将等体积的 25% HSA 溶液与无菌的 RPMI 1640 培养基混合。每 1 mL HSA/RPMI 混合液中加入 500 μL DMSO。

（3）将 PBMC 重悬于 500 μL 12.5% HSA 溶液中，上下摇晃混合溶液。将 PBMC 转移到一个 2 mL 的冻存管中。

（4）将 500 μL 12.5% HSA 溶液加入冻存管中。

（5）轻轻旋转冻存管，同时加入 500 μL 2× 冻存培养基。

（6）立即将冻存管置于冰上。不要再摇晃。

（7）保存在 -80 ℃冰箱中，不要保存在液氮中。

2.4.2.5 实验步骤：树突状细胞的培养

（1）将 PBMC 重悬于 AIMV 基础培养基中。

（2）将细胞置于 24 孔板中，在 37 ℃、5% CO_2 下培养 2 小时，密度为 1×10^8 个细胞 /100 mm 培养板。

AIMV 基础培养基的组成：AIMV 培养基添加 10% HSA、1% 青霉素 / 链霉素和 50 μmol/L β- 巯基乙醇。

（3）轻敲培养板，去除含有未贴壁细胞的培养基。

（4）将AIMV树突状细胞（dendritic cells，DC）培养基缓慢加入贴壁细胞中，方法是沿着每一孔的侧边缓慢加入，确保附着的细胞不会从培养板上脱落。

（5）在37 ℃、5% CO_2下继续培养3天。每隔1天更换1次新鲜的培养基。

DC培养基的组成：AIMV培养基添加10% HSA、1% 青霉素/链霉素、50 μmol/L β-巯基乙醇、800 U/mL 粒细胞-巨噬细胞集落刺激因子、500 U/mL IL-4。

（6）第3天，除去培养基，加入新鲜的DC完全培养基。

DC完全培养基的组成：DC培养基中添加1% 青霉素/链霉素、5 ng/mL TNF-α、5 ng/mL IL-1β、150 ng/mL IL-6和1 μg/mL 前列腺素 E_2。

（7）在37 ℃、5% CO_2下继续培养24小时。

2.4.2.6 实验步骤：细胞毒性T淋巴细胞的培养

（1）在37 ℃下快速解冻1瓶冻存的PBMC。加入1 mL温热的cRPMI（缓慢加入，时间超过30秒）。

注意：1 mL的细胞被冻存在2 mL的冻存管中，所以应该有足够的空间加入1 mL温热的cRPMI。

cRPMI的组成：RPMI培养基中添加10% FCS和1% 青霉素/链霉素。

（2）将细胞转移到15 mL离心管中。

（3）向细胞中加入3 mL温热的cRPMI，以$300 \times g$的速度离心5分钟。

（4）在1 mL EasySep缓冲液中重悬PBMC，并将1 mL PBMC转移到5 mL圆底聚苯乙烯管中。

（5）向PBMC中加入50 μL的富集混合物。在室温下孵育10分钟。

（6）向样品中加入150 μL的磁性微球悬浮液。在室温下孵育5分钟。

（7）用EasySep缓冲液将样品体积补充到2.5 mL。将圆底聚苯乙烯管放入磁珠分选架中，静置5分钟，使细胞分离。

（8）将富集的细胞悬液倒入新的15 mL Falcon®管中，并以$300 \times g$的速度离心5分钟。

（9）去除上清液，将细胞重新悬浮在细胞毒性T淋巴细胞（cytotoxic T lymphocytes，CTL）培养基中。

（10）在24孔板上培养细胞，并在37 ℃、5% CO_2下继续培养CTL 24小时。

CTL培养基的组成：RPMI 1640培养基、10% HSA、1% 青霉素、50 μmol/L β-巯基乙醇、1× ITS、0.15 μg/mL IL-2和0.1 μg/mL IL-7。

2.4.2.7 实验步骤：髓源性抑制细胞的培养

（1）在AIMV髓源性抑制细胞（myeloid-derived suppressor cells，MDSC）培养基中，以37 ℃、5% CO_2的条件培养PBMC 7天，富集MDSC。

（2）每隔1天更换1次新鲜的培养基用以培养MDSC，直到用于类器官-免疫细胞共培养。

AIMV MDSC培养基的组成：AIMV培养基中添加50% 从类器官培养物中收集的培养基，并添加1% 青霉素/链霉素、10 ng/mL IL-1β、10 ng/mL IL-6、1 μg/mL 前列腺素 E_2、2 ng/mL TGF-β1、10 ng/mL TNF-α、10 ng/mL VEGF和10 ng/mL 粒细胞-巨噬细胞集落刺激因子。

2.4.3 类器官/免疫细胞共培养

2.4.3.1 实验步骤：DC和CTL共培养

（1）从类器官培养物中收集类器官调节后的培养基。该培养基已培养类器官7天。该培养基可以在−20 ℃下保存，直到使用（避免反复冻融）。

（2）谨慎地移除 DC 中 50% 的培养基，然后更换为类器官调节后培养基。

（3）将 DC 与调节后的培养基在 37 ℃、5% CO_2 下孵育 2 小时。

（4）用移液器收集游离的 DC，在 4 ℃下以 300×g 的速度离心 5 分钟。除去上清液并将沉淀物保存在冰上，以便在下一步中与 CTL 重悬。

（5）收集 CTL 并将它们转移到沉淀的 DC 中。将 CTL/DC 放置在与重悬的 DC 相同的孔中，在 37 ℃、5% CO_2 下将 CTL/DC 在 RPMI 共培养基中继续培养 72 小时。这一步是关键的，因为 DC 会向 CTL 递呈肿瘤抗原并在与类器官共同培养之前激活这些细胞。

RPMI 共培养基组成：RPMI 1640 培养基中添加 10% 人血清 AB 和 1% 青霉素 / 链霉素。

2.4.3.2 实验步骤：类器官和免疫细胞共培养

（1）使用 EasySep™ 人 $CD8^+T$ 细胞富集试剂盒从 CTL/DC 共培养物中分离出 CTL。

（2）将 CTL 与 1 mL 5 μmol/L CFSE 在 37 ℃条件下孵育 20 分钟。

（3）通过加入 5 倍体积的 DPBS-FCS 培养基来终止染色。在 4 ℃下以 300×g 的速度离心 5 分钟。

DPBS-FCS 培养基组成：在 DPBS 中添加 10% FBS 和 1% 青霉素 / 链霉素。

（4）在 1 mL 的 3D 胃类器官培养基中重悬 CTL，并在 37 ℃下孵育 10 分钟。

（5）在冷 DPBS 中收集类器官，在 4 ℃下以 400×g 的速度离心 5 分钟。

（6）将类器官与 CFSE 标记的 CTL 混合。在冰块上重悬于适量的解冻 Matrigel® 中。Matrigel® 的体积是根据研究所需的实验设计来确定的。当在共培养中需要 MDSC 时，可以使用 1：4（CTL：MDSC）和 1：1（CTL：类器官）的比例进行共培养。

（7）在 48 或 24 孔板中接种 30～50 μL 含有类器官和 CTL 的 Matrigel® 液滴。

（8）在 37 ℃下孵育培养板 15 分钟，使细胞 -Matrigel® 液滴固化。

（9）用预热过的 3D 胃类器官培养基覆盖细胞 -Matrigel® 液滴。当接种到 48 或 24 孔板时，分别使用 250 μL 或 500 μL 的培养基。

（10）将类器官 / 免疫细胞在 37 ℃、5% CO_2 下共培养 24 小时。

（11）24 小时后，用适当的药物或抑制剂处理共培养基，并根据实验需要在 5% CO_2 下持续培养 48～72 小时。

注意：CFSE 是一种蓝色激光染料，通过应用流式细胞技术分析 CTL 的增殖情况。对于需要 MDSC 的实验，将 MDSC 与类器官和 CFSE 标记的 CTL 混合，然后将其接种到培养板中。

2.4.4 原位移植

2.4.4.1 材料和试剂

- 冰醋酸（Fisher Scientific，42，322-0025）。
- 玻璃毛细管（Druond，3-000-203-G/X）。
- 26 G 注射器（Thermo Fisher Scientific，309625）。
- 手术工具：弯曲和直的剪刀，镊子。
- 缝合线（Ethicon，G121）。
- 伤口夹（Becton Dickinson，427631）。
- Puralube 眼药膏（Dechra，NDC17033-38）。
- 盐酸丁丙诺啡（Henry Schein，0060179）。
- 胰岛素注射器（Thermo Fisher，329461）。

- 碘伏拭子（Thermo Fisher，NDC67618-153-01）。
- 乙醇消毒棉垫（Thermo Fisher，NDC 10819-5910-1）。
- 加热垫（Soft Heat，PR7791 AB）。
- 剪刀（Fisher Scientific，01-305-10）。
- 异氟醚（Sigma Aldrich，1349003）。
- 小鼠。

2.4.4.2 实验步骤：人源胃类器官的原位移植

所有的小鼠研究都得到了 Arizona 大学机构动物护理和使用委员会的批准（19-571）。有关原位移植的进一步细节，请参考已发表的示意图（Engevik et al., 2016）。

（1）对手术所需的所有工具进行消毒处理。

（2）将 1 mL 冰醋酸置于 1.5 mL 无菌管中。

（3）用冷的不含 Ca^{2+}/Mg^{2+} 的 DPBS 洗涤，收集类器官。在 4 ℃下以 $400 \times g$ 的速度离心 5 分钟。去除上清液，将类器官重新悬浮于冷的 3D 类器官生长培养基或诱导多能干细胞来源的胃类器官生长培养基中。

（4）在类器官中加入等量冰冷的 Matrigel，轻轻混合。保存在冰上直至使用。每只小鼠胃内应注射 50 μL 培养基 /Matrigel 混合物，其中含有 500 个类器官。

（5）用异氟醚麻醉小鼠，仔细刮除腹部的毛。

（6）用乙醇棉垫和碘伏拭子清洁腹部。

（7）沿腹中线切开腹部形成一小切口，暴露胃部。

（8）将毛细管注满醋酸，将充满醋酸的毛细管放置在胃浆膜层表面（外侧），维持 25 秒。

（9）用 26 G 注射器在切口部位附近注射 100 μL 重悬类器官。将针轻轻地插入黏膜下层。

（10）将处理后的胃放回腹腔，缝合肌肉和皮肤切口。小心地将切口缝合（Engevik et al., 2016）。

（11）在加热条件下帮助小鼠恢复。

（12）术后仔细监测小鼠状态。

（13）术后 14 天拆除缝合线或缝合钉。

2.5 前期技术

这里介绍的方法基于我们早期的研究，报告了组织来源的胃类器官用于胃生理学、幽门螺杆菌致病机制、胃再生和伤口愈合及胃癌的研究（Bertaux-Skeirik et al., 2015；Engevik et al., 2016；Holokai et al., 2019；Mahe et al., 2013；Schumacher et al., 2015；Schumacher, Feng et al., 2015；Steele et al., 2019）。幽门螺杆菌的微注射也被用于多能干细胞源胃窦类器官的感染（McCracken et al., 2014）。现在，从多能干细胞中衍生出来的胃底 / 胃体类器官，使研究人员能够研究这些胃部区域在感染细菌后不同的致病性（McCracken et al., 2017）。总的来说，胃类器官已经成为研究胃部不同区域内幽门螺杆菌感染的独特工具（图 2-3、图 2-4）。

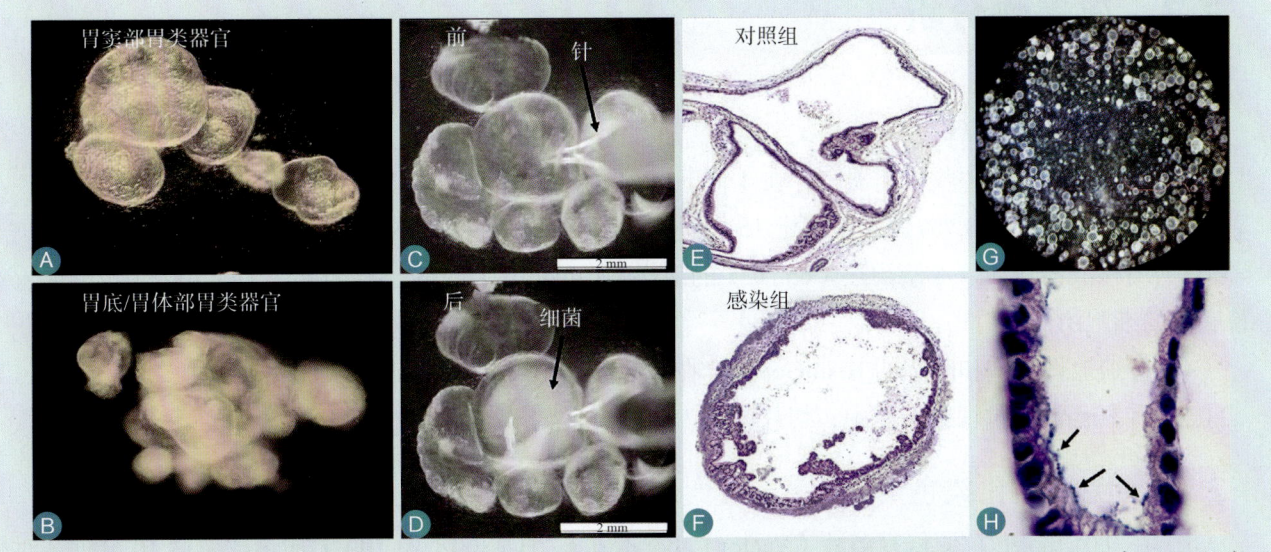

A.胃窦部。B.胃底/胃体部胃类器官的光学显微镜图。C.显微注射幽门螺杆菌前。D.注射胃类器官后的光学显微镜图。E~F.组织HE染色：对照组（E）和注射幽门螺杆菌后（F）胃类器官的胃上皮组织。G.胃组织来源的类器官的光学显微镜图。H.HE染色显示胃组织来源的类器官感染幽门螺杆菌后在胃上皮细胞上定植（箭头）。

图 2-3　hPSC 衍生的胃类器官的光学显微镜图

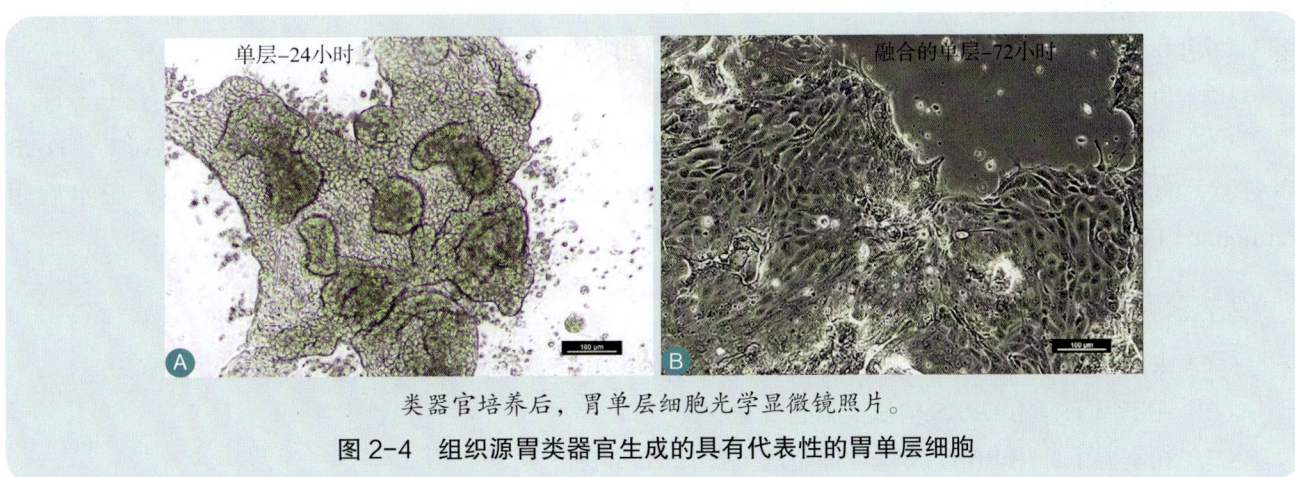

类器官培养后，胃单层细胞光学显微镜照片。

图 2-4　组织源胃类器官生成的具有代表性的胃单层细胞

2.6　安全注意事项和标准

所有使用活的幽门螺杆菌菌株的研究都必须在生物安全等级 2（biosafety level 2，BSL2）条件下进行，并得到该机构生物安全委员会（Institutional Biosafety Committee，IBC）的批准。所有人员必须接受培训并获得 IBC 的批准，才可以进行细菌相关操作。以下人群可能有胃部细菌感染增加的风险：青少年、老年人、免疫力低下者和服用大量抑酸剂或胃酸分泌减少药物者。如果由于注射或伤口处皮肤的污染而引起自体接种感染，则可能发生炎症。为了消杀液体中的细菌，培养基可使用终浓度为 10% 消毒剂处理 30 分钟。固体废物在丢弃前要经过高压灭菌处理。如果有轻微的泄漏，应该像其他感染源泄漏一样处理，即用 10% 消毒剂和 70% 乙醇消毒清洁。用 10% 消毒剂浸湿纸巾擦拭表面，30 分钟后，用无菌蒸馏水再次擦拭表面。清洁纸张、手套经过高压灭菌，并按照生物危害物品处理后丢弃。工作台表面和生物安全柜按上述方法用 10% 消毒剂消杀 30 分钟，再用无菌蒸馏水擦拭，最后用 70% 乙醇擦拭。如果双手暴露，应用水和肥皂彻底清洗。如果口腔、眼睛或鼻腔有暴露，则用清水彻底冲洗。

2.7 培养物分析

2.7.1 包埋和切片

（1）在冷的 DPBS 中收集类器官，在 4 ℃下以 400×g 的速度离心 5 分钟。

（2）将类器官放在 3.7% PFA 中固定 15 分钟，并用 DPBS 冲洗类器官。

（3）用移液器将 4～6 滴预热（65 ℃）的液态 HistoGel（Thermo Scientific，HG-4000-012）加入离心管底部的细胞团上。

（4）仔细地将细胞和液态的 HistoGel 混合在一起，让 HistoGel 冷却到 4 ℃后凝固。

（5）将 HistoGel 包埋到石蜡中，切片厚度为 5 μm，置于载玻片上。

2.7.2 免疫组化染色

（1）在 0.01 mol/L 抗原修复溶液（Vector Laboratories，H-3300）中 100 ℃加热载玻片 10 分钟，对载玻片进行脱蜡，同时进行抗原修复。抗原修复通过在手动染色载玻片架或广口瓶中用沸水煮沸载玻片约 2 分钟来实现。

（2）将玻片与 0.3% 的过氧化氢在甲醇中孵育 30 分钟，以抑制内源性过氧化物酶的活性。

（3）用 20% 马血清或 20% 山羊血清封闭载玻片（ImmIPRESS HRP reagent kit，Vector Lab，MP-7401 或 MP-7444）。

（4）在 4 ℃下将载玻片孵育过夜，然后在室温下用 IgG 二抗孵育 30 分钟。

（5）再加入 ABC 试剂（Vectastain ABC kit，Vector Laboratories，PK-6100）在室温下孵育 30 分钟。

（6）使用来自 DAB 底物试剂盒（Vector Laboratories，Vector® DAB SK4100 或 IPACT™ DAB SK4105）的 DAB 显影每组载玻片，用苏木精（Fisher Scientific Company，245-653）复染，脱水后用 Permount（Fisher Scientific Company，SP15-100）包埋。

2.7.3 全包埋标本的免疫荧光染色

（1）去除培养基，在 Matrigel 中添加 3.7% PFA，并在室温下放置 15 分钟，以固定类器官。

（2）在室温下，用 DPBS 清洗类器官 5 分钟。

（3）在室温下，用 PBST 渗透已固定的类器官 20 分钟。

（4）用 0.01% PBS 洗涤 5 分钟，用 2% 驴血清（Jackson Iuno Research，017-000-121）在 0.01% PBST 中室温下封闭 1 小时。

（5）去除封闭液，加入一抗，用 0.01% PBST 稀释并在 4 ℃下过夜，然后用 0.01% PBST 洗涤。

（6）加入二抗，在室温下用 0.01% PBST 和 Hoechst（用 0.01% PBST 以 1∶1000 稀释）孵育 1 小时。

（7）用 0.01% PBST 清洗类器官，并将其保存在 4 ℃的 PBS 中。

（8）在 Zeiss LSM 880 共聚焦显微镜下对类器官进行成像分析。

2.7.4 流式细胞仪分析组织来源和诱导多能干细胞来源的类器官

（1）在冷的 DPBS 中收集类器官，并在 4 ℃条件下以 400×g 的速度离心 5 分钟。

（2）去除培养基，并用细胞消化酶（Thermo Fisher Scientific，A110501）在 37 ℃下处理培养物 10 分钟。

（3）将类器官通过 26 G 注射器，用两倍体积的 DPBS 清洗。

（4）在 50 μL 细胞染色缓冲液（Biolegend，420201）中重悬细胞，加入适当的细胞表面抗原，在

4 ℃下孵育 30 分钟。

（5）加入 500 μL 的细胞染色缓冲液，离心后使用固定和渗透溶液（BD Bioscience，554714），在 4 ℃下固定和渗透细胞 20 分钟。

（6）使用 1×BD 细胞固定液（BD Bioscience，554714）洗涤细胞。

（7）将细胞与胞内抗原在 4 ℃下孵育 30 分钟。

（8）清洗细胞，然后在 300 μL 细胞染色缓冲液中重悬细胞。

（9）通过流式细胞术分析细胞，并使用 FlowJo 软件进行数据分析。

2.8 替代方法 / 步骤

在组织或多能干细胞源类器官的管腔内显微注射细菌，目的是在体外再现细菌的生理性感染和定植。此外，显微注射在类器官 / 免疫细胞共培养中是必要的，因为免疫细胞在 Matrigel 中是必要的，从而允许免疫细胞向目标类器官"发挥作用"。然而，当上皮细胞对幽门螺杆菌的反应成为焦点时，显微注射的过程可能变得费时费力。因此，我们使用 Schlaermann 等（2016）和我们团队描述的一种改进的方法，即从 3D 组织源胃类器官中生成胃单层上皮细胞（Teal et al.，2018；Teal，Steele et al.，2018）。该方法经过优化，可以从类器官中建立单层细胞，使其适用于伤口愈合实验和上皮 / 细菌共培养实验。

2.8.1 从人源胃类器官中生成胃上皮单层细胞

2.8.1.1 材料和试剂

- 细胞培养级用水（Millipore，H20CC0501）。
- 大鼠 I 型胶原蛋白（Sigma Aldrich，C3867）。
- TGF-β 抑制剂（A83-01，Tocris，2939）。

2.8.1.2 实验步骤：胶原蛋白涂布用于二维转移

（1）用冰冷的细胞培养级用水将大鼠 I 型胶原蛋白稀释至 38 μg/mL。

（2）按 1 mL/12 孔加入稀释的胶原蛋白，用无菌细胞涂布器均匀涂布。

（3）用封口膜包裹好培养板，将其在 4 ℃下存放过夜。

（4）吸走孔内的溶液，将培养板放在超净工作台中去盖静置 1 小时。

2.8.1.3 实验步骤：Matrigel™ 涂布用于二维转移

（1）使用冰的细胞培养级用水将 Matrigel 按 1∶10 稀释。

（2）按 1 mL/ 孔加入稀释的 Matrigel，用无菌细胞涂布器均匀涂布。

（3）在 37 ℃培养板中孵育 2 小时。

（4）吸走孔内的溶液，将培养板放在超净工作台中去盖静置 30 分钟。

2.8.1.4 实验步骤：将 3D 类器官转化为二维单细胞层

（1）在 Matrigel 圆顶中培养类器官 6 ~ 7 天。

（2）去除孔中的培养基。

（3）在冷的 Advanced DMEM/F-12 培养基中，通过上下移液的方式收集类器官，并将其转移至 5 mL 圆底聚苯乙烯管中（每管收集 12 孔板中的 2 孔内的类器官）。

（4）在 4 ℃下，以 400×g 的速度离心 5 分钟。

（5）小心地、尽可能多地去除培养基和 Matrigel，然后用每管 1 mL 预热（37 ℃）的二维培养基重悬细胞。

二维单分子层生长培养基的组成：Advanced DMEM/F-12 培养基、2 mmol/L L-谷氨酰胺、0.1× 庆大霉素/两性霉素 B、1% 青霉素/链霉素、10 mmol/L HEPES 缓冲液、10% FBS、10 mmol/L 烟酰胺、1× N2 添加剂、1× B27 添加剂、1% 卡那霉素、50 ng/mL EGF、1 nmol/L 胃泌素、10 μmol/L ROCKi 和 1 μmol/L TGF-β 抑制剂（A83-01）。

（6）将每个试管中的类器官收集到 50 mL 的锥形瓶中，用二维培养基补齐所需体积。

（7）使用无菌玻璃移液器轻轻地对类器官进行 10 次吹打。

（8）向覆有涂层的 12 孔板的每个孔中加入 1 mL 类器官悬液。为了生成 12 孔板的单层细胞，应该尽量使用两个 12 孔类器官培养板。

2.8.2 使用显微注射技术进行幽门螺杆菌感染

2.8.2.1 材料和试剂

- 哥伦比亚琼脂培养基（Reme，R452952）。
- 马血（Colorado Serum Company，31015）。
- 万古霉素（Fisher Scientific，BP2958-1）。
- 甲氧苄氨嘧啶（Sigma Aldrich，T7883）。
- 制霉菌素（BioChemika，74721）。
- 布鲁氏菌培养基（BD biosciences，211088）。
- 健康献血者的全血中产生的人诱导多能干细胞衍生类器官（从 CCHMC Cell Processing Core，Division of Experimental Hematology and Cancer Biology 获得）。
- Nanoject Ⅱ 显微注射器［译者注：原书为 Nanoject Ⅲ Programmable Nanoliter Injector（Drummol/Lond Scientific，No. 13-681-460）］。
- 微氧室（Fisher Scientific，BBL Gas pack system）。
- 激光拉针器（Sutter Instruments，NC9973526）。

2.8.2.2 实验步骤：幽门螺杆菌的培养

（1）用哥伦比亚琼脂培养基、马血和抗生素制备血琼脂平板。

血琼脂平板的成分：哥伦比亚琼脂培养基中添加 5% 马血、5 μg/mL 万古霉素、5 mg/mL 制霉菌素和 10 μg/mL 甲氧苄氨嘧啶。

（2）在血琼脂平板上培养幽门螺杆菌，并在潮湿的 37 ℃ 的微氧室中孵育。每 2~3 天以 1∶2 的比例传代培养细菌。一些主要的幽门螺杆菌菌株可能购自 ATCC 公司。在我们的研究中，幽门螺杆菌菌株由我们的合作者 Richard M. Peek 博士（Vanderbilt University School of Medicine）慷慨捐赠。

2.8.2.3 实验步骤：幽门螺杆菌感染 3D 类器官

（1）按照 Wells 实验室（McCracken et al.，2014，2017）的描述培养人诱导多能干细胞源类器官，或如上所述的患者组织来源的类器官。

（2）培养至类器官直径达到 200~800 mm。

（3）通过在水平床激光拉针器上拉针，制造注射针。

（4）用接种环收集细菌，并将其重新悬浮于 200 μL 布鲁氏菌肉汤中，密度保持约为 $2×10^9$ 个细菌/mL。在感染前，将幽门螺杆菌在 37 ℃ 且湿度适宜的微氧室的布鲁氏菌培养基中孵育 16 小时。

（5）使用 Nanoject Ⅱ 显微注射器通过上皮腔向每个类器官注入约 $2×10^5$ 个细菌（Bertaux-Skeirik et al.，2015；Hill et al.，2017；McCracken et al.，2014；Schumacher et al.，2015）。

（6）将细菌感染后的类器官培养在 37 ℃、5% CO_2 环境中，维持 24~72 小时，使细菌定植。

2.8.2.4 实验步骤：幽门螺杆菌感染二维单层细胞

（1）将幽门螺杆菌收集到二维培养基中（通常将 1/2 血琼脂平板的细菌放入 1 mL 二维培养基中，以便感染 4 个 12 孔板的细胞）。

（2）使用接种环将细菌混匀。

（3）将细菌稀释，使其在二维培养基中的 MOI 达到 1~2。

（4）从二维单层细胞的每个孔中去除培养基，并在其中加入 1 mL 新鲜的预热（37 ℃）的二维培养基。

（5）将 100 μL 稀释后的细菌（MOI 为 1~2）加入 12 孔二维单层细胞的各个孔中。

（6）在 5% CO_2、37 ℃ 环境中持续培养。

2.9 结 论

在本章中，我们提供了一种胃组织来源的类器官制备方案，用于研究幽门螺杆菌的致病机制。本章还提供了一个将患者的免疫细胞纳入类器官培养的详细方案。培养中免疫细胞的存在使研究人员能够在免疫反应的背景下研究细菌和宿主上皮细胞之间的相互作用。使用来自不同区域的胃类器官，使我们能够确定细菌致病机制：①调节宿主的天然和适应性免疫反应；②改变胃上皮细胞，作为创造免疫抑制微环境策略的一部分，最终导致胃癌的发生。

致 谢

我们衷心感谢 James Wells 博士（Division of Developmental Biology，Center for Stem Cell & Organoid Medicine，Division of Endocrinology，Cincinnati Children's Hospital Medical Center）和 Michael Helmrath 博士（Department of Pediatric Surgery，Cincinnati Children's Hospital Medical Center）的支持。我们也感谢 Richard Peek 博士（Vanderbilt University School of Medicine）在幽门螺杆菌菌株和专业知识方面提供的帮助和支持。我们同样要感谢 Zavros 实验室既往的博士成员：Nina Steele、Loryn Holokai 和 Emma Teal，感谢他们对类器官培养系统的发展做出的贡献。这项工作得到了以下基金的支持：NIH（NIAID）5U19AI11649105（学术带头人：Weiss 和 Wells，项目负责人 1：Zavros），NIH R01DK083402-08（学术带头人：Zavros）。

参考文献

扫码查看

第三章
多能干细胞来源的多细胞人肝类器官

Wendy L. Thompson[a,b], Takanori Takebe[a,b,c,d,e,*]

[a] Division of Gastroenterology, Hepatology and Nutrition, Cincinnati Children's Hospital Medical Center, Cincinnati, OH, United States
[b] Division of Developmental Biology, Cincinnati Children's Hospital Medical Center, Cincinnati, OH, United States
[c] Center for Stem Cell and Organoid Medicine (CuSTOM), Cincinnati Children's Hospital Medical Center, Cincinnati, OH, United States
[d] Department of Pediatrics, University of Cincinnati College of Medicine, Cincinnati, OH, United States
[e] Institute of Research, Tokyo Medical and Dental University (TMDU), Tokyo, Japan
[*] 通信作者电子邮箱地址：takanori.takebe@cchmc.org

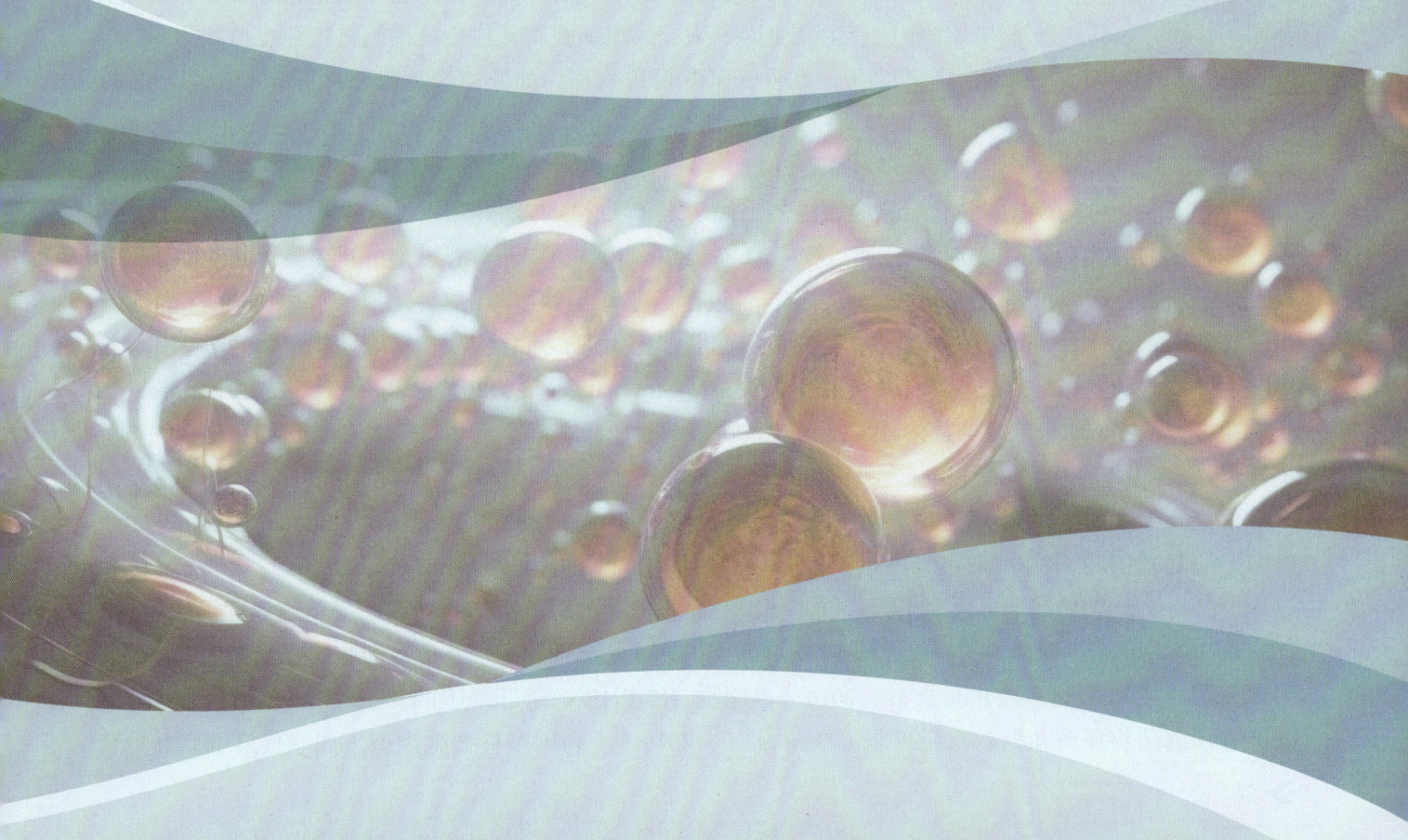

摘 要

随着越来越多的体外肝脏模型应用于研究人类遗传学、肝生物学、疾病建模和药物研发，其范围也从二维肝细胞发展到人类干细胞来源的3D多细胞组织。然而，干细胞模型通常存在不同批次、克隆和供体依赖的变异性，影响了它在生物医学中更加广泛地应用。我们在本章中描述了一种在20～25天内由多能干细胞生成人肝类器官的可重复技术。这些类器官在腔内极化形成小管结构，主要由肝脏上皮细胞组成，这些细胞与星状细胞和肝巨噬细胞样细胞共分化，从而实现了肝脏炎症性疾病的体外建模。这些多谱系肝类器官表达肝细胞基因，分泌白蛋白，并具有重要的代谢功能。该方案利用多能干细胞衍生的3D人肝类器官作为可再生、可重复和个性化的细胞来源，从而促进疾病建模和机制研究，并为目前难治性疾病开发新的治疗方法。

3.1 概 述

肝脏是人体最大的内脏器官，参与多种生理病理过程，包括多种血浆蛋白的合成、维持稳定的血糖水平、代谢、药物解毒和酶的合成。整个胃肠道的血液通过门静脉输送到肝脏，经肝脏过滤后再输送到身体的其他部位（FreitasLopes et al.，2017）。许多生理过程主要由肝细胞完成，而肝细胞占肝脏总重量的80%以上，占肝脏总细胞组成的60%，肝脏的其余部分由胆道上皮细胞或胆管细胞、非实质肝星状细胞、免疫细胞如巨噬细胞和肝内皮细胞等支持细胞组成（Stanger，2015）。这些细胞在肝脏中也发挥着不同的作用，包括：肝窦内皮细胞能产生凝血因子Ⅷ、巨噬细胞和其他免疫细胞进行免疫监视（Freitas-Lopes et al.，2017；Heinz et al.，2015）。此外，某些肝脏疾病，如非酒精性脂肪性肝病（non-alcoholic fatty liver disease，NAFLD）的进展与支持细胞的激活，进而引发的炎症和纤维化密切相关（Higashi et al.，2017；Kazankov et al.，2019；Li et al.，2017）。

在肝脏内，药物等外源性化合物会通过多个代谢途径从体内排出。当它被转运到肝细胞内，肝细胞内一些特定的酶负责药物的排泄/代谢过程（Almazroo et al.，2017）。例如，在肝细胞的光滑内质网和线粒体中细胞色素p450（cytochrome p450，Cyp450）酶将亲脂性化学物质转化为亲水产物，使其能够排出体外（Almazroo et al.，2017）。某些药物可引起肝细胞中毒，氧化应激、反应性代谢物的产生和线粒体功能障碍的诱导可导致免疫细胞活化，引发炎症（Mosedale et al.，2017；Shehu et al.，2017；Yuan et al.，2013）。为了加快低效药物的开发，在进入临床试验前，进行鉴定和筛除潜在的肝毒性化合物至关重要。

目前体外评估药物代谢和肝毒性的金标准是二维原代人肝细胞（primary human hepatocytes，PHH），但PHH在体外短期培养中迅速去分化并失去肝细胞功能（Heslop et al.，2017；Zhou et al.，2019）。此外，PHH缺乏可再生来源、供体稀缺及药物代谢的高度个体差异性使得药物性肝损伤（drug induced liver injury，DILI）的研究充满挑战。而一些DILI是肝细胞和常驻免疫细胞的相互作用引起的，因此无法通过PHH建模（Bale et al.，2014）。这些二维PHH缺乏肝细胞的复杂性和3D结构，可能无法准确预测药物反应和揭示疾病机制（Zhou et al.，2019）。利用多种细胞类型（如原代肝细胞和原代非实质细胞、巨噬细胞和星状细胞）共同培养成球体 3D 模型为更多生理学相关的研究提供了希望。据报告，与 PHH 相比，这些 3D 球体模型保持代谢活性，并且在识别已知人类肝毒物的细胞毒性方面具有更高的敏感性和特异性（Proctor et al.，2017）。这些模型受到组织获得性的限制，无法进行遗传学研究。

为克服这些挑战，目前已研发出从活体肝活检或多能干细胞中提取的自体组织 3D 肝类器官系统，该系统可以更好地模拟体内肝脏微环境（Fiorotto et al.，2018；Wu et al.，2019；Zhou et al.，2019）。其中一些模型可以维持数月或数年，并且在分化后仍保留肝脏功能。迄今为止，肝活检来源的肝类器官主要由肝细胞和/或胆管细胞这两类上皮细胞组成（Akbari et al.，2019；Broutier et al.，2017；Huch et al.，2015；Mun et al.，2019；Wang et al.，2019；Wu et al.，2019），而来源于多能干细胞的肝脏模型提供了从同一细胞系构建多系肝类器官的可能性。本章介绍的方案是利用胚胎干细胞（embryonic stem cells，ESC）或诱导多能干细胞（induced pluripotent stem cell，iPSC）作为来源构建可再生、可复制和可扩展的 3D 类器官，其中包含与疾病建模、遗传研究和药物筛选相关的肝细胞和支持细胞。

3.2 肝类器官的应用

3.2.1 遗传和发育研究

iPSC 可以由任何供者的细胞（例如，从一次简单的抽血中获取的细胞）制成，它提供了近乎无限的细胞来源，这对产生用于高通量筛选的大量类器官至关重要。类器官可以从患有遗传疾病或已确认基因突变的患者身上提取，并与健康的匹配对照进行比较，以便在遗传多样性的人群中研究个性化医疗（Ouchi et al.，2019）。此外，使用 CRISPR/Cas 系统可以有效地将单碱基变化引入现有的 iPSC，以创建同基因型的一对突变和对照 iPSC，为明确分析疾病引起的突变或特定多态性对药物代谢的影响提供平台（Ben Jehuda et al.，2018）。另外，利用定向分化将 iPSC 诱导成不同的细胞谱系。目前，基于定向分化成功开发了多种方法，iPSC 逐步分化成多种不同的消化类器官（Broda et al.，2019；McCracken et al.，2011）。这些实验类器官模型系统，包括这里提到的肝类器官，作为易处理的体外生物系统，以一种前所未有的方式探究复杂的人类器官形成。

3.2.2 毒性和疗效研究

肝类器官模型中的肝细胞与体内的肝细胞具有相同的解剖学特征。例如，诱导肝细胞具有离散的细胞极性，Ⅳ型胶原蛋白在细胞外表面表达，而紧密连接蛋白-1（zonula occludens-1，ZO-1）仅在类器官腔内衬里的顶端细胞表面表达。我们通过透射电子显微镜证实，肝类器官中的肝细胞有微绒毛指向类器官的微管结构。受诱导的肝细胞表达许多肝脏基因（如 *HNF4-a*、*ASGR1*、*A1At*、*TDO2*、*TTR*），发挥分泌血清白蛋白、产生和运输胆汁酸等功能（Ouchi et al.，2019）。肝类器官可以基于肝细胞代谢功能（包括 Cyp450 酶的表达和诱导性，以及在已知毒性药物治疗后模拟线粒体功能障碍的能力），以高通量方式模拟药物毒性（Shinozawa, et al.，2019）。

许多肝脏疾病的病理过程都是复杂的。其中，包括 NAFLD/非酒精性脂肪性肝炎（non-alcoholic steatohepatitis，NASH）、酒精性脂肪性肝炎（alcoholic steatohepatitis，ASH）和慢性乙型肝炎在内的多种肝脏疾病有明显的炎症成分，包括常驻免疫细胞和星状细胞的激活（Higashi et al.，2017；Kazankov et al.，2019；Li et al.，2017）。在 NAFLD 中，脂肪肝细胞中的脂质积累可以通过多种机制激活巨噬细胞，使其产生促炎细胞因子（Kazankov et al.，2019；Li et al.，2017）。这些促炎介质可以招募其他免疫细胞、损伤上皮细胞并激活星状细胞，使其产生过量的细胞外基质蛋白。这些积聚的基质蛋白可导致组织质地变硬，最终导致组织纤维化。了解肝细胞、免疫细胞和星状细胞的相互作用对研究肝脏相关疾病至关重要。肝类器官主要包括肝细胞，以及类似巨噬细胞和类似星状细胞的细胞，这是目前研究与炎症和纤维化等病理性疾病更加接近生理的模型（Ouchi et al., 2019）。事实上，这些类器官能够模拟 NAFLD 的硬化和炎症（Ouchi et al., 2019）。这些基于类器官的病理模型是个很强大的工具，可以在个性化水平上反映患者表型的许多方面，并最终用于临床前测试中有效化合物的选择。

3.3 分化方法的概述

本方案将描述肝类器官从 iPSC 逐步分化为 DE 及其后的早期前肠阶段，最后通过加入细胞因子和小分子，分化为功能性肝类器官的过程（图 3-1），同时，将讨论可用于对每个分化阶段进行基准测试的特定标志物。虽然使用了内胚层分化法，但这些细胞中也有一定比例会共分化为中胚层细胞。这种共分化是产生多系肝类器官的关键。在前肠阶段之后，细胞簇嵌入基底膜基质，形成多系类器官。这部分内容中，还讲述了一种鉴定类器官的基本方法——全胚胎染色方案，以及脂肪酸处理和肝类器官的实时成像。

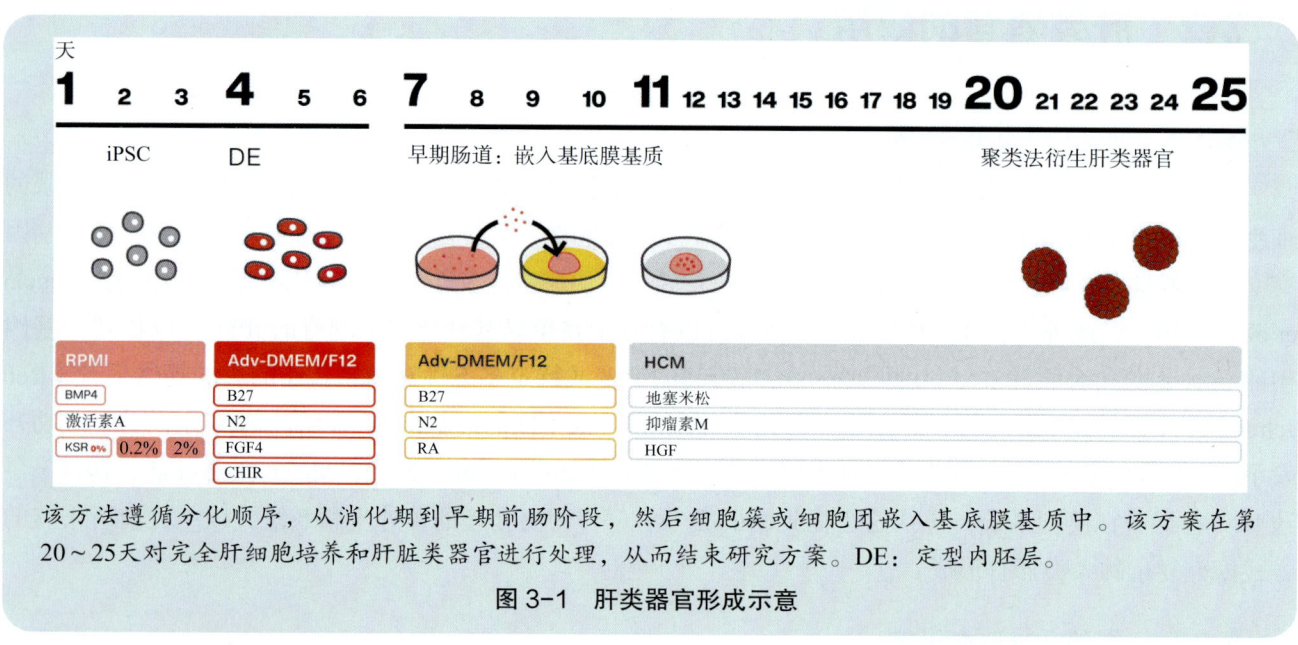

该方法遵循分化顺序，从消化期到早期前肠阶段，然后细胞簇或细胞团嵌入基底膜基质中。该方案在第 20~25 天对完全肝细胞培养和肝脏类器官进行处理，从而结束研究方案。DE：定型内胚层。

图 3-1 肝类器官形成示意

3.4 详细方案

3.4.1 制备干细胞培养和类器官分化的涂层板

为了使 iPSC 更好地附着、增殖和分化，要在板上预先涂覆一层功能性细胞外基质。以层粘连蛋白为主要成分的基质是一种常用的细胞培养基质。层粘连蛋白 iMatrix-511 是层粘连蛋白经剪切后的功能部分，它没有异源性，适用于单细胞传代，能促进细胞的粘连和持续增殖（Miyazaki et al., 2012）。预制好的涂层板用保鲜膜包裹，在 4 ℃条件下可以保存 2 周。

iPSC 在层粘连蛋白包被板上，使用 mTeSR1 培养基，采用单细胞传代法进行常规传代和培养。细胞系的维持首先需经细胞消化液处理成单细胞悬液，然后将细胞数调控到所需的细胞浓度，并添加新鲜的 mTeSR1 与 ROCKi。这种单细胞传代法仍然能产生克隆，根据不同的细胞系和传代浓度，每 4~7 天传代 1 次。

3.4.1.1 材料和试剂
- 层粘连蛋白 iMatrix-511 Silk Matrigel，保存浓度：0.5 mg/mL（892021，Nacalai USA）。
- 无菌的不含 Ca^{2+}/Mg^{2+} 的 DPBS（14190，Gibco）。
- 细胞培养板，BD 多孔平底培养板（353046，353047，Corning）。

3.4.1.2 实验步骤
（1）将层粘连蛋白加入一定量的 $DPBS^{-/-}$，稀释到终浓度为 $0.5\ \mu g/cm^2$，然后覆盖培养板每个孔的表面。例如，6 孔板的单孔面积为 $9.5\ cm^2$，将层粘连蛋白 9.5 μL（4.75 μg）加入 990 μL $DPBS^{-/-}$ 中混匀，并将该溶液加入孔中，在孔中旋转溶液，使整个孔的表面都被溶液覆盖。

（2）将培养板置于 37 ℃培养箱中 1 小时，室温下 3 小时或在 4 ℃下过夜。尽管培养板可以在 4 ℃下保存 2 周，为确保培养板的孔不会干，6 孔板的每孔应额外添加 1 mL 的 $DPBS^{-/-}$，并在培养板的外部包裹一层保鲜膜。

3.4.2 干细胞分化成肝类器官

本方案可在种板后 20～25 天重复生产多系肝类器官。DE（McCracken et al.，2011）和早期前肠阶段都是可再生的，可确定内胚层和中胚层之间的比例。在培养的第 7 天，单层结构经历形态形成运动，开始出现漂浮、粘连成被称为细胞球的 3D 结构（图 3-2B）。在初始细胞铺板时，已知细胞数量，使用细胞消化液和单细胞接种方法，可致重复再生的分化。

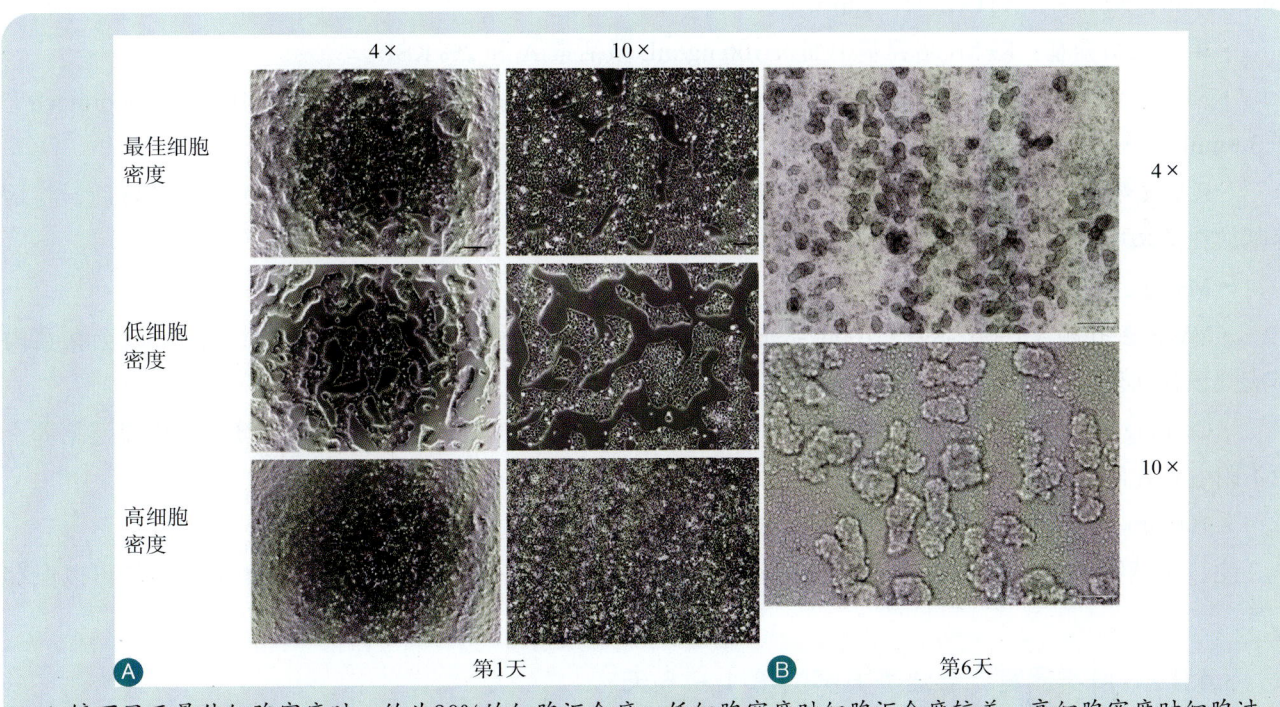

A.镜下显示最佳细胞密度时，约为90%的细胞汇合度，低细胞密度时细胞汇合度较差，高细胞密度时细胞过度汇合。B.细胞培养的第6～7天，3D结构的球体形成，它黏附于单细胞层并漂浮在培养基中。4×，比例尺= 200 μm；10×，比例尺= 100 μm。

图 3-2　成功的共分化与接种细胞密度密切相关

3.4.2.1 材料和试剂
- iPSC 细胞系，72.3（CCHMC Pluripotent Stem Cell Facility；McCracken et al.，2014），TkDA3-4（Takayama et al.，2010）和 1383D6（Takayama et al.，2017）是稳定的增殖细胞系。本方案也可用于来自 WiCell 的 ESC 系 WA01（H1）。

- mTeSR1（85850，Stem Cell Technologies）可选择添加 1× 青霉素/链霉素（15140，Thermofisher）。
- 10 μmol/L ROCKi（1254，Tocris），用于增加单细胞传代过程中的细胞活力。
- Accutase（AT104，Innovative Cell Technologies）。这是一种用于单细胞传代的温和的酶混合物。
- 洗涤培养基：DMEM/F-12（11330，Gibco）加入 1× 青霉素/链霉素。
- RPMI 培养基：RPMI-1640（11875，Gibco）加入青霉素/链霉素和 25 mmol/L Hepes 液（15630，Gibco）。
- Advanced DMEM 培养基：在 Advanced DMEM/F-12 培养基（12634，Gibco）中加入 1× B27 添加剂（17504，Gibco）、1× N2 添加剂（17502，Gibco）、10 mmol/L Hepes、1× L-谷氨酰胺（35050，Thermo）、1× 庆大霉素/两性霉素溶液（R01510，Gibco）。
- 完全肝细胞培养基（hepatocyte culture media，HCM）：Lonza HCM 试剂盒（CC-3198，Lonza）（除了没有 EGF，其他成分根据说明书制备）中加入 100 nmol/L 地塞米松（D4902，Sigma）、20 ng/mL 重组人肿瘤抑制素 M（300-10，Peprotech）、10 ng/mL 重组人肝细胞生长因子（hepatocyte growth factor，HGF）（100-39，Peprotech）。
- 第 1 天培养基：RPMI 培养基中加入 50 ng/mL 重组人 BMP-4（314-BP，R&D Technologies）和 100 ng/mL 重组人激活素 A（338-AC，R&D Technologies）。
- 第 2 天培养基：RPMI 培养基中加入 100 ng/mL 激活素 A 和 0.2% 的血清替代物（knockout serum replacement，KSR）（A3181502，Gibco）。
- 第 3 天培养基：RPMI 培养基中加入 100 ng/mL 激活素 A 和 2% KSR。
- 第 4～6 天培养基：Advanced DMEM 培养基中加入 500 ng/mL 重组人 FGF4（100-31，Peprotech）和 3 μmol/L CHIR99021（CHIR，4423，R&D Technologies）。
- RA 培养基：在 Advanced DMEM 培养基中加入 2 μmol/L RA（R2625，Sigma）。准备好后，将培养基放在黑暗中或用锡箔纸包裹。
- Matrigel（356237，Corning）。
- VWR 多孔板（10062-892，10062-896，VWR）。使用这种培养板进行包埋时，Matrigel 会在孔内形成圆顶状珠形，而不会扩散。
- Corning 超低吸附多孔板（3471、3473，Corning）。这种培养板能使类器官在基质凝胶中悬浮培养，而不附着在孔的底部，有利于维系类器官的球形形状和功能。
- 100 μm 细胞过滤器（352360，Corning）。

注：虽然第 1～6 天的培养基和 RA 培养基可每日新鲜制备，但这些培养基在 4 ℃下最长可以保存 1 周。

3.4.2.2 肝类器官二维培养方案的第 1～6 天

准备期

20～60 代是制备高质量 iPSC 的关键。细胞应达到 70%～80% 的汇合度且无分化迹象才能开始传代。开始前，将 mTeSR1、Accutase 和洗涤培养基复温至室温。

（1）从 iPSC 中吸除 mTeSR1，并在 6 孔板的每孔中加入 1 mL Accutase，或在 24 孔板的每孔中加入 0.25 mL Accutase。将培养板放入 37 ℃、5% CO_2 培养箱中孵育 3～5 分钟，检查并确认细胞没有从培养板上脱落。当细胞通过移液器轻柔地吹打便分离时就可以了，因此没有必要用 Accutase 消化细胞。在 15 mL 离心管中加入 5 mL 洗涤培养基。

（2）从培养箱中取出培养板，通过轻轻吹打将细胞从孔的底部释放出来。将 Accutase 中的细胞悬浮液添加到装有 5 mL 洗涤培养基的离心管中。轻轻上下吹打两次以洗涤培养基中的细胞。

（3）采用台盼蓝染色法测定细胞活力，计算每毫升细胞悬液中的活细胞数。

（4）将细胞悬液在室温下以 300×g 的速度离心 3 分钟。

（5）对于每个细胞系，需要通过第 1 天达到 90% 的细胞密度试验来确定最佳的细胞密度。对于 TkDA、1383D6 和 72.3，6 孔板的每孔为 1.3×10^6 个细胞或 24 孔板的每孔为 3×10^5 个细胞是理想的细胞密度。这种密度将确保 DE 是一个平坦的融合单层，并且孔内的所有区域都更加均匀地分化。下面将对 6 孔板进行详细说明。

（6）从细胞沉淀中吸出洗涤培养基，加入适量的添加了 10 μmol/L ROCKi 的 mTeSR1 以生成 1×10^6 个细胞/mL 的悬浮液。Y27632 对于确保单细胞悬液的细胞存活至关重要。向层粘连蛋白包被板中加入适量的细胞悬液（6 孔板每孔 1 mL），轻轻地左右摇晃培养板 3 次，前后摇晃 3 次，以确保细胞分布均匀。例如，对于 TkDA，每孔添加 1 mL 的 1×10^6 个细胞/mL 悬液。

（7）每孔再添加 1 mL 补充了 ROCKi 的 mTeSR1（每孔共 2 mL）。将培养板放回培养箱中孵育 24 小时。

第 0 天

将 mTeSR1 复温至室温。确认细胞是健康的，且以高密度均匀地生长。吸出含有 ROCKi 的 mTeSR1，并加入不含 ROCKi 的 mTeSR1，对于 6 孔板，每孔 2 mL。将培养板放回培养箱中培养 24 小时。

第 1 天

（1）在这一天，细胞应该达到 85%~90% 的汇合度（图 3-2A）。细胞汇合度必须尽可能接近此值。太低或太高的细胞密度可导致中胚层过度生长，激活素 A 处理后细胞死亡和/或不完全分化。在开始分化之前，确定每个株系的细胞数，以确保在第 1 天达到 85%~90% 的汇合度。可以再等待 24 小时，直至达到这个汇合度，在这种情况下，吸出 mTeSR1 并向每个孔中添加 2 mL 新鲜的 mTeSR1。

（2）将第 1 天的培养基加热至 37 ℃。激动素 A 处理会导致细胞死亡，因此在这一天将培养基预热至 37 ℃，有助于提高细胞存活率。吸出 mTeSR1，向 6 孔板的每孔添加 2 mL 第 1 天培养基。将平板放回培养箱中培养 24 小时。

第 2 天

用"第 1 天的培养基"处理 1 天后，培养基中会出现细胞死亡和漂浮细胞。然而，处理后仍应有一层细胞附着在平板表面。在倒置显微镜下观察细胞以确定细胞是否仍附着在组织培养板上。如果附着的细胞很少或没有，则不需要继续分化方案并重新开始，反之则继续。

将第 2 天的培养基加热至 37 ℃。吸出第 1 天的培养基，并添加第 2 天的培养基，6 孔板每孔 2 mL，放回培养箱中培养 24 小时。

第 3 天

将第 3 天的培养基加热至 37 ℃。细胞将在这一天开始恢复并快速增殖。吸出第 2 天的培养基，并添加第 3 天的培养基，6 孔板每孔 2 mL，放回培养箱中培养 24 小时。

在第 4 天，内胚层在分化后开始融合。如果细胞太密集或太稀疏，生存和分化效率会降低。

检查点：在方案的这个阶段，可以对 SOX17 和 FOXA2 进行免疫荧光染色，SOX17 和 FOXA2 应该共染 DE，并且 85%~90% 的细胞应该是 SOX17 和 FOXA2 双阳性（McCracken et al., 2011）。如果 85%~90% 的细胞不是双阳性，则不需要继续分化方案并重新开始。

第 4~6 天

将第 4~6 天的培养基加热至 37 ℃。每天吸出培养基，添加预热的第 4~6 天培养基，6 孔板每孔 2 mL，由于每个孔中的细胞数量不同，培养基每天都会变黄。确认由单层细胞形成的 3D 结构的存在，包括附着和漂浮的球体（图 3-2B）。

3.4.2.3 肝类器官 3D 培养方案的第 7～25 天

在二维阶段之后，我们发现所产生的球体数量及中胚层的生长存在株系间和批次间的差异。因此，我们在第 18 天后有一个可选步骤，即使用细胞过滤器去除过度生长的间充质细胞。

第 7 天嵌入 Matrigel

检查点：在此阶段，可以对具有预期染色频率的以下标记进行免疫荧光染色：FOXA2（＞85%＋）和 FOXF1（＞10%～15%＋），以及 CDX2（＞90%＋）。

机械解离

（1）将洗涤培养基和 RA 培养基复温至室温。在此步骤中，整个附着的细胞层及任何漂浮的球体将通过机械方式去除。不要吸出培养基，而是使用每个孔中已有的培养基，用 P1000 移液器尖端用力地反复吸取培养基，使孔中的细胞与培养板分离。由于细胞生长密集，它们通常会小片脱落，因此可以用移液器反复吹打使其分解成更小的细胞团。将 6 孔板中的一孔细胞收集到 15 mL 离心管中。用 1 mL 洗涤培养基冲洗 6 孔板的每孔，并将其移到离心管中。此时，离心管中可能仍有大细胞团，使用 P1000 移液器轻轻地上下吹打 5～10 次以打散大细胞团。

（2）室温下以 300×g 的速度离心 3 分钟。

（3）将培养基从细胞沉淀中完全吸出，使其不干扰 Matrigel。

（4）将 Matrigel 从 4 ℃ 环境中取出，置于生物安全柜的冰上。用 P1000 移液器从 6 孔板的一个孔中吸取 1000 μL 的 Matrigel 添加到 15 mL 离心管的细胞颗粒中，然后缓慢地上下吸取细胞颗粒数次，以确保细胞均匀分布。上下移液混合时应小心，避免将气泡引入 Matrigel 细胞悬液中，将其置于冰上保存。

（5）对于在 Matrigel 中铺板的细胞，始终使用 VWR 板。在 24 孔板的每个孔中，将 75 μL 的细胞/团悬液加入孔的中心，形成圆顶状。或者，不同体积的 Matrigel 滴也可成功生成肝类器官，例如，在 6 孔板的一个孔中放置 6 滴 50 μL Matrigel。

（6）将平板轻轻置于 37 ℃ 培养箱中 5 分钟，使 Matrigel 凝固。

（7）向 24 孔板的每个孔中加入 0.5 mL RA 培养基，然后放回培养箱中。在此阶段，Matrigel 滴内会出现大小不一的细胞团（图 3-3A），直径为 25～100 μm。

（8）第 9 天，48 小时后，将 RA 培养基加热至室温，从每个孔中轻轻吸出 RA 培养基，注意不要干扰 Matrigel 滴，并向每个孔中添加 0.5 mL 新鲜的 RA 培养基。

（9）第 11 天，改用肝细胞特异性的 HCM 培养基。在此阶段可以看到小的（＜100 μm）组织细胞开始生长。将 HCM 培养基加热至室温，吸出 RA 培养基，并向 24 孔板的每个孔中添加 0.5 mLHCM 培养基。

（10）每 3 天更换培养基，添加 0.5 mL 新鲜的 HCM 培养基。

第 17～18 天传代日

在这一天，许多直径小于 100 μm 的球状类器官将在整个 Matrigel 滴中可见（图 3-3C）。根据细胞系的不同，还会有不同数量的间充质干细胞类型：一些细胞会附着在平板的底部，一些会直接在 Matrigel 中生长。

可选：要去除这些间充质样较大的细胞聚集体，请按如下所述将类器官悬浮液通过 100 μm 细胞过滤器进行过滤。在器官将被单独分类和分析的情况下，建议分离出间充质干细胞。此外，间充质干细胞的数量可能取决于细胞系和分化批次，需要通过实验确定。

（1）将 HCM 培养基加热至室温。吸出培养基，并在 24 孔板的每个孔中添加 0.5 mL HCM 培养基和

10% Matrigel（详见步骤 2）。将培养板向操作员位置倾斜，用 P1000 移液器将培养基吸入移液器尖端，并将液体加入每个 Matrigel 滴中。将 Matrigel 滴从培养板的底部移到培养基中，用 P1000 移液器轻轻上下吹打 5 ~ 10 次将 Matrigel 解离成溶液，或直到看不到 Matrigel 碎片。

（2）可选：将 100 μm 细胞过滤器放在 50 mL 离心管上。用 P1000 移液器吸取培养基和类器官溶液进行过滤。如果选此步骤，请在过滤后添加 10% Matrigel。

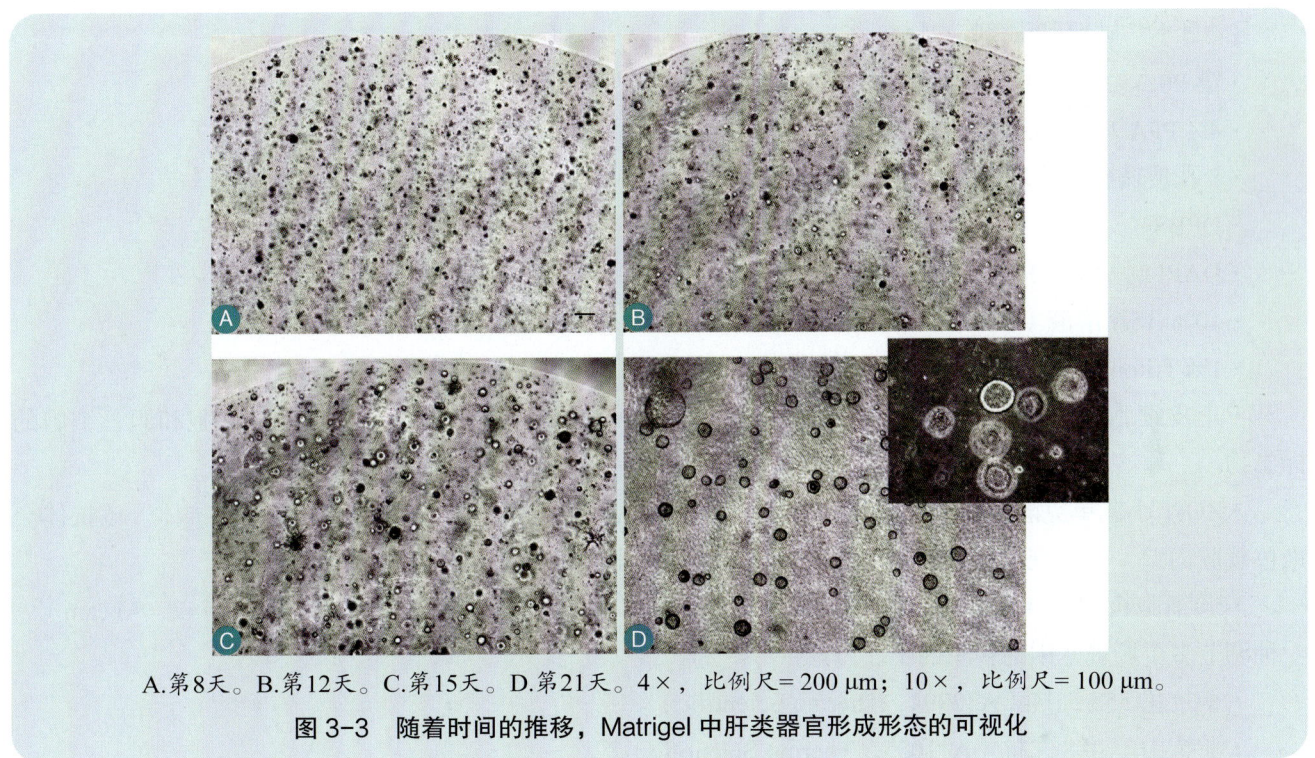

A. 第 8 天。B. 第 12 天。C. 第 15 天。D. 第 21 天。4×，比例尺 = 200 μm；10×，比例尺 = 100 μm。

图 3-3 随着时间的推移，Matrigel 中肝类器官形成形态的可视化

（3）将类器官转移到超低附着培养板中进行漂浮培养：将培养基和 10% Matrigel 溶液从 VWR 24 孔板的一个孔中转移到 24 孔超低附着培养板的一个孔中。在"漂浮"培养中，肝类器官仍然由 Matrigel 支撑。将培养板放回培养箱中。

可选：类器官可以留在 Matrigel 滴中更长时间，直到第 20 ~ 25 天，具体时间取决于下游应用的需要。对于更多的高通量应用，要求每个孔中有单独的、不同的类器官，在第 17 ~ 18 天传代会产生大量的单个类器官，这些类器官可以被分离到 96 孔或 384 孔板中用于实验。

第 21 天

从这一天开始，类器官可用于功能测定或染色实验。将 HCM 培养基加热至室温后使用。确认类器官健康且大小不断增大（图 3-3D）。不需要抽吸，向 24 孔板的每个孔中添加 0.5 mL HCM 培养基和 10% Matrigel。将培养板放回培养箱中，继续培养。

第 23 天

（1）在这一天，可以将培养基更换为新鲜的 HCM 培养基，或者将类器官用于下游应用。对于培养基变化，将类器官和培养基从 24 孔板的一个孔转移到 15 mL 离心管中。室温下以 300×g 的速度离心 3 分钟。

（2）吸出培养基，留下细胞沉淀和 Matrigel 层。加入 0.5 mL 含 10% Matrigel 的 HCM 培养基，然后轻轻地上下移液。将类器官转移到新的超低附着培养板上。

检查点：要检查肝脏标志物，可通过 ELISA 检测白蛋白，通过实时荧光定量聚合酶链式反应（real-time quantitative polymerase chain reaction，RT-qPCR）检测肝基因的表达。

3.4.3 肝类器官的整体染色

肝类器官的整体成像允许在共聚焦显微镜上使用3D重建的Z-堆栈一次可视化整个结构及检查单Z-堆栈。这可以定位类器官内单个蛋白质，以及识别类器官内不同细胞类型，其中包括肝细胞、星状样细胞和巨噬样细胞。肝细胞的细胞极性可以使用外表面（Ⅳ型胶原蛋白）和ZO-1或管状区域的特异性抗体来检查。除了类器官的固定和透化外，类器官的组织形态得以保存，无须制备标本。

3.4.3.1 材料和试剂

- 第20～25天的肝脏类器官。
- 4% PFA（J19943K2，Thermo Scientific）。
- 8孔玻璃底板载玻片（80827，Ibidi）。
- DPBS$^{-/-}$。
- DAPI封片剂（F6057，Sigma）。
- 10% BSA溶液（SRE0036，Sigma）。
- 1% Triton X-100（T8787，Sigma）/DPBS$^{-/-}$溶液。
- 上皮细胞表面的E-钙黏蛋白多克隆山羊抗体（AF648，R&D Systems），是肝细胞和胆管细胞的标志物。
- ZO-1小鼠单克隆抗体（BD610966，BD Biosciences），一种紧密连接相关蛋白的抗体。该抗体会染色管腔内壁，并出现在肝细胞的内表面，显示出肝类器官的明显极性。
- 肝细胞核因子4-α（hepatocyte nuclear factor 4-α，HNF4-α）兔单克隆抗体（Ab200142，Abcam），一种调节多个肝脏基因的转录因子。
- 驴抗兔555二抗（A32794，Thermo Scientific）。
- 驴抗山羊488二抗（A11055，Thermo Scientific）。
- 驴抗小鼠647二抗（A31571，Thermo Scientific）。
- 微型离心机。
- 摇床。

3.4.3.2 实验方案

可选：在开始染色之前，用1% BSA/DPBS$^{-/-}$溶液（或使用玻璃移液管）预涂试管和移液器枪头，以帮助减少黏附在试管和枪头侧面的肝类器官的损失。

（1）将24孔板中的一孔类器官收集到15 mL离心管中。如果处理整个24孔板的类器官，请使用24个15 mL离心管。每管加入6 mL DPBS$^{-/-}$，并上下吹打，以清洗类器官中的Matrigel。

（2）将离心管以300×g的速度离心3分钟。将会有一个颗粒状的类器官，类器官上方有一小层Matrigel，培养基将分层在上。将培养基/DPBS$^{-/-}$吸到Matrigel层的中间位置。由于该方案涉及许多洗涤步骤，因此必须轻轻地吸出洗涤物，以免去除太多的小漂浮类器官。

（3）用6 mL DPBS$^{-/-}$洗涤第2次，并以300×g的速度离心3分钟。

（4）吸取DPBS$^{-/-}$后，每个离心管加入1 mL 4% PFA，上下吹打，使类器官均匀地悬浮在溶液中。室温下轻轻摇动2小时。

（5）PFA在洗涤前需要稀释，否则类器官在离心后不会沉降。每管添加10 mL DPBS$^{-/-}$并上下吹打。

（6）以400×g的速度离心3分钟。取出PFA溶液并妥善处理。

（7）准备渗透缓冲液（0.5% Triton X/DPBS$^{-/-}$）：10 mL：5 mL DPBS$^{-/-}$，5 mL 1% Triton X溶液。每管加入1 mL渗透缓冲液并将类器官转移到1.7 mL离心管中。

（8）轻轻摇晃 15～20 分钟。在微型离心机中快速离心，吸出缓冲液并重复此步骤两次。

（9）准备封闭缓冲液（1% BSA/0.5% Triton X/DPBS$^{-/-}$）：以 10 mL ∶ 1 mL 10% BSA、5 mL 1% Triton X、4 mL DPBS$^{-/-}$ 的比例配制。吸出渗透缓冲液后，加入 1 mL 封闭缓冲液，并在室温摇床上放置 1 小时。

（10）制备一抗混合物：用封闭缓冲液按照 1∶500 的比例稀释 E-钙黏蛋白抗体，按照 1∶200 的比例稀释 ZO-1 抗体和 HNF4-α 抗体。对封闭缓冲液进行快速旋转并将其吸出。添加一抗混合物，并在 4 ℃摇床上孵育过夜。

（11）吸出一抗混合物，并用洗涤缓冲液（1 mL 0.2% Triton X/DPBS$^{-/-}$）在摇床上进行 3 次洗涤，每次 30 分钟，每次离心并吸出洗涤缓冲液。

（12）制备二抗混合物：用封闭缓冲液按照 1∶200 的比例稀释驴抗兔 555、驴抗山羊 488 和驴抗小鼠 647。将此混合物添加到含有类器官的试管中，并在摇床上室温放置 2～4 小时或在 4 ℃下放置过夜。

（13）在摇床上用 1 mL DPBS$^{-/-}$ 洗涤 3 次，每次 10 分钟，每次离心并吸出 DPBS$^{-/-}$。

（14）向每管类器官中加入 50～100 μL DPBS$^{-/-}$ 并转移至 8 孔玻璃底板载玻片的 1 个孔中。每孔添加 1 滴 DAPI 封片剂进行封片。轻轻地左右倾斜载玻片使 DAPI 混匀。

（15）使用共聚焦显微镜进行成像分析。染色示例，如图 3-4 所示。

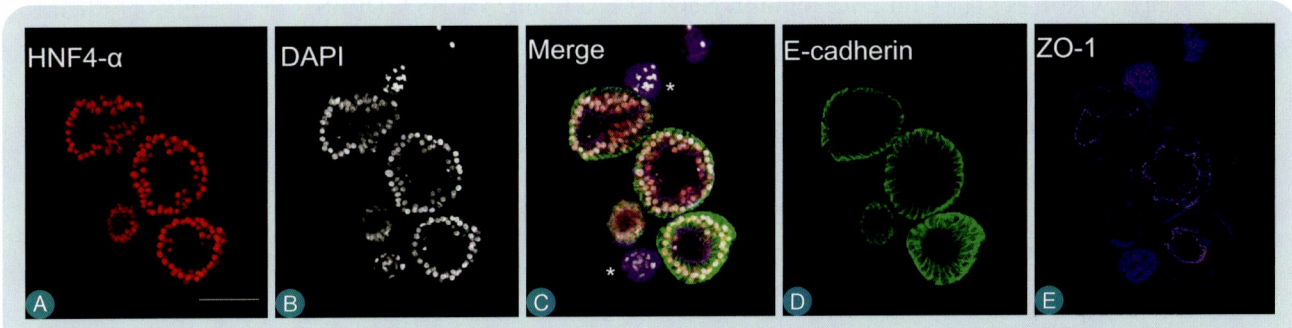

A.HNF4-α 染色（红色）。B.E-钙黏蛋白染色（绿色）。C.DAPI 染色（白色）。D.ZO-1 染色（紫色）。E.合并图像。20× 单 Z-堆栈成像，比例尺 = 100 μm。*E-钙黏蛋白阴性、HNF4-α 抗体阴性的间充质细胞群。

图 3-4　第 23 天肝脏类器官的整体染色

3.4.4　脂肪酸制备

脂肪变性或者肝细胞内过多脂肪酸聚集是一个重大的健康问题，可引起肝脏炎症，在部分患者中可进展为肝硬化。现在，尚无有效治疗方法，部分原因是缺乏可靠的人类疾病模型。油酸钠（油酸钠盐）——存在于多种动物及蔬菜脂肪和油中，使用 BSA 联合油酸钠治疗来建立脂肪变性类器官。油酸（oleic acid，OA）是一种单不饱和 Omega-9 脂肪酸。使用脂肪酸处理类器官 3 天，使用 BODIPY 染色法观察肝细胞内聚集的脂肪酸。此方案以类器官的炎症和纤维化为起点。由于巨噬细胞和星状细胞参与疾病进展，利用肝类器官研究脂肪变性和相关疾病，如 NAFLD 和纤维化，是可行的。例如，有已发表研究显示 OA 治疗肝类器官导致肝细胞气球样变、炎症标志物（IL-6 和 TNF-α）和纤维化标志物水平升高（Ouchi et al.，2019）。

3.4.4.1　油酸钠 /BSA 的制备

3.4.4.1.1　材料和试剂

· 1 mol/L OA（O1383，Sigma）溶解在 100% 乙醇中的溶液，OA 在室温下为液体，并且可溶于乙醇。分装并保存在 −20 ℃下。

· 37.5 mmol/L NaOH（72068，Sigma）。

- 30% 不含脂肪酸的 BSA 盐水溶液（A9205，Sigma），在 DPBS 中稀释至 5%，使用不含脂肪酸的 BSA 可确保 BSA 中无内源性脂肪酸的生物效应。
- DPBS。
- 恒温水浴箱。
- 加热器。

3.4.4.1.2 实验方案

（1）OA 在细胞培养基中非常不易溶解，会形成晶体和脂肪滴；制备油酸钠溶液以帮助其溶解。在 15 mL 离心管中将 80 μL 1 mol/L OA 加入 3920 μL 37.5 mmol/L NaOH 中，制备成 20 mmol/L 油酸钠溶液。通过吹打和涡旋充分混合。

（2）在加热器中将该溶液在 70 ℃下加热 30 分钟。

（3）BSA 是血清中脂肪酸的载体，因此油酸钠在该步骤中与 BSA 偶联。油酸钠/BSA 的最终储备浓度为 5 mmol/L。将 4 mL 的 20 mmol/L 油酸钠加入 12 mL 5% BSA/DPBS$^{-/-}$ 中。通过吹打和涡旋充分混合。

（4）将该溶液在 37 ℃下加热 1 小时。脂肪酸与 BSA 的比例为 6:1（Alsabeh et al., 2018），分装后，在 −20 ℃下进行保存。

（5）制备对照溶液：将 4 mL 37.5 mmol/L NaOH 加入 12 mL 5% BSA/DPBS$^{-/-}$ 中，通过吹打和涡旋充分混合。在 37 ℃加热 1 小时。分装后在 −20 ℃下进行保存。

3.4.5 肝类器官的脂肪酸治疗

3.4.5.1 肝类器官治疗和活体成像研究方法

译者注：原文中未明确给出具体内容。

3.4.5.2 材料和试剂

- 5 mmol/L 油酸钠/BSA 或 NaOH/BSA 对照品。
- 第 20 ~ 25 天培养的肝类器官。
- 24 孔超低附着力培养板。
- 8 孔玻璃底板玻片。
- HCM 培养基。
- DMSO 中添加 3.8 mmol/L BODIPY 493/503（D3922，Thermo fisher Scientific），用于成像脂滴积聚。分装后在 −20 ℃下保存，避光。
- DMSO 中添加 500 μm SiR-actin（CY-SC001，Cytoskeleton Inc.），用于 F-actin 膜染色，保存于 −20 ℃。
- 10 mg/mL Hoechst 核染色剂（33342，Invitrogen）。
- DPBS$^{-/-}$。

3.4.5.3 实验方案

（1）从 24 孔板中收集一孔肝类器官到 15 mL 离心管中，加入 10 mL DPBS$^{-/-}$。用 10 mL 移液枪上下吹打，彻底清洗类器官中的 Matrigel。

（2）以 1000×g 的速度离心 3 分钟。从离心管中吸出 DPBS$^{-/-}$ 和培养基，留下类器官沉淀。重复洗涤步骤。

（3）制备 500 μmol/L 油酸钠/BSA 溶液或对照溶液：24 孔板的每孔（共 500 μL）中加入 50 μL 5 mmol/L 油酸钠/BSA 溶液（或对照溶液）和 450 μL HCM 培养基。

（4）将 500 μmol/L 油酸钠/BSA 或对照溶液加入类器官沉淀中，轻轻地上下吹打，使沉淀破碎。

（5）使用 P1000 移液枪将溶液中的类器官转移到 24 孔超低吸附培养板的一个孔中。

（6）将其放回 37 ℃ 的培养箱中培养 3 天。3 天后，油酸钠/BSA 处理的类器官在积累脂质时颜色会变暗（图 3-5A、图 3-5C）。

（7）对脂肪酸处理的类器官进行染色，将类器官和培养基收集到 15 mL 离心管中，加入 DPBS$^{-/-}$，并以 200×g 的速度离心 3 分钟。吸出培养基和 DPBS$^{-/-}$。

（8）离心的同时，准备 BODIPY/SiR-actin/Hoechst 染色溶液。BODIPY 染色需要从 1∶1000 稀释到 1∶5000，且需要根据经验确定其低背景。SiR-actin 染色在 1∶1000 染色时与类器官很好地结合，Hoechst 在 0.1～1 μg/mL 时与类器官很好地结合。将所有染色溶液稀释到 1 mL HCM 培养基中，并向含有类器官的 15 mL 离心管中加入 500 μL 稀释后的液体。

（9）用 P1000 移液器轻轻地上下吹打，使沉淀破碎。在 37 ℃ 的培养箱中培养 1 小时。

（10）1 小时后，向离心管中加入 10 mL DPBS$^{-/-}$ 以洗涤染色剂，并用移液管上下吹打混匀。以 200×g 的速度离心 3 分钟。

（11）每管加入 300 μL HCM，用 P1000 移液器上下吹打将沉淀打碎。

（12）将类器官和培养基（各 150 μL）转移到 8 孔玻璃底玻片的两孔中（24 孔板的 1 孔将加入室玻片的 2 孔中）。如果无法立即成像，用箔纸覆盖或在 4 ℃ 避光条件下保存。

（13）在共聚焦显微镜上对肝类器官进行可视化和成像，如图 3-5B 和图 3-5D 所示。

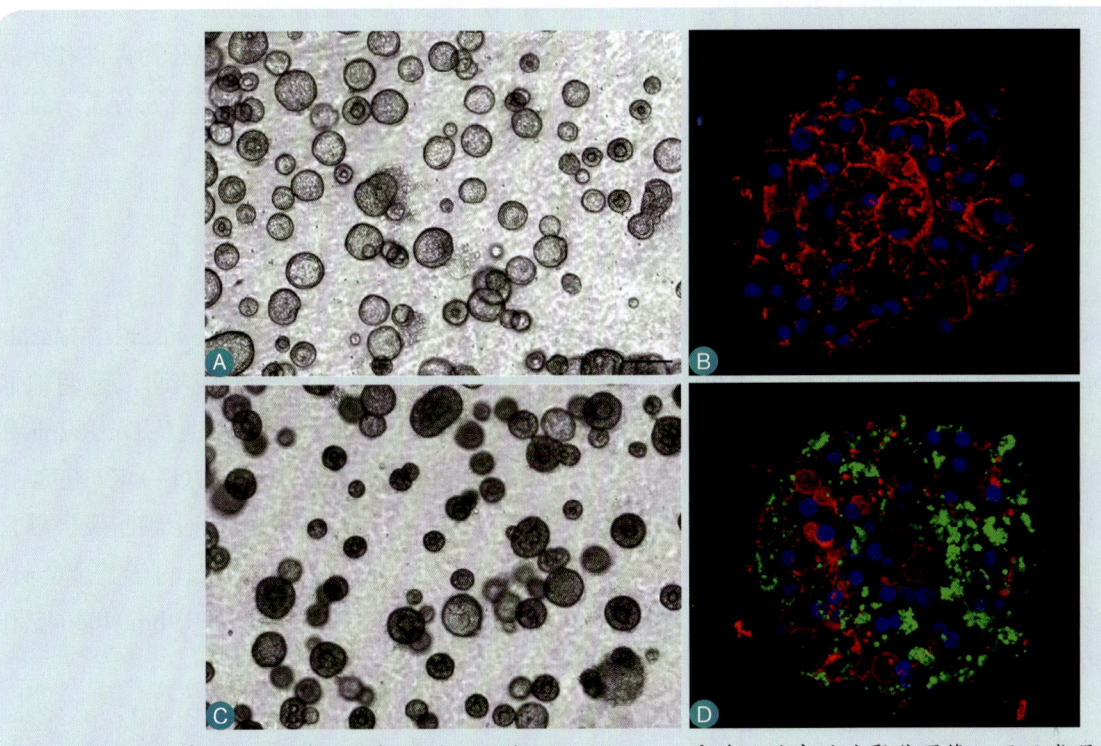

A、C.肝类器官 OA 治疗前后的相位对比图像。B、D.OA 治疗前后的实时共聚焦图像，显示类器官内的脂质聚集情况。SiR-actin（红色）是膜染色，DAPI（蓝色）是核染色，BODIPY（绿色）是脂质染色。A、C.相对比度，4×，比例尺=200 μm。B、D.40×，3D 重建，比例尺=50 μm。

图 3-5　肝类器官 OA 治疗，第 23 天

3.5　技术和设计注意事项

改进空间

可以使用不同的多能干细胞系来成功地产生肝脏类器官。与其他多能干细胞类器官模型一样，肝类

器官在生产稳定性和细胞外基质生长方面具有系间和批次间的差异。由于第7天的起始由小的细胞簇组成，很难获得一样大小的生长簇，导致类器官在第20～25天形成后，组成上存在一定的变异。某些类器官可能比其他类器官含有更多的星状样细胞和巨噬细胞样细胞。有些批次的间充质干细胞生长得比其他批次多，需要使用细胞过滤器来去除多余的间充质干细胞。

初始接种时细胞密度的优化对于多能干细胞向内胚层和中胚层的正确和完全分化至关重要，因此针对每一个新检测的细胞系都要对此步骤进行优化。除了起始密度对继续分化至关重要之外，第4天DE阶段也很重要。DE应生长为均匀的细胞融合层，而不会在单层上过度生长。

成功地将多能干细胞分化为功能成熟的肝细胞也有其自身的挑战。尽管与胆固醇代谢、凝血和补体因子相关的基因水平很高，但肝类器官中的肝细胞分泌甲胎蛋白（alpha-fetoprotein，AFP），且 *Cyp450* 基因和活性水平低于原代肝细胞，这表明细胞仍然不成熟（Shinozawa, et al., 2019）。ESC主要利用糖酵解作为能量来源，然而，在分化为肝谱系后，线粒体发生形态学变化，氧化磷酸化变得越来越重要（Hopkinson et al., 2017）。诱导代谢转化的额外操作将有助于发育成熟的肝细胞模拟人类肝脏的整体生理学特征。

3.6 结 论

体外人体肝脏模型是一个特别有用的工具，因为它可以让我们更好地了解肝脏的各种生物功能，并研究人类疾病。3D球体和类器官模型很可能会与现行的二维模型一起使用，以深入了解药物毒性和疾病机制，因为每个模型都有不同的优点和缺点。未来对这种肝类器官模型的研究可以用于研究分子、细胞和组织水平上控制人类肝脏发育、疾病和药物反应的机制。

致 谢

感谢Ms. Asuka Kodaka在图形设计方面的贡献。我们还要向Drs. Yuqi Cai、Kentaro Iwasawa、Masaki Kimura、Christopher N. Mayhew及Takebe、Wells、Zorn实验室的其他成员表示衷心的感谢，感谢他们提供的支持和技术协助。这项工作得到了Cincinnati Children's Research Foundation的资助及Dr. Ralph和Marian Falk医学研究信托奖项目对T. T. 的支持。此外，这项工作还得到了NIH资助UG3 DK119982、Cincinnati自身免疫性肝病中心奖学金、PHS资助P30 DK078392（整合形态学核心和多能干细胞及类器官核心）的支持，这些资助来自Cincinnati的消化疾病研究核心中心。另外，还得到了Takeda科学基金会奖、Mitsubishi基金会奖，以及AMED JP19fk0210037、JP19bm0704025、JP19fk0210060、JP19bm0404045和JSPS JP18H02800，19K22416的支持。T. T. 是纽约干细胞基金会——Robertson研究员。

参考文献

扫码查看

第四章
多能干细胞衍生的胆管细胞和胆管细胞类器官

Eléanor Luce[a,b,c,*], **Anne Dubart-Kupperschmitt**[a,b,c]

[a] INSERM Unité Mixte de Recherche (UMR_S) 1193, Villejuif, France
[b] UMR_S 1193, Université Paris-Sud/Paris-Saclay, Villejuif, France
[c] Département Hospitalo-Universitaire Hepatinov, Villejuif, France
[*] 通信作者电子邮箱地址:eleanor.luce@inserm.fr

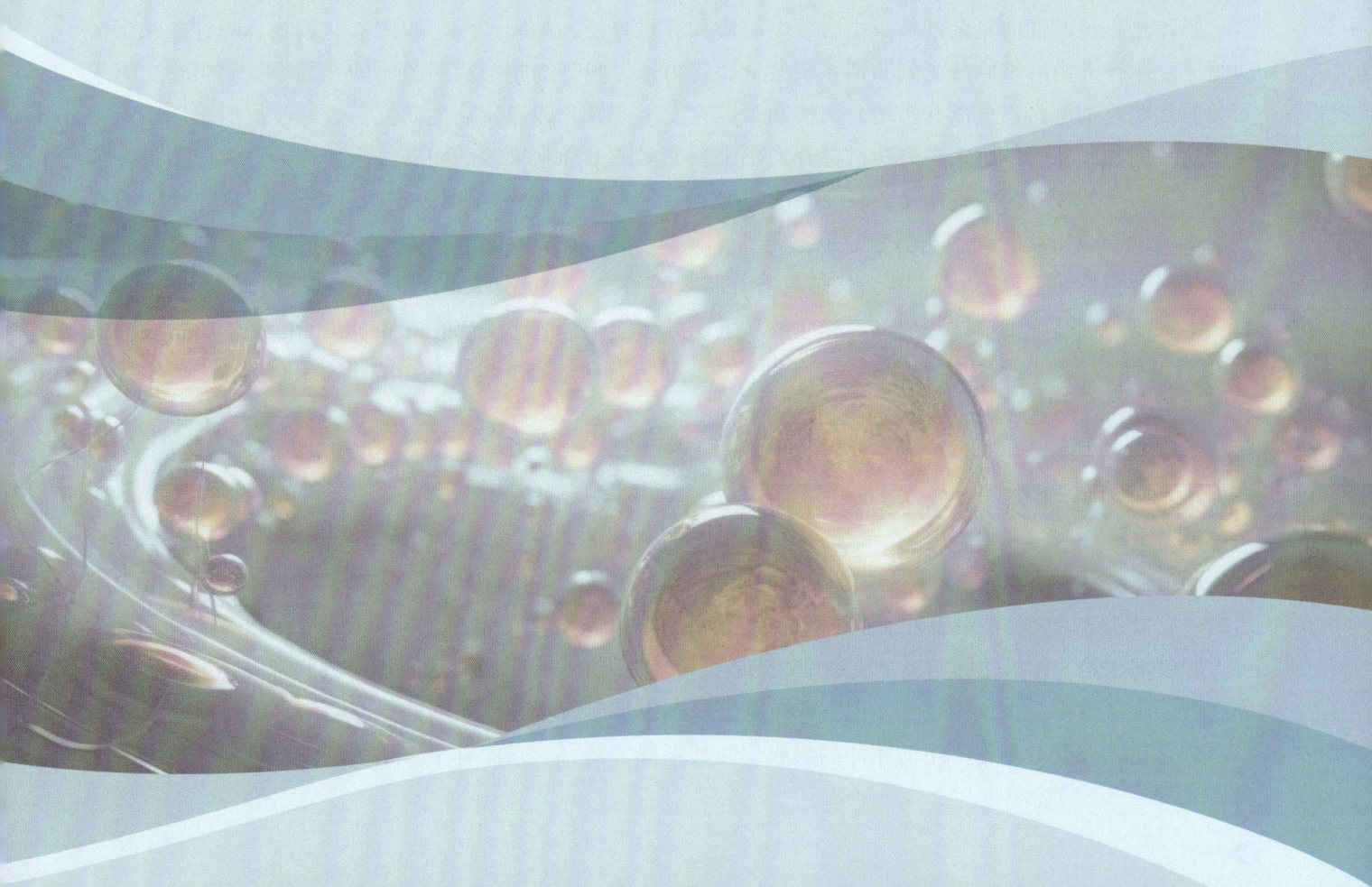

> **摘 要**
>
> 由于原代人类的胆管细胞被用于研究体内胆管癌动物模型诱导的差异性研究，多能干细胞在 3D 结构中分化为胆管血管细胞和胆管细胞类器官的方案开发在研究和医学领域都取得了巨大进展。多能干细胞衍生的胆管细胞类器官具有管腔的囊腔或分支管状结构，由具有顶端基底极性的细胞组成，可以实现胆管细胞的功能，如胆汁酸的运输。目前关于多能干细胞分化的方案有几种已公布，但在这里我们将描述方案中的一些注意事项或建议，以便新手操作。我们还提出了使用免疫荧光进行一些特性分析，以研究特异性标志物的表达，并使用胆酰基赖氨酸荧光素（cholyl-lysyl-fluorescein，CLF）可视化胆汁酸转运功能的详细方案。

4.1 概 述

人类肝脏具有许多功能，如血清解毒、血清蛋白的合成、各种代谢活性、胆汁酸的产生，甚至参与免疫调节。这些功能主要由两种类型的上皮细胞完成，即肝细胞和胆管细胞。肝细胞约占肝实质细胞的 95%，并承担了肝脏的大部分功能。在本章，我们重点关注胆管细胞，它调节胆汁分泌，且调节其成分，并形成胆道树从肝细胞进入肠道来收集和运输胆汁。

胆汁是一种碱性的复杂液体，由水、电解质和有机分子，如胆汁酸、胆固醇、磷脂、胆红素和蛋白质组成。胆汁酸由肝细胞分泌到胆道系统，从胆管出来，胆管细胞形成胆道树的外周小管和胆管。由于人类原代胆管细胞难以分离和扩增，人类胆管器官发生变异和胆道疾病的研究一直是学界的难题。为了克服这一问题，新的细胞来源方法已被开发出来，如多能干细胞来源的胆管细胞，这为许多应用打开了大门，如疾病建模和组织再生（Zhao et al.，2009）。为了更好地模拟体内细胞环境，3D 培养技术被开发出来，用于获得胆管细胞类器官。根据定义，类器官是细胞的 3D 组装体，它模拟了一个器官的一些体内功能。胆管细胞包括形成 3D 囊腔或具有管腔空间的分支管状结构及顶端 – 基底极化。

本章的重点是详细描述我们已经建立的从人诱导多能干细胞（human induced pluripotent stem cells，hiPSC）中生成人胆管细胞类器官的方案。我们将先了解这些细胞的生理和功能，探索它们在人类发育过程中的形成，以便更好地理解并优化分化方案。

4.2 胆管细胞生理学

胆道树可分为两部分：肝外胆道树和肝内胆道树（Kanno et al.，2000）。本节我们将重点关注肝内胆道树，它最初被定义为"由胆管细胞排列的逐渐增大的相互连接的管状结构"（Alpini et al.，1997）。

胆管细胞是一种极化的胆道上皮细胞，约占肝细胞总数的 3%，分布于胆道树的胆管中。虽然胆管细胞在肝细胞总数中所占比例很低，但它们在肝脏稳态中却起着至关重要的作用，因为它们通过改变水和溶质的含量来改变肝细胞产生的胆汁的组成，使其不损害器官。它们有一个很大的细胞骨架，形成了细胞角蛋白（cytokeratins，CK）7和19网络，这是一个基底膜，在细胞和微绒毛之间紧密连接，并延伸到胆管腔内（Glaser，2006）。它们还拥有独特的初级纤毛，这是细胞顶端表面的一种感受器，在调节胆管细胞的分泌和增殖中发挥重要作用（Huang et al.，2006）。纤毛是一种高效的机械或化学传感器，可用于检测胆汁流量和胆汁成分的变化（LaRusso et al.，2011）。

4.2.1 大小不同的胆管细胞

肝内胆道树可以按大小进行分类，从胆管（< 15 μm）到肝管（> 800 μm）。啮齿类动物的大导管由 8～15 个细胞排列而成，人类有 40 个细胞，而小导管有 4～5 个细胞（Alpini et al.，1997；Buisson et al.，2019）。前面提到的胆管细胞的形态学特征和功能特性在整个胆道树中并不相同，而是根据胆道的直径变化而变化。

事实上，一些研究表明，胆管细胞的大小、形态、增殖、活性和功能因它们沿肝内胆道树的位置不同而不同。大鼠小胆管细胞直径约为 9 μm（人 < 15 μm），排列在小叶间胆管、胆管和 Hering 管内。它们表达 CK7、CK19、NCAM 和水通道蛋白 1（aquaporin-1，AQP1），但不表达分泌素受体（secretin receptor，SCTR）、生长抑素受体 2（somatostatin receptor 2，SSTR2）、阴离子交换器 Cl$^-$/HCO$_3^-$（anion exchanger Cl$^-$/HCO$_3^-$，AE2）和囊性纤维化跨膜转导调节因子（cystic fibrosis receptor，CFTR）（图 4-1）。在增殖方面，胆管细胞通常是静止的，但小胆管细胞偶尔会增殖，以应对不同的状况，如给药引起的损伤等。大鼠的大胆管细胞直径约为 15 μm（人 > 15 μm），排列成大的导管，包括肝外胆管。它们呈柱状形态（Cardinale et al.，2012），以静止细胞状态表达 SCTR、SSTR2、AE2 和 CFTR（Alpini et al.，1997；Glaser，2006；Maroni et al.，2015）。

在功能上，大胆管细胞比小胆管细胞更容易受到损伤（LeSage et al.，1999）。小胆管细胞中抗凋亡蛋白 Bcl-2（Chortt et al.，1994）的表达诠释了肝损伤或毒素抵抗方面的差异。

4.2.2 膜转运体

胆管细胞和肝细胞排列在 Hering 管上，这表明小管系统（肝细胞）和胆道系统（胆管细胞）之间存在生理联系（图 4-1）。胆汁形成的膜转运体在很大程度上已被确定。胆汁输出到小管腔是由肝细胞顶膜上的几种小管膜转运体提供的，这些转运体属于 ABC 超家族（ATP 结合盒转运蛋白）（Meier et al.，2002）。在胆管细胞膜上，已经鉴定出了几种受体。在它们的顶端膜上，胆管细胞暴露在高浓度的胆汁酸中，胆汁酸的选择性转运体，即顶端钠依赖的胆汁酸转运体（apical sodiumdependent bile salt transporter，ASBT）被表达出来。因为细胞内胆汁酸积累的细胞毒性效应，胆汁酸流出是允许运输系统通过截断 ASBT（truncated ASBT，t-ASBT）在胆管细胞基底外侧膜从胆管血液单向移动胆汁酸，多药耐药相关蛋白 3（multidrug resistance protein 3，MRP3/ABCB4）和有机溶质转运蛋白 ost α-ost β。另外，修饰过的胆汁酸通过 MRP2 输出泵随胆汁排出。肝细胞和胆管细胞的主要膜转运体，如图 4-1 所示。

4.3 发育过程中的胆道分化

在胚胎发育过程中，肝外胆管和肝内胆管在不同时间发育也不同。肝外胆道内壁的上皮细胞与胰腺有共同的发育起源，而肝内胆管细胞起源于门脉周围区域导管板周围的祖细胞（Antoniou et al.，2009；Spence et al.，2009；Strazzabosco et al.，2012）。如前所述，我们现在重点关注肝内胆管。

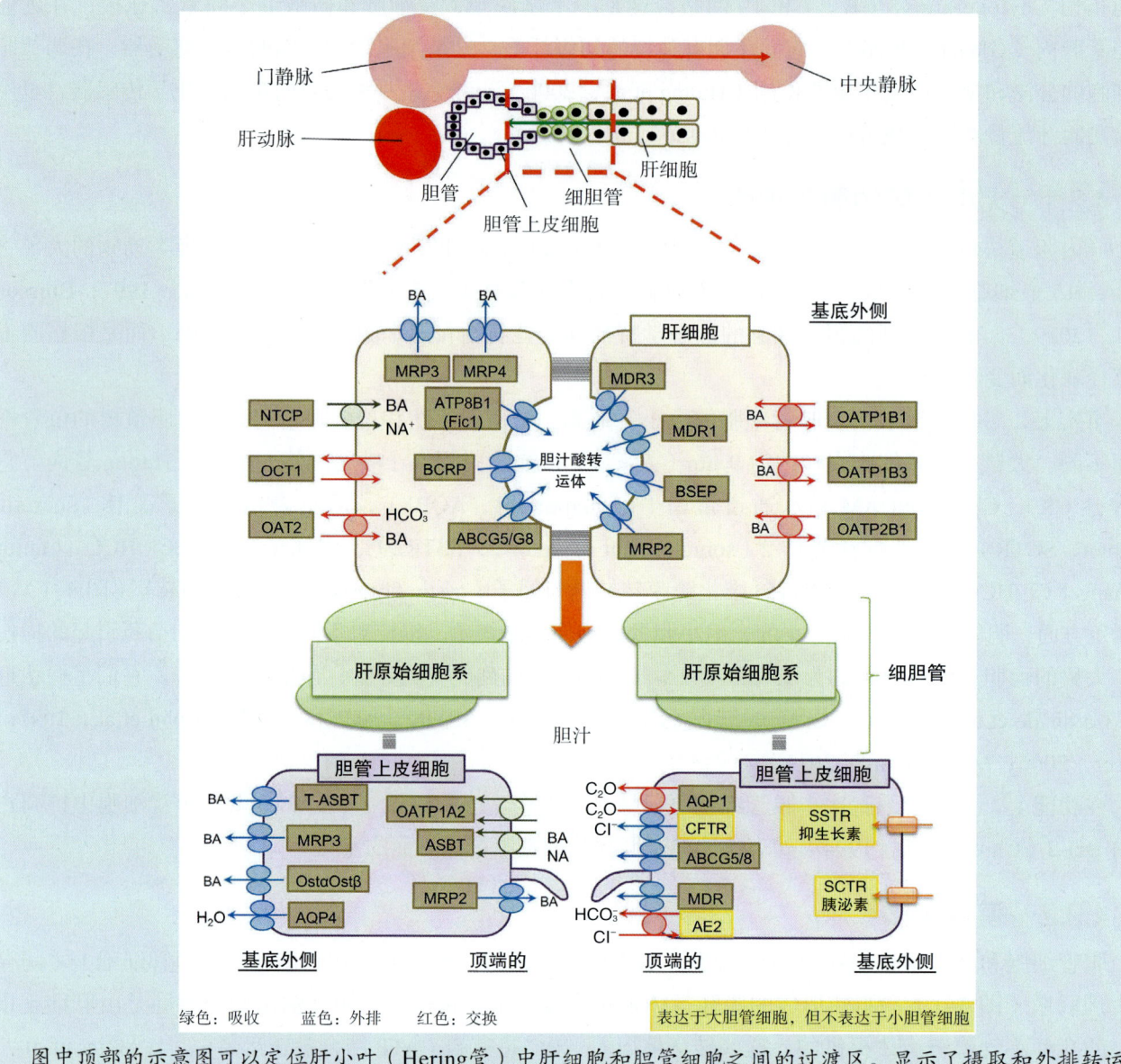

图中顶部的示意图可以定位肝小叶（Hering管）中肝细胞和胆管细胞之间的过渡区。显示了摄取和外排转运体的定位和方向。只在大胆管细胞而非小胆管细胞中表达的转运体被指定。

图 4-1　在极化的肝细胞和胆管细胞中的摄取和流出转运蛋白的定位

4.3.1　发育过程中肝祖细胞向胆管细胞的分化

肝脏来源于内胚层，内胚层是在原肠形成过程中出现的三个初级胚层之一。内胚层的肝脏特征显示小鼠胚胎第9天和人类胚胎第24天形成肝芽，其发生在腹侧前肠的一个区域，位于心脏中胚层和一个称为膈横体的间充质组织之间。心脏中胚层会分泌信号来诱导肝脏形成，通过FGF家族（FGF1和FGF2）（Serls et al., 2005）和横膈分泌BMP家族的配体（BMP-2和BMP-4），与BMP受Gata4转录因子调控（Rossi et al., 2001）。Wnt/β-连环蛋白通路的作用在肝脏发育的早期阶段也已被描述，表明Wnt通路的抑制对于内胚层成为肝组织是必要的（McLin et al., 2007）。

肝芽分化后，肝细胞继续增殖，以促进肝芽的生长。这种增殖受到许多因素的调控，包括膈膜间充质细胞、内皮细胞和肝细胞本身表达的肝细胞生长因子（HGf）。另一个参与肝细胞增殖的因素是RA，它作用于小鼠肝脏发育中 *WT1*（肿瘤抑制基因）表达且是必要因素之一（Ijpenberg et al., 2007）。

肝母细胞在横膈间充质中增殖和迁移形成肝芽（Matsumoto, 2001），且是双能性的，这意味着它们可以根据自身的位置分化为肝细胞或胆管细胞。因此，胆管细胞分化过程中的规范过程是胆管细胞特异性基因的诱导和肝细胞特异性基因的抑制的平衡。

4.3.2 发育过程中肝细胞分化为胆管细胞

肝内胆管是在肝肿块开始扩张和肝叶形成后形成的。在人类妊娠约 8 周后，肝母细胞在门静脉周围形成一个暂时的结构，该结构由单层胆管细胞前体组成，称为导管板（Antoniou et al.，2009）。然后管腔会局部出现，在门静脉侧由表达典型标志物［如 SOX9、骨桥蛋白（osteopontin，OPN）和 CK19］的胆道细胞排列，在肝实质侧由肝细胞排列。当这些结构沿着门静脉向肝脏周围生长时，它们就会成熟，由具有顶端—基底极性的胆道细胞排列而成（Lemaigre，2020）。

导致导管板形成的第一个通路是诱导 Notch 信号通路的 SOX9 的表达，这是胆道细胞最具特异性和最早期的标志物。Notch 信号不仅有助于启动胆道的发育，而且有助于导管形态的形成。另一个重要的途径是 TGF-β 信号通路，它促进肝细胞参与胆道形成，作为一种梯度作用，在门静脉附近具有较高的活性，而在实质中活性较低，旨在诱导胆管细胞分化并抑制肝细胞分化（Clotman，2005）。最后，除了 Notch 和 TGF-β，WNT 家族成员还调节肝细胞向胆道细胞的分化，如 WNT3A，并提高胆管细胞的增殖和生存能力（Hussain et al.，2004）。

因此，肝内胆管由沿门静脉的大管和细胞形成的小通道组成，由这些小通道将胆汁排出肝脏。人类的胆汁分泌物在妊娠第 16 周左右开始出现，而胆道系统的形态发生仅在妊娠第 28 周。胆道将在出生后继续发育几年才能最终成熟（Strazzabosco et al.，2012）。

4.4 人胆管细胞的来源

动物体的所有细胞类型中，可用于研究的第一个细胞来源是原代细胞，如大鼠胆管细胞，已在几项研究中被使用。但将原代细胞用于人类胆管细胞研究有两个主要的局限性。第一个是由于获得肝脏的途径有限，从供体肝脏获得的胆管细胞匮乏，且它们的实用性非常差；第二个是肝细胞难以维持原代胆管细胞的功能和特性。

因此，经评估几种替代方案，如使用 HepaRG 细胞系，这是一种从胆管癌患者体内分离出的永生化肝祖细胞系（Gripon et al.，2002）。HepaRG 作为肝前体细胞，可分化为胆管细胞（Dianat et al.，2014）。由于这些细胞具有致癌性，它们不能用于治疗。

2014 年，我们实验室开发了一种将多能干细胞分化为功能性胆管细胞的方法（Dianat et al.，2014）。此后，多篇文章报道了使用 ESC 或多能干细胞向功能性人类胆管细胞分化的内容（De Assuncao et al.，2015；Ogawa et al.，2015；Sampaziotis et al.，2015，2017）。

在二维培养的基础上，这些分化方案进一步在基质中形成的组织称为"胆管细胞类器官"，因为它们完成了一些基本的胆道功能。这些 3D 培养的小的囊性或管状结构中，中央管腔类似于天然胆管，并与改善胆管细胞功能和增强衍生胆管细胞的增殖有关。

4.5 多能干细胞来源的胆管细胞和胆管细胞类器官的应用

4.5.1 疾病建模和药物筛选

不同位置发生的胆道疾病统称为胆管疾病，包括遗传性疾病如 Alagille 综合征（Alagille syndrome，

AGS）和囊性纤维化（cystic fibrosis，CF），自身免疫性疾病如原发性硬化性胆管炎（primary sclerosing cholangitis，PSC），一些纤毛病如多囊肝病（polycystic liver disease，PLD），感染（胆管炎），药物损伤和缺血性损伤。

为了更好地研究这些疾病的机制，研究人员开发了一些小鼠模型，但由于物种间差异，仍需要对人类细胞进行研究（Mariotti et al.，2019）。利用从患者体内获取的 hiPSC 分化为胆管细胞和胆管细胞类器官，建立病理的体外模型，从而更好地了解其机制和发展过程。例如，AGS 是由 JAG-1 或 NOTCH2 突变引起的最常见的导管畸形（Li et al.，1997；McDaniell et al.，2006）。该疾病不仅会影响肝脏，还会影响心脏、肾脏、骨骼和眼睛（Kim et al.，2017）。使用患者特异性的 hiPSC 可以建立该疾病的体外模型，并在以分化囊肿中缺乏管腔为突出特征的培养皿中重现其表型（Guan et al.，2017；Sampaziotis et al.，2015）。

另一种常见的胆管疾病是 CF，是一种常染色体隐性遗传疾病，由 CFTR 基因突变引起。该疾病可导致管腔内氯离子分泌减少，胆汁黏度增加。用来自患者皮肤成纤维细胞的 hiPSC 在体外重塑了该疾病的表型，显示类器官腔内氯离子转运存在缺陷（Ogawa et al.，2015；Sampaziotis et al.，2015）。该模型还被用于测试一种用于 CF 肝病的 2 期临床试验化合物 VX809（Ogawa et al.，2015；Sampaziotis et al.，2015）。结果显示，VX809 增加 CFTR 功能，改善腔内液体分泌，提示该化合物对 CF 肝病有广泛的治疗作用。

PLD 是一种罕见的遗传性疾病，估计每 10 万人中仅有 1 人患病，其特征是不同大小囊肿的生长和肝脏中的多个囊性病变。患有这种疾病的人往往会出现许多囊肿。一般可手术干预囊肿的大小（＞5 cm）；然而，肝移植是唯一确定的治疗方法，但只用于最严重的病例。多囊性疾病是一种多器官疾病，临床前需要大量的 PLD 小鼠模型（Wilson，2008），这将有助于解决临床和机制问题。但这种疾病导致的不育症限制了动物模型的发展（Lovaglio et al.，2014）。PLD 可分化为胆管细胞类器官，患者的 hiPSC 可以在体外再现疾病表型，并可用于识别可能减少囊肿大小的化合物（Sampaziotis，et al.，2015）。

4.5.2 组织工程

胆管病的治疗方法目前主要是药物治疗，但基本上是无效的。原位肝移植（orthotopic liver transplantation，OLT）仍然是治疗胆汁淤积性肝病的唯一方法，每年接受 OLT 治疗的患者占美国肝病患者的 5%（Khungar et al.，2016）。然而，可用的移植器官数量仍然不足以满足肝病患者的需求。因此，许多人致力于开发一种生物工程胆管，为胆管病的治疗提供一个替代方案。目前已经测试了几种方法，如使用生物材料在体内实现胆管再生，或在体外共培养肝细胞构建肝胆类器官。

例如，Aikawa 等在猪胆管缺损部位植入一种由聚己内酯和聚乙醇酸（polyglycolic acid，PGA）制成的生物可吸收贴片，以促进胆管再生（Aikawa，2010），并取得了一定的成功。几年后，另一项研究表明，受影响的豚鼠肝外胆管可被 2% 琼脂糖凝胶修饰的 3D 胶原管取代（Perez et al.，2013）。

多细胞相互作用的研究在早期肝脏发育过程中具有重要意义，另一部分研究集中在这一参数和共培养的肝细胞用于组织重建。有报告显示肝细胞共培养系统首次使用了原代细胞（Takebe et al.，2012），而其他系统则专注于多能干细胞来源的肝细胞和胆管细胞之间的相互作用。肝胆类器官呈胆管样形态，由分化的肝细胞（表达特异性标志物，如白蛋白和 α_1- 抗胰蛋白酶）和胆管细胞（表达 CK7 和 CFTR）组成。这些类器官可以将多种胆汁酸分泌到上清液中并产生白蛋白（Guan et al.，2017）。

最近，Wu 等报告了从 hiPSC 分化而来的 3D 肝胆类器官的形成（Wu，2019）。在这些 3D 结构中，诱导肝细胞具有功能，它们可以吸收吲哚菁绿，积累脂质和糖原，分泌白蛋白和尿素，并具有 CYP3A4 活性。类器官的胆道结构可以排出罗丹明并保存胆汁酸。此外，笔者将这些 3D 结构移植到 NOD-SCID 的免疫缺陷小鼠体内。移植后 8 周以上，胆管样结构人 CK19 染色阳性，肝细胞团簇对人源白蛋白呈阳性反应，显示了这些结构在再生医学中的潜在用途。

4.5.3 再生医学

如前所述，胆管疾病的外科治疗，如原位肝移植，其范围和可用性有限。此外，在活体供体移植的情况下，在心脏死亡或吻合困难而延迟，发生胆道并发症的风险很高。由于这些原因，许多人尝试使用 hiPSC 来源的胆管细胞或类器官在体内重建受损的胆道。

2015 年，多项研究报告了将 iPSC 来源的细胞，即胆管细胞（De Assuncao et al.，2015）或肝细胞（Ogawa et al.，2015）移植到小鼠体内的结果。Assuncao 等采用远端胆总管夹闭和胆囊剥离的方法，建立了胆道树损伤小鼠模型。在现场注射 iPSC 来源的胆管细胞后，他们观察到表达胆道标志物的新生结构，这显示了该方法的再生潜力。Ogawa 等利用 hPSC 来源的肝细胞与基质细胞共培养系统获得了相似的结果。

Sampaziotis 等在 2017 年报告了利用健康的肝外胆管细胞开发的生物工程胆道组织和胆管结构（Sampaziotis et al.，2017）。他们将细胞接种在胶原管上，并将其移植到肝外胆道损伤（extrahepatic biliary injury，EHBI）小鼠模型中，这些细胞在结构、组成、标志物和功能方面显示了受损胆管的再生能力。然后，他们使用 PGA 支架，并将种子支架移植到他们的小鼠模型中，突出了该系统的再生能力，而没有形成任何肿瘤。

4.6 分化方案概述

在本章，我们使用基于之前发表的方案建立的方案来描述胆管细胞与 hiPSC 的分化（Caron et al.，2019；Dianat et al.，2014；Sampaziotis et al.，2017）。我们还将描述表征衍生胆管细胞 3D 培养的方法，包括免疫荧光和使用 CLF 的功能测试。需要注意的是，该方案的最后一个步骤可以根据所需的 3D 结构的大小进行调整。如前所述，其他使用 hESC 或原代细胞的方法也已经被开发出来，但我们将限制对 hiPSC 来源细胞的讨论。简单地说，分化方案的步骤如下（图 4-2A）。

（1）hiPSC 被铺在涂有明胶的板上。

（2）在 RPMI/B27 培养基中，用 CHIR90221 的 3 μmol/L 处理 hiPSC 24 小时，随后与不同的细胞因子混合物一起在该培养基中培养 9 天。

（3）在肝细胞阶段（10 天），细胞被转移到胶原蛋白涂层板，并在自制的胆道分化培养基（biliary differentiation medium，BDM）中培养，随后添加几个细胞因子如人类生长激素进行稳定传代，这些条件包括丰富的胎儿血清表达，有助于受体表达胎儿肝脏导管板形成（Simard et al.，1996）。

（4）细胞在第 19 天分离，转移到 Matrigel 的 3D 培养条件下，形成胆管细胞类器官。

4.7 详细方案

4.7.1 hiPSC 培养

在无饲养细胞的条件下培养 hiPSC。我们选择 Geltrex 作为基质，但也可以根据所用的细胞系使用 Matrigel 或层粘连蛋白 -521。我们通常使用 StemmacsiPS-Brew XF Human 作为培养基，但也可以使用其他多能干细胞培养基。

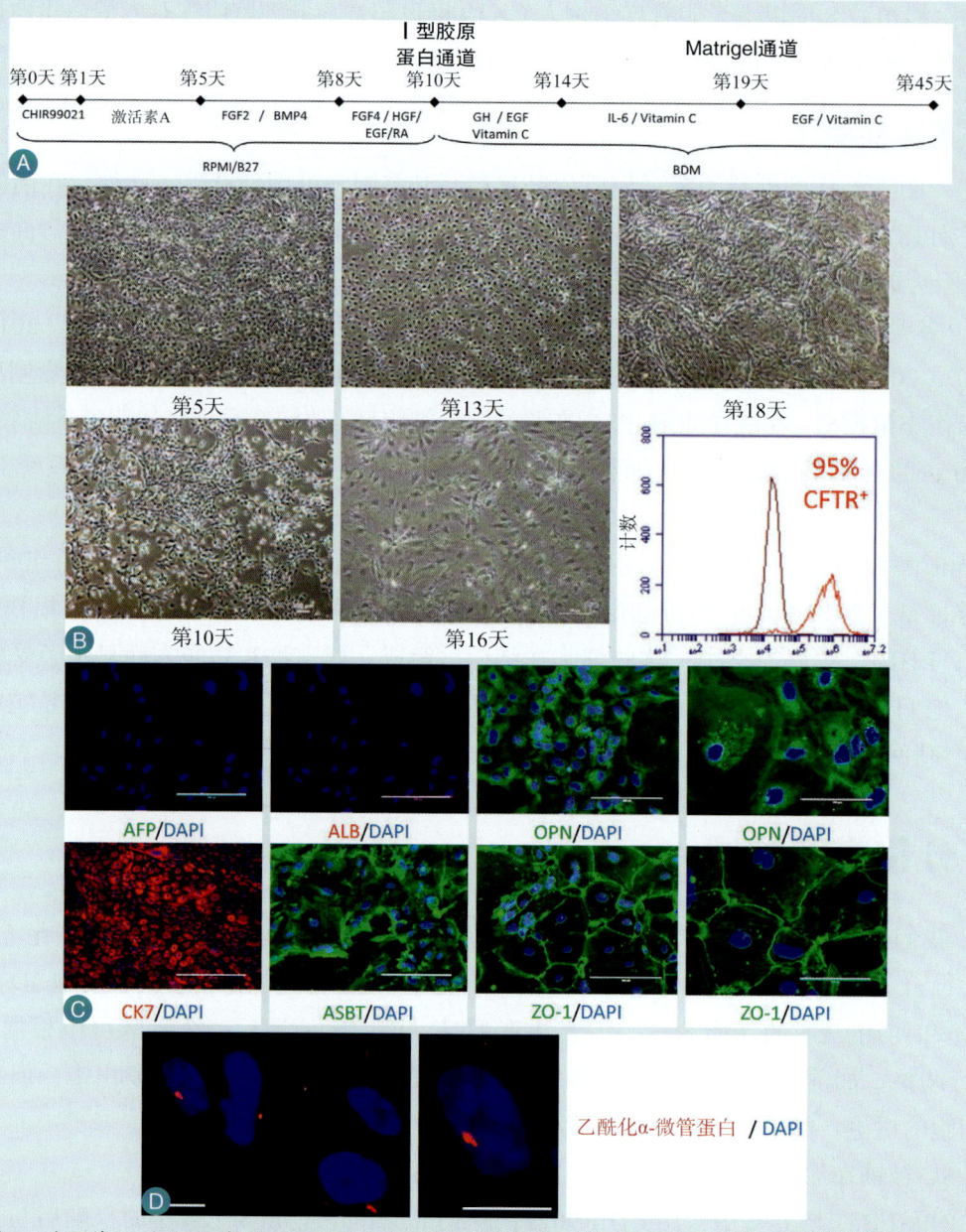

A. 从hiPSC阶段到胆管细胞和胆管细胞类器官方案的不同步骤的时间表示意图。B. 胆管细胞分化过程中细胞形态学变化的代表性对比图像和二维分化结束时CFTR的流式细胞术分析结果。C. 免疫荧光染色图像显示肝母细胞和肝细胞标志物AFP和白蛋白分别缺失，胆管细胞特异性标志物OPN、CK7、ASBT、ZO-1的表达。比例尺为100 μm和200 μm。D. 免疫荧光染色分析显示乙酰化的α-微管蛋白的表达情况。用DAPI染色可见胆管细胞的细胞核（蓝色）。比例尺=20 μm。

图4-2　人诱导的多能干细胞分化为胆管细胞和胆管细胞类器官

4.7.1.1 材料和试剂

- Geltrex^{TM} 经 hES 验证的无 L-DEV 低生长因子（Gibco^{TM}，A1413302，Thermo Fisher）。
- StemMACS^{TM} hPSC 培养基（130-104-368，Miltenyi Biotec）。
- 1% 青霉素/链霉素（Gibco^{TM}，11548876，Thermo Fisher）。
- DMEM/F-12 培养基（Gibco^{TM}，31330038，Thermo Fisher）。
- 用于洗涤步骤的 PBS（Gibco^{TM}，14190250，Thermo Fisher）。

4.7.1.2 实验方案

（1）在 4 ℃下将 Geltrex 解冻过夜。

（2）添加所需体积的冷 DMEM/F-12 培养基，在预冷试管中获得 2 mg/mL 的 Geltrex 溶液。缓慢地向上和向下吹打以混匀溶液，避免引入气泡。该浓缩溶液的等分试样可在 –80 ℃下保存数月。

（3）通过加入冷的 DMEM/F-12 培养基使 Geltrex 解冻，其终浓度为 0.05 mg/mL。向微孔板中涂覆适量的物质。

（4）前后摇动培养板，以覆盖每个孔的底部。在 37 ℃下孵育至少 30 分钟。涂覆后，培养板可用石蜡膜密封，并在 4 ℃下保存，最多保存 2 周。

4.7.2 用于 hiPSC 分化的涂覆明胶板

hiPSC 分化需要用明胶预涂覆培养板使细胞附着。

4.7.2.1 材料和试剂

- 猪皮明胶（G1890-500g，Merck）。
- 无菌过滤水（胚胎移植用水，W1503，Merck）。
- DMEM，高葡萄糖，丙酮酸盐（Gibco^{TM}，11594486，Thermo Fisher）。
- FBS（Gibco^{TM}，10500064，Thermo Fisher）。
- 培养板。对于分化的第 1 天，我们优选 6 孔板（Corning^{TM}，10146810，Thermo Fisher）。

4.7.2.2 实验方案

（1）在无菌过滤水中制备 0.1% 的明胶溶液。

（2）在 6 孔板的每个孔中加入 1.5 mL 明胶溶液。

（3）前后摇动培养板，以覆盖每个孔的底部。室温下孵育至少 30 分钟。

（4）吸出明胶溶液，并在每个孔中加入 1.5 mL DMEM/0.1% FBS 的混合液。在 37 ℃下孵育过夜。孵育过夜后，可用 Parafilm 密封培养板并在 4 ℃下保存，最多保存 2 周。

（5）第 2 天，就在接种细胞之前（详见 4.7.3.2），抽吸培养基并用无菌 PBS 清洗 1 次。

4.7.3 将 hiPSC 分化为肝母细胞

该方案的这一部分将导致在 6 孔板中进行肝母细胞的二维培养实验。可以修改该方案以在其他培养板中获得这些细胞。

4.7.3.1 材料和试剂

- 明胶包被的培养板（方案详见 4.7.2）。
- 在无饲养层条件下生长的 hiPSC。在我们的实验室使用非整合方法（Steichen et al., 2014）对 A29 iPSC 进行重编程。细胞在 Geltrex 上定期培养并维持，每周传代 1 次。
- 胰蛋白酶 -EDTA（0.05%）（Gibco^{TM}，11580626，Thermo Fisher）。
- DMEM/F-12 培养基（Gibco^{TM}，31330038，Thermo Fisher）。
- FBS（Gibco^{TM}，10500064，Thermo Fisher）。
- RPMI/B27 培养基：RPMI 1640 培养基（Gibco^{TM}，11534446，Thermo Fisher）、1% L- 谷氨酰胺（Gibco^{TM}，11500626，ThermoFisher）、1% 青霉素 / 链霉素（Gibco^{TM}，11548876，Thermo Fisher）和 1 份无血清 B27 添加剂（Gibco^{TM}，11530536，Thermo Fisher）。
- 不含甲硫氨酸的 RPMI/B27 培养基：不含甲硫氨酸的 RPMI 1640 培养基（Gibco^{TM}，12857552，

Thermo Fisher)、1% L-谷氨酰胺(Gibco™, 11500626, Thermo Fisher)、1% 青霉素/链霉素(Gibco™, 11548876, ThermoFisher)和1份无血清 B27 添加剂(Gibco™, 11530536, TharmoFisher)。

- 用于洗涤步骤的无菌 PBS(Gibco™, 14190250, Thermo Fisher)。
- Complete Stemmacs™ iPS-Brew XF Human(130-104-368, Miltenyi Biotec)。
- Rho/ROCKi(72307, StemCell Technologies)和 CHIR(04-0004, StemCell Technologies)溶于无菌的 DMSO(D2438, Sigma)。
- 人激活素 A(130-115-011)和 FGF2(130-104-923)购自 Miltenyi Biotec。
- LY294002(Cayman, Caym70920-10, VWR)。
- BMP-4(314-BP-500, R&D)。
- FGF4(100-31)、HGF(100-39)和 EGF(AF-100-15)均购自 Peprotech。
- RA(R2625, Merck)。

4.7.3.2 实验方案

制备单细胞悬液并接种细胞。

为了启动分化方案,hiPSC 应在培养 48 小时后达到 80%~90% 汇合度。不建议在启动分化之前等待超过 2 天,因为随后细胞将开始变得紧密,这将降低分化效果。

(1)从 hiPSC 中吸取培养基,并用无菌 PBS 清洗 1 次。抽吸 PBS 并加入足量的胰蛋白酶以覆盖细胞。

(2)在 37 ℃下孵育直到细胞从板上分离(约 5 分钟)。

(3)通过上下移液分离细胞,并将细胞转移至 15 mL 离心管中。冲洗中剩余的细胞用 DMEM/0.1% FBS 铺板并添加到离心管中。

(4)在室温下以 1000 r/min 离心 5 分钟。

(5)仔细吸取上清液,并将细胞沉淀重悬于添加了 10 μmol/L ROCKi 的 Stemmacs 中。

(6)将细胞接种在前 1 天制备的明胶包被的培养板上(详见 4.7.2.2)。

(7)第 2 天,吸出培养基,并在每个孔中加入 1.5 mL 完整的 Stemmacs。不建议将细胞与 ROCKi 孵育超过 24 小时。

第 0~10 天

(1)接种后两天(分化第 0 天),吸出培养基并加入含有 3 μmol/L CHIR 的 1.5 mL RMPI/B27 培养基。

(2)从第 1~4 天,每天更换含有 100 ng/mL 激活素 A 和 10 nmol/L LY294002 的 RPMI/B27 培养基。细胞死亡发生时,不影响分化的下一步。

(3)从第 5~7 天,每天应更换有 50 ng/mL 激活素 A、20 ng/mL FGF2 和 10 ng/mL BMP-4 的 RPMI/B27 培养基。

(4)从分化的第 8~9 天,我们使用不含甲硫氨酸的 RPMI/B27 培养基,这有助于去除未参与分化过程的剩余 hiPSC。在两天内,向该培养基中添加 30 ng/mL FGF4、25 ng/mL HGF、50 ng/mL EGF 和 10^{-7} mol/L RA。

(5)第 10 天,细胞表达肝母细胞的特异性标志物,肝母细胞可以分化为胆管细胞和肝细胞(Dianat et al., 2014)。

4.7.4 用于肝母细胞分化为胆管细胞的涂覆胶原板

肝母细胞分化为胆管细胞需要使用 Ⅰ 型胶原预包被的组织培养板,也可以使用商业化的预涂层培养板（Corning™ BioCoat™ Collagen-Ⅰ培养板，10033760，Thermo Fisher）来代替。

4.7.4.1　材料和试剂

· 组织培养板，对于肝母细胞向胆管细胞的分化，我们优选 12 孔板进行培养（Corning™，10136810，Thermo Fisher）。

· 来自大鼠尾部的Ⅰ型胶原溶液（C3867-1VL，Merck）。

· 用于洗涤步骤的无菌 PBS（Gibco™，14190250，Thermo Fisher）。

4.7.4.2　实验方案

（1）在 12 孔板的每个孔中加入一定量的Ⅰ型胶原，最终浓度为 5 μg/cm²。我们建议最小体积为 400 μL，以确保完全覆盖孔底。

（2）在 37 ℃下孵育 20 分钟。

（3）吸出胶原溶液并用无菌 PBS 冲洗 3 次。涂覆后，可使用 Parafilm 密封培养板，并在 4 ℃下保存，最多保存 2 周。

4.7.5　肝母细胞向胆管细胞的分化

该方案的这一部分将在 12 孔板中产生 3D 结构的细胞。可以对该方案进行修改，以在其他类型的培养板（如 24 孔或 Lab-Tek Chamber 载玻片）中获得相同的结构。

4.7.5.1　材料和试剂

· 胶原包被的 12 孔培养板。

· IL-6（130-093-932）购自 Miltenyi Biotec。

· EGF（AF-100-15）和人生长激素（human growth hormone，HG）（100-40）购自 Peprotech。

· 细胞解离缓冲液（cell dissociation buffer，CDB）：0.1 mg/mL EDTA（E6758，Merck）、0.5 mg/mL BSA（A7030，Merck）的 1×PBS。

· BDM：1∶1 混合的无酚红的 Williams' E culture 培养基（Gibco™，10137414，Thermo Fisher）∶Ham's F-12 营养物混合物（Gibco™，15172529，Thermo Fisher），10^{-5} mol/L 亚油酸 – 白蛋白（L9530，Merck）、$5×10^{-8}$ mol/L 3，3'，5- 三碘 -L- 甲状腺原氨酸钠盐（T2752，Merck）、0.2 UI 胰岛素（Umuline）、$6×10^{-4}$ mol/L 人转铁蛋白（T5391，Merck）、1 mmol/L 丙酮酸钠（Gibco™，12539059，Thermo Fisher）、1% L- 谷氨酰胺（Gibco™，11500626，Thermo Fisher）和 1% 青霉素/链霉素（Gibco™，11548876，Thermo Fisher）。

· 无酚红的 Matrigel（Corning™，11593620，Thermo Fisher）。

· FBS（Gibco™，10500064，Thermo Fisher）。

· 牛磺胆酸钠水合物（86339-25g）和维生素 C（A4403）购自 Merck。

· Trypsin-EDTA（0.05%）（Gibco™，11580626，ThermoFisher）。

· Rho/ROCKi（72307，StemCell Technologies）。

4.7.5.2　实验方案

（1）在分化的第 10 天，将细胞从明胶包被的培养板上分离（详见下一步骤）。吸出培养基，并用无菌 PBS 冲洗 1 次。

（2）在 6 孔板的每个孔中加入 1 mL CDB，并在室温下孵育几分钟。孵育时间不仅取决于所用的细胞系，也取决于分化方案这一阶段的细胞密度，可以在 5～10 分钟之间变化。在显微镜下可以观察到细胞的脱落情况。细胞在 CDB 作用下会发生折射。

（3）在细胞提取前，在不干扰细胞的情况下抽吸 CDB。然后，通过用新鲜的 RPMI/B27 培养基冲洗细胞来分离细胞。收集离心管中的细胞，并用新鲜 RPMI/B27 冲洗每个孔 1 次，向离心管中加入剩余的培养基，确保收集到所有细胞。

（4）室温下，以 1000 r/min 离心 5 分钟。轻轻吸出培养基，并将细胞重悬于 1~5 mL BDM 培养基中，添加 6×10^{-4} mol/L 维生素 C、10% FBS 和 1 mg/mL BSA。使用 AMALASSEZ 细胞计数器对细胞进行计数，并调整培养基体积，获得 7×10^5 个细胞 /mL 的细胞浓度。将 1 mL 细胞悬液分配到胶原包被的 12 孔板的每个孔中，并在 37 ℃下孵育 4 小时。

（5）轻轻抽吸培养基，加入 1 mL 含 6×10^{-4} mol/L 维生素 C 的 BDM 培养基。

（6）从第 11~13 天，每天更换含 50 ng/mL GH、25 ng/mL EGF 和 6×10^{-4} mol/L 维生素 C 的 BDM 补充培养基。

（7）从第 14~18 天，每天更换含 10 ng/mL IL-6 和 6×10^{-4} mol/L 维生素 C 的 BDM 补充培养基。

如果需要对二维分化细胞进行免疫荧光染色或分子生物学分析，则在分析之前用 10 μmol/L 牛磺胆酸钠水合物处理细胞 2 天，以允许细胞增殖（图 4-2B~图 4-2D）。

（8）为了进一步在 3D 结构中区分 HIPSC-胆管细胞，在第 19 天用 CDB 分离细胞。在 37 ℃下孵育其中将形成 3D 结构的 12 孔或 24 孔板。

（9）在 12 孔板的每个孔中加入 0.5 mL CDB，并在室温下孵育几分钟。孵育时间不仅取决于所用的细胞系，也取决于分化阶段的细胞密度，可以在 5~10 分钟之间变化。可以在显微镜下监测细胞在 CDB 作用下会发生折射。

（10）在细胞传代之前，小心地抽吸 CDB 并通过用新鲜的 BDM 培养基温和地冲洗细胞来分离细胞。在这个阶段，细胞没有完全分离，而是留下可见的细胞团。这一步对于分化的最后部分是至关重要的，因为单细胞悬液不会导致 3D 结构重建 Matrigel。

（11）将细胞收集在离心管中，并冲洗所有孔 1 次，以确保完整收集细胞簇。

（12）室温下以 $444 \times g$ 的速度离心 3 分钟。

（13）仔细吸取培养基，并将细胞悬浮在适当体积的新鲜制备的 50%（体积/体积）冰冷的 BDM/Matrigel 混合物中，该混合物补充有 20 ng/mL EGF、10 μmol/L ROCKi 和 6×10^{-4} mol/L 维生素 C。细胞应以一定的密度接种，以允许在 10 天内出现 80% 融合的 3D 结构。在这一步骤中，最佳分束比将取决于细胞线和细胞密度，但这通常通过使用 1∶10 至 1∶6 的分束比来实现。

（14）在冰上混合 50% BDM/Matrigel 细胞悬液，并在预热的 12 或 24 孔板的每个孔中形成 Matrigel 区域。为了形成圆顶，使用 1000 μL 移液管靠近板的底部，开始缓慢吸取 100 μL 混合物，直到形成小液滴。在此步骤中，要确保液滴不会触及皿壁。

（15）在室温下孵育 2~3 分钟，使液滴凝结。

（16）将培养板倒置并在 37 ℃下孵育 30 分钟。

（17）将培养板翻转回来，根据培养板格式，添加 0.5~1 mL 补充有 20 ng/mL EGF、10 μmol/L RI 和 6×10^{-4} mol/L 维生素 C 的 BDM 培养基。

（18）从第 20 天到分化结束，每两天应更换有 10 ng/mL IL-6、6×10^{-4} mol/L 维生素 C 和 20 ng/mL EGF 的新鲜 BDM 培养基。

在分化结束时，细胞表达胆管细胞的特异性标志物，并形成 3D 类器官，如囊泡或管状分支结构（图 4-3）。

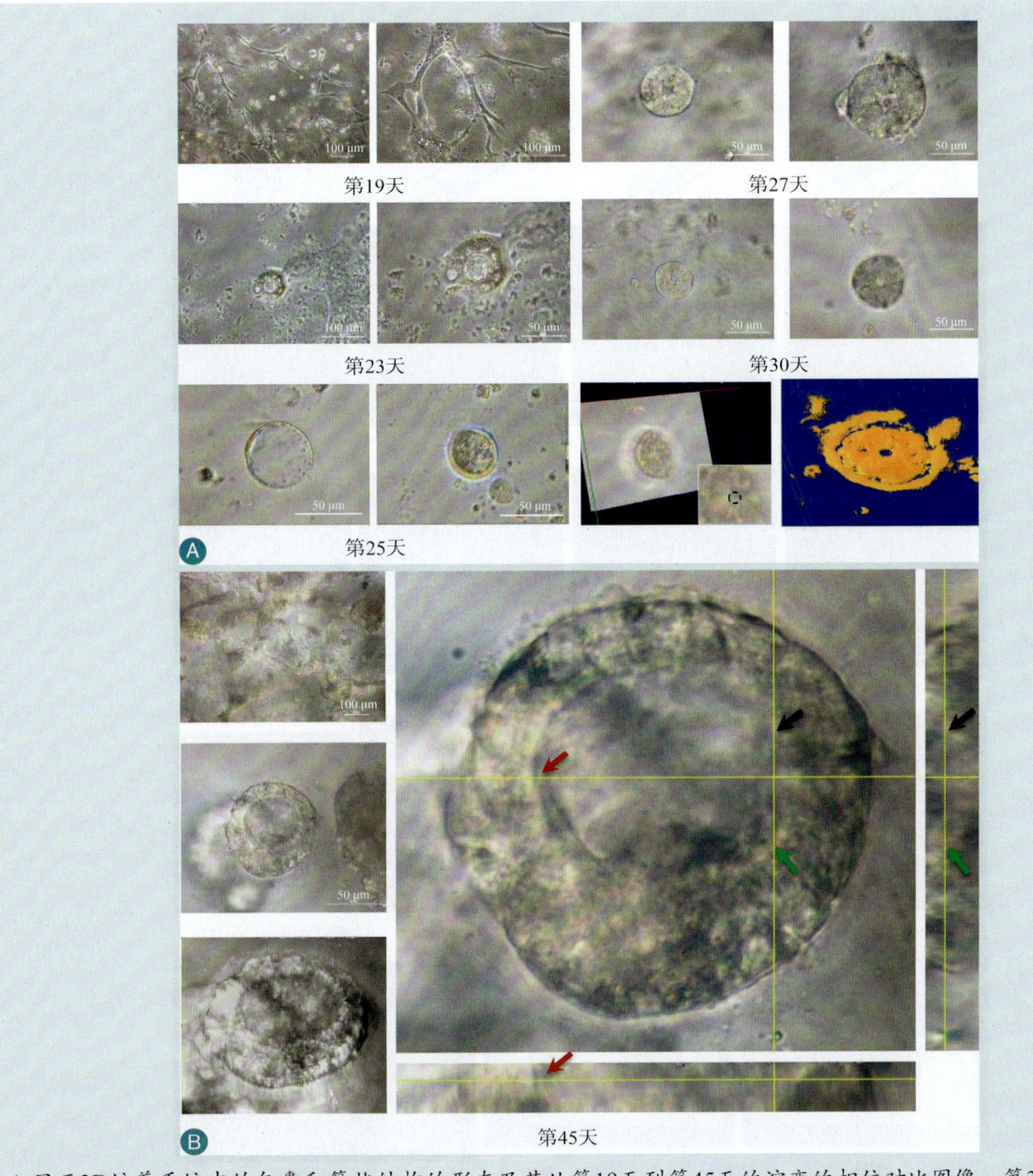

A. 显示3D培养系统中的包囊和管状结构的形态及其从第19天到第45天的演变的相位对比图像。第30天的3D重建证实了囊腔的存在。B. 3D中的囊肿和管状结构分化第45天时的培养系统。第45天时，红色箭头、绿色箭头和黑色箭头突出显示囊腔边缘。

图 4-3　hiPSC 衍生的胆管细胞类器官在 Matrigel 中的形成

4.7.6　胆管细胞类器官的特征

4.7.6.1　免疫荧光染色（图 4-4A、图 4-4B）

4.7.6.1.1　材料和试剂

- EM 级 16% PFA 溶液（15710，EUROMEDEX）。
- 含有氯化钙和氯化镁的 DPBS，10×，用于洗涤步骤（D1283-500 mL，Merck）。
- 透化溶液：含 0.1% Triton X-100（T9284，Merck）的 1×PBS（D1283-500 mL，Merck）。
- 饱和溶液：5% BSA（A9647-100 g，Merck）溶于 1×PBS（D1283-500 mL，Merck）。
- 吐温 20（P2287，Merck）。

- DAPI（D9542，Merck）。
- 封片剂 Fluoromount-G（0100-01，Cliniscience）。

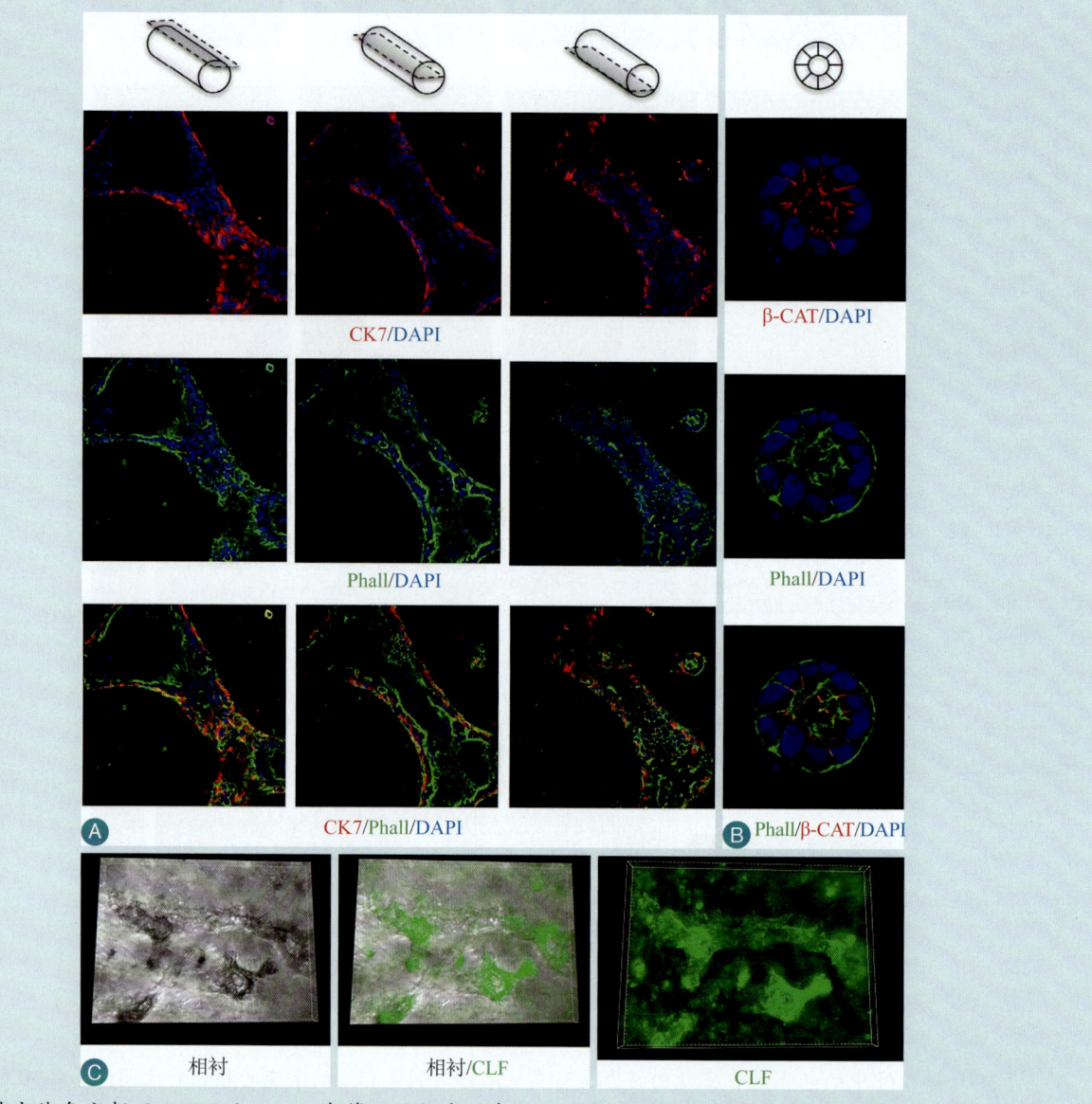

A.免疫荧光染色分析显示CK7和F-actin在管状结构中的表达；B.免疫荧光染色分析显示囊肿基底外侧膜上人β-连环蛋白和胆管细胞顶端囊性纤维化的表达；C.40×显微镜图像和3D重建显示CLF（荧光胆汁酸类似物）在管状结构中的主动转运。β-CAT：β-连环蛋白；Phall：胆管细胞。

图 4-4　hiPSC 衍生的胆管细胞类器官出现在管和囊肿中，极化胆管细胞

4.7.6.1.2　免疫荧光染色的步骤

（1）吸取培养液。

（2）每孔加入 1 mL 4% PFA，室温下孵育 20 分钟，将 hiPSC-胆管细胞类器官固定在 Matrigel 中。

（3）吸取 PFA。

（4）在 10 分钟内用 1×PBS 清洗两次。

（5）用透化溶液孵育 30 分钟。

（6）在 10 分钟内用 1×PBS 清洗两次。

（7）用饱和溶液孵育 30 分钟。

（8）将类器官与一抗在 1×PBS 中的 1% BSA 和 0.1% Triton X-100 溶液中稀释，在 4 ℃下孵育过夜。β-连环蛋白和 F-actin 的基底外侧和顶端定位可证实包囊中细胞的极性。免疫荧光染色在图 4-4 中呈现，用抗 β-连环蛋白（Santa Cruz，SC-7963 AF594）、抗 CK7（Dako，M701801-2）和 Alexa Fluor（Binds F-actin，Life Technologies，A12379）进行。

（9）用 1×PBS-0.1% 吐温 20 溶液洗涤 3 次，每次 45 分钟。

（10）在黑暗中，室温下，将类器官置于用 1% BSA 和 0.1% Triton X-100 的 1×PBS 溶液稀释的二抗中孵育 1 小时。

（11）吸出溶液并在黑暗中、室温下与 1% BSA、0.1% Triton X-100 和 1/10 000 DAPI 的 1×PBS 溶液孵育 10 分钟。

（12）用 1×PBS-0.1% 吐温 20 洗涤 3 次，每次洗涤 45 分钟。

（13）使用共聚焦显微镜可以获得最佳的图像。为了保持类器官染色好几天，建议使用安装介质，并用覆盖物覆盖类器官。

4.7.6.2 使用胆碱-赖氨酸荧光素检测 hiPSC-胆管细胞类器官转运胆汁酸的功能（图 4-4C）

该测试允许使用 CLF 研究功能性胆管细胞对荧光胆盐的转运，显示了在中央腔内的荧光积累。为了更好地观察，建议使用无酚红培养基。

4.7.6.2.1 材料和试剂

- CLF（BD-451041）。
- 无菌 PBS，用于洗涤步骤（Gibco™，14190250，Thermo Fisher）。
- 无酚红胆汁分化培养基（译者注：应与无酚红培养基为同一试剂，但原书为统一）。

4.7.6.2.2 实验步骤

（1）吸取培养液。

（2）用无菌 PBS 清洗 1 次。

（3）加入 5 μmol/L CLF，并在 37 ℃下孵育 15 分钟。

（4）吸出 CLF，并用新鲜的无酚红培养基清洗两次。

（5）在显微镜下观察荧光积累。

4.8 结 论

多能干细胞衍生的胆管细胞和胆管细胞类器官代表了用于疾病建模、药物筛选、组织工程或再生医学的有吸引力的细胞来源。3D 培养技术潜力无限，但必须优化显微分析和免疫荧光染色以获得足够的变形图像。还应考虑在类器官批次间或从一个细胞系到另一个细胞系间观察到的变异性，并需要对方案进行优化。然而，最近在共培养 3D 系统方面的进展是非常有前途的，我们相信本章中详细介绍的方案将是有帮助的，并且可以建立更复杂的共培养系统。

致 谢

我们要感谢该团队的前成员，他们启动了多能干细胞衍生胆管细胞的工作，特别是 Noushin Dianat 和 Anne Weber。我们衷心感谢本团队的 Nassima Benzoubir 在胆管细胞共聚焦成像方面提供的宝贵帮助。最后，我们感谢 Jean-Charles Duclos-Vallee 教授的不断支持和鼓励，以及他在医学和科学方面的专业知识。这项工作由 PAI2 通过 ANR-16-RHUS-0005 授权的肝组织工程创新 RHU 计划 iLITE 资助。

参考文献

扫码查看

第五章
诱导多能干细胞分化成人气道类器官

Ruobing Wang[a,b], Katie B. McCauley[c], Darrell N. Kotton[a,d], Finn Hawkins[a,d,*]

[a] Center for Regenerative Medicine of Boston University and Boston Medical Center, Boston, MA, United States
[b] Division of Respiratory Diseases, Department of Medicine, Boston Children's Hospital, Boston, MA, United States
[c] Respiratory Diseases, Novartis Institutes for BioMedical Research, Cambridge, MA, United States
[d] Pulmonary Center and Department of Medicine, Boston University School of Medicine, Boston, MA, United States
[*] 通信作者电子邮箱地址：hawk@bu.edu

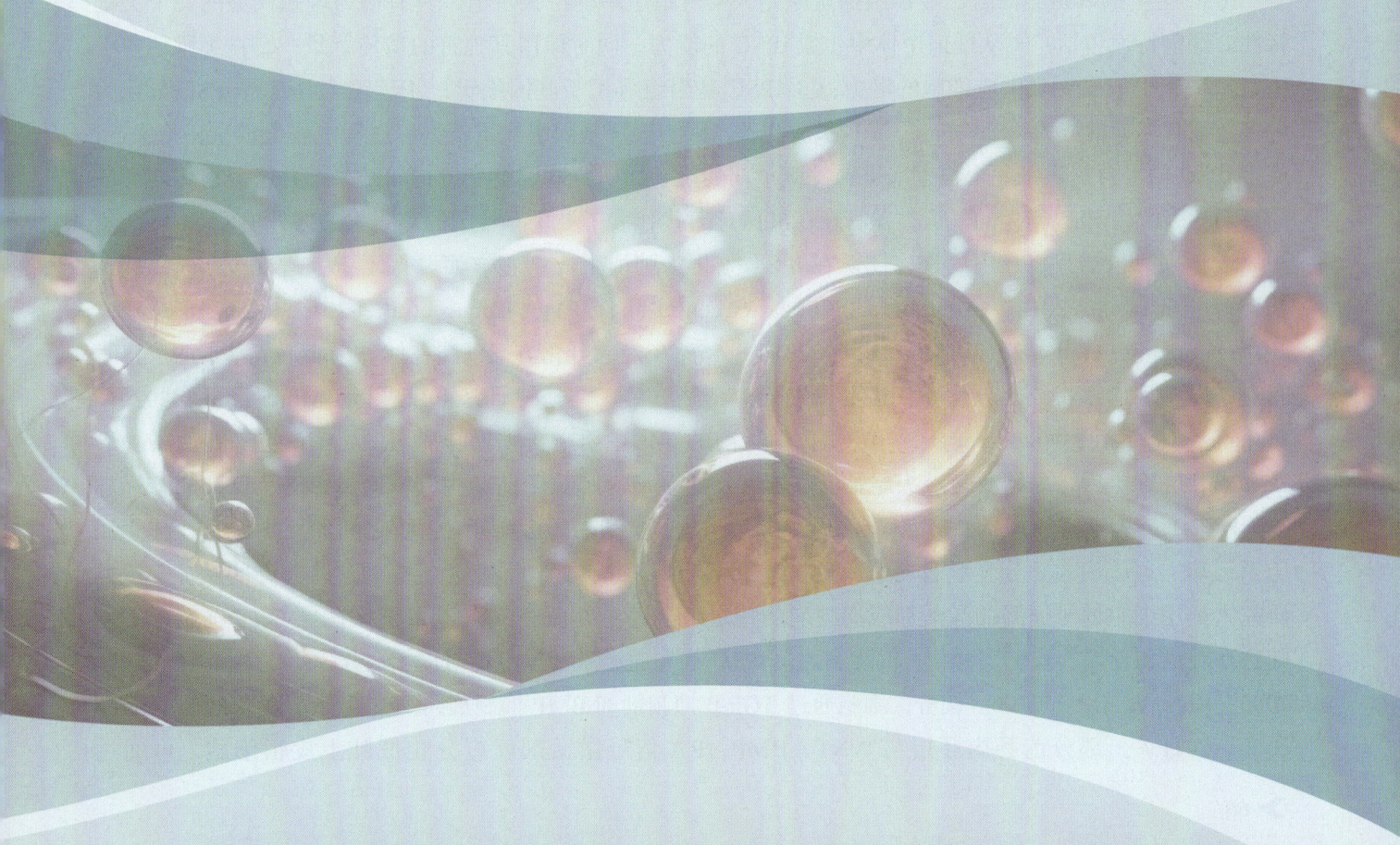

摘 要

过去 10 年中，在生成 iPSC 衍生的气道类器官方面有显著进展。我们和其他人已经研究出生成具有主要人类气道细胞类型的 iPSC 衍生气道类器官的分步定向分化方案，并概括了人类气道发育的关键时间点。这些类器官已经显示出用于遗传疾病建模的可行性。它们在建模肺部疾病、探寻疾病机制、预测个性化药物反应、研究肺发育的生物学方面具有巨大的潜力，最终可能成为未来肺再生修复细胞疗法的候选者。本章详细介绍了生成人体气道类器官的实验方案。

5.1 概 述

呼吸系统疾病是影响全世界死亡率的重要因素（Collaborators，2017；Ferkol et al.，2014；Lozano et al.，2012；Zar et al.，2014）。多种刺激因素包括感染、吸烟或污染等毒素、炎症或自身免疫疾病可导致各种呼吸系统疾病，如肺炎、慢性阻塞性肺疾病（chronic obstructive pulmonary disease，COPD）、哮喘、特发性肺纤维化（idiopathic pulmonary fibrosis，IPF）和间质性肺病（interstitial lung diseases，ILD）。研究这些疾病、剖析其发病机制和开发治疗方法的一个主要障碍是在培养中获得人类肺细胞的机会有限。有助于克服这一限制的最新进展包括人类气道类器官，其被定义为包含多种细胞类型的 3D 体外结构，同时包括相应体内器官的关键方面（De Souza，2018）。

iPSC 衍生的气道类器官已显示出探索原始人类气道组织的巨大价值，具有成为理想模型的几个关键特性。这些特性包括：①从任何个体中生成 iPSC 的能力，同时保留其独特的遗传背景；②在细胞培养中稳定扩增产生似乎无限供应细胞的潜力；③ iPSC 基因组可用于基因编辑；④理论上具有将 iPSC 分化为大多数细胞类型的能力（Shi et al.，2017）。此外，因为表观基因组在重新编程过程中被重置为胚胎状态，基于 iPSC 的平台提供了一个检查人类肺发育早期的机会，研究基因突变的初始结果，并区分遗传与环境的影响。因此，iPSC 衍生的气道类器官在精准医疗时代代表了一个有希望的和强大的体外模型。

近年来，包括我们在内的许多团队在 iPSC 分化为肺泡上皮细胞方面取得了重大进展（Dye et al.，2015；Firth et al.，2014；Gotoh et al.，2014；Green et al.，2011；Huang et al.，2015；Konishi et al.，2016；Longmire et al.，2012；Mou et al.，2016）。iPSC 定向分化方案试图在体外逐步形成基本的发育时间点，以实现谱系特异性分化（气道上皮细胞）。虽然对人类肺的研究正在进行（Miller et al.，2020；Miller et al.，2018；Nikolic et al.，2017），但目前的知识主要来自小鼠肺形态发生的研究。在原肠胚形成和内胚层确定后，原始肠管沿头尾轴形成器官特定区域。肺位于前肠腹侧，通过第一个已知的肺标志物 NKX2-1 的表达进行识别（Minoo et al.，2007）。通过上皮细胞和周围间质之间的互导信号，肺芽经历了近端 – 远端模式、分支形态发生和成熟（Hawkins et al.，2010）。为了概括这些关键的发育阶段，研究人员用细胞信号通路的激活剂或抑制剂的特定组合逐步处理 iPSC。这可依次诱导 DE、前肠形态、肺谱系规范和近端气道上皮分化。简而言之，iPSC 首先通过激活节点信号向 DE 分化（D'Amour et al.，2005；Kubo et al.，2004）。接着，细胞通过 TGF-β 抑制剂和 BMP 抑制剂向细支气管外分泌细胞（Green et al.，2011）。部分前肠内胚层与 WNT、BMP、RA 信号激活剂反应分化成肺上皮祖细胞，可通过

NKX2-1 的表达进行识别。然后使用表面标志物荧光激活细胞分选（fluorescence activated cell sorting，FACS）策略纯化 NKX2-1$^+$ 肺祖细胞，并在缺乏 WNT 激活剂的培养基中培养 3D 基底膜基质滴以促进近端气道的形成（Hawkins et al.，2017；McCauley et al.，2017）。由此产生的 iPSC 衍生的上皮球体由表达关键气道标志物的细胞组成，包括基底细胞（如 TP63）、分泌细胞（如 SCGB3A2、SCGB1A1），以及作用于 Notch 抑制剂的多纤毛细胞（如 FOXJ1）。这些气道类器官可以为研究人员提供在其他时间点无法获得的人类胚胎发育的关键信息。

本章重点描述我们生成 iPSC 衍生的气道上皮类器官的方案（Hawkins et al.，2017；Longmire et al.，2012；McCauley et al.，2017；Serra et al.，2017）。除了详细描述逐步生成 iPSC 衍生的气道类器官的方案外，还简要概述了我们和该领域其他小组生成的 iPSC 衍生气道类器官中的细胞类型，以及当前和未来 iPSC 衍生的气道类器官的应用。

5.2　iPSC 衍生的气道类器官细胞类型

5.2.1　人气道细胞类型

人类呼吸道由多种不同类型的特化上皮细胞排列而成（Hogan et al.，2014）。当气管分支为支气管，支气管分支为细支气管时，这种上皮细胞的形态和细胞分布发生变化。气管和大气道的上皮呈假复层纤毛柱状上皮形态。在中小型气道中，随着气道口径的减小，上皮逐渐呈柱状和扁平状。在整个大小气道中，上皮细胞由几种类型的细胞组成。大多数细胞有三种主要的类型：基底细胞、分泌细胞和多纤毛细胞。基底细胞位于基底膜附近，主要表现为关键基因 *TP63* 和 *KRT5* 的表达（Hackett, et al.，2011，2012；Hajj et al.，2007；Rock et al.，2011，2009；Rock, Randell et al.，2010）。基底细胞与干细胞一样具有自我更新和多谱系分化能力（Hackett et al.，2011，2012；Hajj et al.，2007；Rock et al.，2011，2009，2010）。分泌细胞包括杯状细胞和细支气管外分泌细胞。这些细胞呈独特的柱状，表达关键的黏蛋白和分泌珠蛋白基因（分别包括 *MUC5AC*、*MUC5B* 和 *SCGB1A1*）。多纤毛细胞协调纤毛跳动将黏液排出肺泡，并可由包括关键转录因子 FOXJ1 在内的几个标记识别（Hogan et al.，2014）。除了这 3 种主要的细胞类型，呼吸道上皮还含有罕见的特殊细胞类型，包括神经内分泌细胞、簇状细胞和最近表征富含 CFTR 的离子细胞，这些细胞占气道细胞类型的 1%（Montoro et al.，2018；Plasschaert et al.，2018）。气道上皮被平滑肌和软骨的支持层包围，并包含一系列支持细胞类型，包括血管、基质细胞和免疫细胞（Barkauskas et al.，2017）。这一层内嵌有黏膜下腺，通过收集导管与表面上皮连接，有助于表面黏液和上皮免疫（Widdicombe et al.，2015；Wine et al.，2004）。

5.2.2　iPSC 衍生的类器官细胞类型

包括我们在内的许多小组已经制定了将 iPSC 分化为表达气道上皮谱系标志的上皮细胞的方案（Chen et al.，2017；Dye et al.，2015；Konishi et al.，2016；Miller et al.，2018）。本章介绍的方案将在 5.4 和 5.5 中详细介绍，产生的 iPSC 衍生的纯上皮细胞类器官，由类似于主要气道上皮细胞亚型的细胞组成。在气道分化方案中，存在基底细胞（TP63$^+$/KRT5$^+$）和分泌细胞（SCGB3A2$^+$）（McCauley et al.，2017，2018）。当在标准 ALI 培养条件下培养原代人类气管或支气管上皮细胞时，可以检测到杯状细胞（MUC5AC$^+$）和多纤毛细胞（FOXJ1$^+$、乙酰化 α- 微管蛋白$^+$）（McCauley et al.，2017）。

重要的是，还要认识到，其他许多研究小组已经开发了相似的方法来生成气道上皮细胞。在类似的策略中，有一个小组发现了一种新的表面标记羧肽酶 M，通过流式细胞术分选前瞻性地分离肺祖细胞（Gotoh et al.，2014；Konishi et al.，2016）。在 ALI 培养时所产生的上皮类器官产生基底细胞、分泌细胞、神经内分泌细胞和多纤毛细胞的细胞表面标志物。其他小组已经开发出不需要分选就能富集肺祖细胞的方法。由此产生的类器官表达远端和近端肺的标记，还包含间充质细胞群（Chen et al., 2017；Miller et al., 2018）。

尽管有上述进展，但在各种定向分化方案中产生的气道类器官还不能准确地模拟人类气道的细胞和结构。尽管先前的报告观察到肺类器官内出现了间充质谱系（Chen et al., 2017；Dye et al., 2015；Miller et al., 2018），但此仍是一个未得到充分探索的领域。将气道中不同的非上皮细胞类型（如平滑肌、基质细胞、周细胞、免疫细胞或内皮细胞）与上皮细胞类型整合在一起，可以更好地概括气道的整体复杂性（Tan et al., 2017）。未来的努力可能会集中在日益复杂得多谱系类器官上。此外，还需要进一步优化定向分化方案，以产生与成人气道在细胞频率、基因表达和功能上相似的气道上皮细胞群。

5.3 气道类器官的应用

5.3.1 医疗需要

对于许多呼吸系统疾病，包括 COPD、IPF 和 ILD，医学界对其发病机制仍然知之甚少，在很大程度上是由于难以获得这些疾病的人体组织进行研究。迫切需要改进这些影响生命疾病的治疗方案。对于呼吸系统疾病患者，通常唯一的治疗选择是肺移植，即使与其他实体器官移植相比，肺移植的长期结果仍然欠佳（Thabut et al., 2017）。

鉴于对气道疾病（包括哮喘、IPF 和 COPD）的遗传因素的认识日益深入，迫切需要一个研究遗传变异致病性的平台（Hernandez-Pacheco et al., 2019；Sakornsakolpat et al., 2019）。对于较罕见的情况，如原发性纤毛运动障碍（primary ciliary dyskinesia, PCD），几个基因的突变导致纤毛病，新的突变仍在被发现中，30% ~ 40%PCD 的病因仍然未知（Horani et al., 2016）。在 IPF 中，包括 *MUC5B* 基因多态性在内的多种遗传变异与发病风险增加有关，但确切的发病机制尚不确定（Hunninghake et al., 2013；Peljto et al., 2013；Seibold et al., 2011）。即使对于一种经过充分研究的、高度渗透的单基因疾病，如 CF，也存在多种类型的 *CFTR* 突变和肺部疾病严重程度的临床异质性，这可能归因于基因修饰物（Cutch, 2010；Cutch et al., 2018）。在精准医学时代，人们也越来越认识到个体对标准化药物方案的反应是不同的，因此人们对理解和预测这些差异很感兴趣。

5.3.2 研究需要

获得原代人支气管上皮细胞（human bronchial epithelial cells, HBEC），以及在 ALI 的培养中将这些细胞分化为气道上皮细胞的方法，有助于我们进一步了解人类气道上皮细胞在健康和疾病中的作用。在 CF 中，HBEC 是目前测量 CFTR 活性、定量 CFTR 的药物挽救功能和预测临床反应的金标准。然而，要获得足够数量的细胞，通常需要从肺排斥反应的移植肺或者接受肺移植的患者的病肺中获得。尽管从肺移植体中扩增 HBEC 的方法取得了重大进展，但获取特定个体细胞（如罕见的 *CFTR* 突变）的费用高昂是研究人员面临的主要困难。因此，对体外系统而言仍有重要需求：①模拟人类疾病并反映个体的遗传和临床表现；②为个体化药物预测提供平台；③研究疾病机制；④研究基础气道生物学，特别是气道的损伤和修复过程。

5.3.3 当前和未来的应用

针对上述医学和研究需求，iPSC 衍生的气道类器官已经证明在遗传和传染性疾病建模方面的可行性，还可作为药物筛选平台，以及具有细胞移植治疗的潜力。

5.3.3.1 疾病建模

当结合基因编辑技术时，iPSC 衍生的气道类器官可用于研究候选基因或通路在疾病中的作用。本章介绍的上皮特性非常适合研究上皮特异性肺部疾病，如 CF 和原发性纤毛运动障碍。众所周知，iPSC 衍生的气道上皮 3D 球体或二维气道培养物表达功能性的 CFTR（Crane et al.，2015；Konishi et al.，2016；McCauley et al.，2017；Wong et al.，2012）。为了测试该平台建模 CF 的潜力，我们用 CF 患者的 *F508del* 突变纯合子生成 iPSC，并进行基因编辑，以正常 CFTR 序列替换一个突变等位基因（Crane et al.，2015；McCauley, Hawkins et al.，2018）。我们从这些 iPSC 细胞系中生成气道上皮细胞球体，并使用适用于原发性直肠类器官的 forskolin 诱导的肿胀试验来测量 CFTR 功能（Dekkers et al.，2013）。不出所料，在 CF 气道球体中没有检测到明显的 CFTR 功能，而在校正一个等位基因后，存在显著的 CFTR 依赖性肿胀（McCauley et al.，2017）。

除了遗传性疾病，最近的工作表明，iPSC 可能在一般呼吸道病原体的研究中有用（Chen et al.，2017；Porotto et al.，2019），特别是在检查患者特异性宿主反应方面（Ciancanelli et al.，2015）。由于呼吸道感染是影响发病率和死亡率的主要因素，该模型系统的一个重要用途可能是预测呼吸道感染。

5.3.3.2 药物反应

考虑到从单个患者中产生大量 iPSC 来源的气道类器官的潜力，这个模型可能在未来适用于大规模药物筛选研究。理想情况下，在大型生物库中冷冻保存的代表多种疾病的气道上皮细胞可用于高通量药物筛选和预测药物毒性。类似的方法已经在其他 iPSC 衍生的器官系统中得到了验证（Meseguer-Ripolles et al.，2017；Silva et al.，2019）。

5.3.3.3 细胞治疗

再生医学的最终目标之一是用健康细胞取代患病细胞。对 iPSC 可产生自体细胞的潜力感兴趣，而这也是实现最终目标的有力候选者（Berical et al.，2019）。最近的概念研究证实了 iPSC 衍生肺和肺部顶端祖细胞移植到免疫缺陷小鼠体内的可行性（Miller et al.，2018）。移植后 6 周，笔者识别了保留的人类细胞，并确定这些细胞已具有气道细胞的特征（Miller et al.，2018）。然而，要实现高效、长期、功能性的移植，还有许多障碍需要克服（Berical et al.，2019）。临床转化的关键是考虑细胞移植实验需损伤宿主气道，而最佳的损伤方法、传递途径和细胞治疗的候选方法尚不清楚。

5.3.3.4 挑战

尽管 iPSC 衍生的气道类器官具有令人兴奋的潜力，但其仍存在限制。第一，存在多个具有关键差异的分化方案。简化和测试这些不同方案的努力可能有助于克服这个挑战。第二，iPSC 来源的细胞类型是常见的限制，它们往往处于更原始的阶段。随着生物工程方法的进步，人们对肺发育有了更全面的了解，包括调节细胞成熟和与微环境相互作用信号通路的更精确的了解，这可能会导致更高级的分化方案。第三，尽管单基因疾病，如 CF 的建模研究取得了成功，但是涉及多种细胞类型和相互作用的多基因疾病的研究仍存在众多挑战。尽管存在这些限制，但这个平台有望在将来取得很好的进展。

5.4 分化方案概述

我们先前开发了一种从 hPSC 产生气道上皮类器官的定向分化方案（McCauley et al.，2017；McCauley et al.，2018）。该方案旨在通过逐步调节关键信号传导途径，总结体外诱导肺分化和气道分化的关键发育节点。从标准专有培养基中 hESC 或 hiPSC 的无饲养层贴壁培养物开始，细胞通过 4 个关键发育阶段分化：① DE；② 前肠内胚层；③ 原始肺祖细胞；④ 气道类器官。

（1）阶段 1：将 hiPSC 接种在涂覆有 Matrigel 薄层的黏附组织培养板上。c-Kit$^+$/CXCR4$^+$ DE 在 72 小时内通过高水平节点信号诱导产生。

（2）阶段 2：测量 DE 模式的效率，并将这些培养物传代到新的 Matrigel 包被板上，并在 72 小时内通过抑制 SMAD 信号传导（抑制 TGFB 和 BMP）将前肠模式化。

（3）阶段 3：直到定向分化的第 15 天左右，NKX2-1$^+$ 肺上皮祖细胞通过激活 Wnt、BMP-4 和 RA 信号通路从前肠内胚层分化出来。

（4）阶段 4：NKX2-1$^+$ 肺祖细胞使用 CD47^{hi}/CD26^{negative} 细胞表面标志物分选富集，并重悬于未稀释的 Matrigel 液滴中。从培养基中去除 Wnt 激活剂以促进近端模式化诱导并产生气道类器官。

下面将进行详细的分步说明。在方案各个阶段执行细化方案和分析其他详细信息也可以获得（McCauley et al.，2018）。

5.5 详细方案

5.5.1 阶段 1：定型内胚层诱导

本文中的步骤假设最终用户能够常规培养和传代 hiPSC。在开始气道分化方案（stemcell.com）之前，根据制造商指南，在 Matrigel 上的 mTeSR1 培养基中将 hiPSC 维持在无饲养层条件下（图 5-1）。

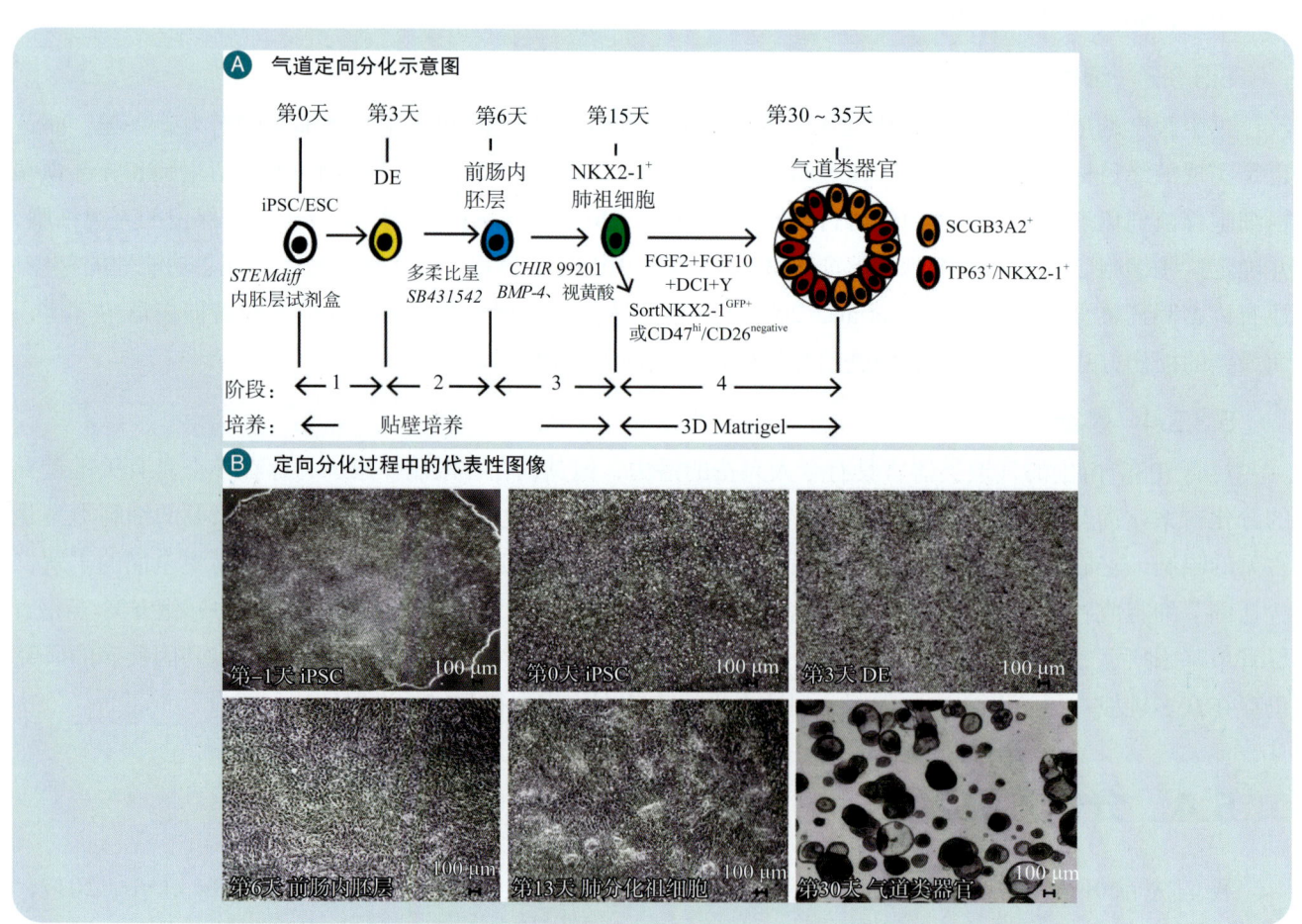

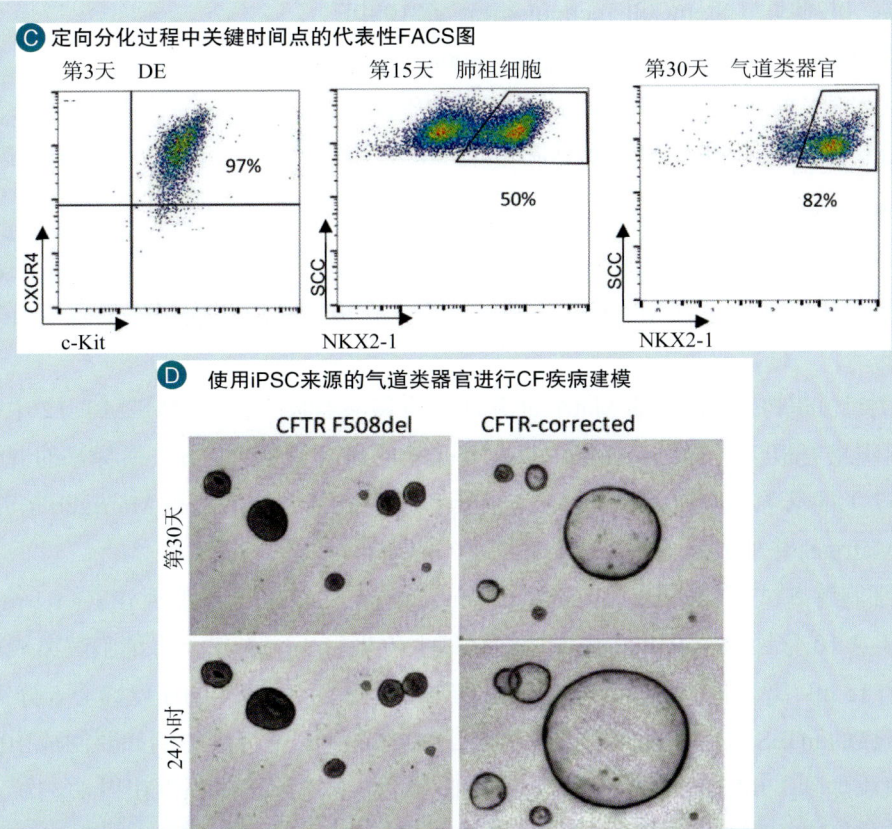

A. 气道定向4个阶段分化的示意图,其概括了人类气道发育的关键里程碑,包括:①内胚层诱导;②前肠内胚层分化;③肺分化;④近端气道模式。B. 第-1天iPSC集落代表性图像、第0天iPSC以单细胞形式与mTESR+ROCKi共培养、第3天使用STEMdiff™ DE试剂盒诱导内胚层72小时后的DE细胞、第6天在添加CBRA™培养基前DS/SB培养基中的前肠内胚层、第13天在CBRA™培养基中的肺祖细胞和第30天在气道培养基中的气道类器官的代表性图像。C. 定向分化关键阶段的代表性FACS图显示,第3天内胚层形成效率为97%,第15天时50%NKX2-1肺祖细胞的评分,第30天时气道类器官中82%NKX2-1的保留率。D. CF疾病建模显示,来自F508del纯合子患者的iPSC-气道类器官在使用forskolin激活后的第24小时和第30天的对比中差异较小,而其CFTR校正的同系对应物表现出显著肿胀。

图 5-1　人气道类器官定向分化诱导

5.5.1.1　材料和试剂

- 无菌 12 孔或 6 孔板。
- 含 5% CO_2、加湿的 37 ℃ 培养箱。
- 无菌 15 mL 和 50 mL 离心管。
- 自动细胞计数系统(例如,Luna Automated Cell Counter,Logos Biosystems)。
- mTeSR1 定义的无饲养层培养基(StemCell Technologies,05850)。
- Matrigel hESC 合格基质(Corning,354277)。
- DMEM(Gibco,11995-065)。
- 温和的细胞解离试剂(StemCell Technologies,07174)。
- STEMdiff 内胚层试剂盒(StemCell Technologies,05110)。
- 10 mmol/L ROCKi 储备液(Tocris,1254)。
- 用于测量内胚层诱导效率:
  - 小鼠 IgG1,APC 偶联(Life Technologies,MG105)。
  - 抗人类 CD117,APC 偶联(Invitrogen,CD11705;也称为抗 c-Kit)。

- 小鼠 IgG2a，PE 偶联（StemCell Technologies，60108PE）。
- CXCR4，PE 偶联（StemCell Technologies，60089PE）。
- Falcon 圆底聚苯乙烯或聚丙烯管（取决于流式细胞仪规格）。
- 流式细胞仪：能够检测 PE、APC 和 AlexaFluor 488 荧光。

5.5.1.2　实验方案

在此步骤中，在标准无饲养层维持条件下以约 70% 汇合度将 hiPSC 细胞团解离成单细胞，并以每孔 2×10^6 个细胞的密度转移到新涂有 Matrigel 的贴壁组织 6 孔板中。应仅使用最低限度自发分化的高质量 iPSC 培养物。

（1）通过在冰上解冻 ESC 合格的 Matrigel 并使用冷移液器吸头在冷 DMEM/F-12 中稀释至终浓度为 1 mg/mL，制备组织培养板（通常为 6 孔板）。在 6 孔板的每孔中加入 1 mL 稀释好的混合物，并在使用前将混合物置于 37 ℃ 的培养箱中 30 分钟。轻敲培养板以确保孔的整个底部被 Matrigel/培养基混合物涂覆。使用前立即吸出 Matrigel 并加入培养基。

（2）将温和细胞解离试剂（gentle cell dissociation reagent，GCDR）添加到 iPSC（1 mL/6 孔）的孔中，并置于培养箱中 8 ~ 10 分钟。用 P1000 移液枪轻轻地上下吸打 1 ~ 3 次，将细胞解离成单细胞悬液。将单个孔转移到一个 15 mL 离心管中，加入等体积的 DMEM，并以 $300 \times g$ 的速度离心 5 分钟。吹打培养基，重悬含有 1 mL 温热的 mTeSR1，并补充有 10 μmol/L ROCKi 的细胞沉淀（例如要制成 10 mL，先将 1 μL 10 mmol/L 储备液添加到 1 mL mTeSR1 中）。进行细胞计数，并调整体积以获得 1×10^6 个细胞/mL，然后每孔接种 2 mL 于有 Matrigel 的培养板中。在 37 ℃ 下孵育 24 小时。

（3）24 小时后，按照说明书为第 1 天制备 STEMdiff 内胚层培养基 1。简而言之，在冰上解冻 STEMdiff 最终内胚层补充剂 MR 和 CJ。在 STEMdiff 内胚层基础培养基中稀释每种补充剂 1/100（例如，在 980 μL STEMdiff 内胚层基础培养基中加入 10 μL 补充剂 MR 和 CJ）。

（4）将 STEMdiff 内胚层培养基预热至 37 ℃。从 iPSC 的 6 孔板中吸出 mTESR。用 1 mL DMEM/F-12 洗涤细胞。每孔加入 2 mL STEMdiff 内胚层培养基 1。这个时间点是"第 0 天"。

（5）24 小时后（"第 1 天"）先在冰上解冻 STEMdiff 最终内胚层补充剂 CJ 并在 STEMdiff 内胚层基础培养基中稀释 1/100，从而准备足以用于第 1 天和第 2 天的 STEMdiff 内胚层培养基 2。将 STEMdiff 内胚层培养基加热到 2 ~ 37 ℃。从每个孔中吸出培养基，并加入 2 mL/孔的 STEMdiff 内胚层培养基 2。在第 2 天重复上述操作。

注意：在第 3 天，即用 STEMdiff 内胚层培养基 1 进行初始处置后 72 小时，在进行第 2 阶段之前评估确定性内胚层诱导的效率。我们建议对表面标志物 c-Kit 和 CXCR4 的表达进行流式细胞术分析，以量化确定性内胚层细胞的百分比（McCauley et al.，2018）。我们一般使用 1 ~ 2 个孔进行分析。通常，我们选择 80% ~ 100% 的细胞共同表达 c-Kit 和 CXCR4 的最早时间点。如果少于 80% 的细胞是 c-Kit$^+$/CXCR4$^+$，我们通常会放弃分化。

5.5.2　阶段 2：前肠内胚层分化

5.5.2.1　材料和试剂

- 无菌 12 孔或 6 孔板。
- 含 5% CO_2、加湿的 37 ℃ 培养箱。
- 无菌 15 mL 离心管。
- Matrigel hESC 合格基质（Corning，354277）。
- 10 mmol SB431543（SB；Tocris，1614）。

- 2 mmol 多索吗啡（Dorsomorphin，DS；Stemgent，04-0024）。
- DMEM（Gibco，11995-065）。
- GCDR（StemCell Technologies，07174）。
- 完全无血清分化培养基（complete serum free differentiation medium，cSFDM）：
  - 375 mL Iscove 改良的 Dulbecco 培养基（IMDM，Invitrogen，12200-036）。
  - 125 mL Ham's F12（Invitrogen，11765-054）。
  - 5 mL B27 与 RA（ThermoFisher，17504044）。
  - 2.5 mL N2（ThermoFisher，17502048）。
  - 500 µL 抗坏血酸，50 mg/mL（Sigma A4544-25G）。
  - 19.5 µL 单硫代甘油，500 µg/mL（Sigma，M6145-25 mL）。
  - 3.75 mL 牛血清白蛋白 V，7.5% 溶液（Gibco，15260-037）。
  - 5 mL 谷氨酸（Gibco，35050）。
  - 500 µL 原代细胞抗生素（Invivogen，ant-pm-2）。

5.5.2.2 实验方案

一旦产生了高质量的 DE，通常在 STEMdiff 内胚层培养基中培养 72 小时后，分化方案的下一阶段涉及将 DE 细胞传代到含有 TGF-β 和 BMP-4 抑制剂的 Matrigel 包被的培养板中（Green et al.，2011）。通过 72 小时的培养，细胞通常会融合。

（1）如上所述制备 Matrigel 包被板（阶段 1，步骤 1）。将 DMEM/F-12 预热至 37 ℃。

（2）如上文（材料和试剂）和如先前所述（McCauley et al.，2018）制备 cSFDM。将 1 µL 2 mmol/L DS 和 1 µL 10 mmol/L SB 加入 cSFDM（6 孔板上 2 mL/孔）制备"DS/SB"培养基，最终浓度为 2 µmol/L DS 和 10 µmol/L SB。每 1 mL DS/SB 培养基中加入 10 µL 10 mmol/L ROCKi，制备 DS/SB+Y 培养基。

（3）从孔中吸出培养基，并用 1 mL/孔的 DMEM/F-12 轻轻洗涤。加入 1 mL/孔的 GCDR，并在 37 ℃下孵育 2～3 分钟。轻轻吸出 GCDR，并用 P1000 移液枪加入 DS/SB+Y 培养基，1 mL/孔。用 5 mL 移液管上下移液，轻轻地将细胞从培养板上分离，并产生每团块含有 10～20 个细胞的小细胞团块的悬液。将所有孔合并到 15 mL 离心管中，并添加额外的 DS/SB+Y 培养基进行传代。通常，在第 2 阶段中，第 1 阶段的细胞以 1∶6 至 1∶3 的传代比传代（例如，对于 1∶6 传代，从一个孔中将 11 mL 的 DS/SB+Y 培养基添加到 1 mL 细胞悬液中），并在新的 Matrigel 包被的 6 孔板中每孔添加 2 mL 的细胞悬液。用 5 mL 或 10 mL 血清移液管轻轻混合，并在 Matrigel 包被的培养板中铺板。

（4）在第 4 天，24 小时后，将培养基更换为 2 mL/孔的 DS/SB 培养基。在 DS/SB 培养基中再孵育 48 小时后，即在第 6 天进入第 3 阶段。在第 4～6 天无须更换培养基。

5.5.3 阶段 3：原始肺祖细胞分化

5.5.3.1 材料和试剂

- DMEM（Gibco，11995-065）。
- cSFDM，见上文。
- 3 mmol/L CHIR（CHIR；Tocris，4423）。
- 10 µg/mL 重组人 BMP-4（R&D Systems，314-BP-050）。
- 100 µmol/L RA（Sigma，R2625-50MG）。

5.5.3.2 实验方案

在分化方案的这个阶段，前肠样细胞暴露于主要通过小鼠研究确定的信号通路的关键激活剂，这些信号通路是肺部发育所必需的，包括 Wnts、BMP 和 RA（Gossetal., 2009；Morrisey et al., 2010；Zhang et al., 2008；Zorn et al., 2009）。

（1）将 DMEM/F-12 预热至 37 ℃。通过每 1 mL cSFDM 培养基添加 1 μL 的 3 mmol/L CHIR 和 1 μL 的 10 μg/mL BMP-4 来制备 2 mL/孔的 CB 培养基。可以提前制备足够的 CB 培养基，从第 6~15 天，每隔 1 天更换 1 次。

（2）在更换培养基之前，通过向预热至 37 ℃的 CB 培养基中加入 1 μL/mL 的 100 μmol/mL RA 制备新鲜 CBRA 培养基。用铝箔包裹锥形瓶，并在组织培养罩关闭的情况下执行这些步骤，以避免培养基受到直射光的照射。

第 6 天，吸取 DS/SB 培养基，用 1 mL DMEM/F-12 轻轻清洗。加入 2 mL/孔新鲜制备的 CBRA 培养基。每 1~2 天更换 1 次，直至第 15 天。

评估肺部分化效率：鉴于肺部分化的效率各不相同，强烈建议评估表达 NKX2-1$^+$ 的细胞百分比，并采用表面标志物策略来克服定向分化方案中产生的细胞类型的变异性和异质性（Hawkins et al., 2017；McCauley et al., 2017；McCauley et al., 2018）。iPSC 和 ESC 系及分化之间的肺部分化效率存在一些差异，但平均在 30%~60%（Serra et al., 2017）。在 McCauley 等（2018）中可以找到通过 NKX2-1 免疫荧光染色或细胞内 NKX2-1 流式细胞术评估肺祖细胞百分比方法的详细说明。

5.5.4 阶段 4：气道类器官分化

5.5.4.1 材料和试剂

- 无菌 12 孔或 6 孔板。
- 含 5% CO_2、加湿的 37 ℃培养箱。
- 15 mL 和 50 mL 无菌离心管。
- 无菌 1.5 mL Eppendorf 管。
- 自动细胞计数系统（例如，Luna 自动细胞计数器，Logos Biosystems）。
- 5 mL Falcon 圆底聚苯乙烯或聚丙烯管（取决于细胞分选仪规格）。
- 高速细胞分选仪，能够进行双向细胞分选，并检测和补偿 PerCP/Cy5-5、钙黄绿素蓝和 PE 染色。
- 0.05% 胰蛋白酶-EDTA（Gibco，25-300-062）。
- FBS（Gibco，10082139）。
- DMEM（Gibco，11995-065）。
- 10 μmol/L 钙黄绿素蓝，AM，溶于 DMSO（ThermoFisher，C1429）。
- 针对 CD26 的小鼠单克隆抗体，PE 偶联的（克隆 BA5b，Biolegend，302705）。
- 小鼠抗 CD47 单克隆抗体，PerCP/Cy5-5 偶联的（克隆 CC2C6，Biolegend，323110）。
- 小鼠 IgG1 同种型，PE 偶联的（Biolegend，400113）。
- 小鼠 IgG1 同种型，PerCP/Cy5-5 偶联的（Biolegend，400149）。
- 生长因子减少的 Matrigel 基质（Corning，356234）。
- 2 mg/mL 分散酶 Ⅱ（见下文配方）。
- 10×cAMP/IBMX 储备液：
  ◦ 50 mL cSFDM 培养基；
  ◦ 21.5 mg 8-溴腺苷 3′, 5′-环单磷酸钠盐（cAMP, Sigma-Aldrich，B7880-100MG）；

- 500 μL 0.1 mol/L IBMX（3-异丁基-1-甲基黄嘌呤）（Sigma，I5879）。
- 气道分化培养基：
- 45 mL cSFDM 培养基；
- 5 mL 10×cyclic AMP/IBMX 储备液；
- 50 μL 250 μg/mL rhFGF2（R&D Systems，233-FB-025）；
- 500 μL 10 μg/mL rhFGF10（R&D Systems，345-FG-025）；
- 25 μL 地塞米松（Sigma，D4902-25MG）；
- 50 μL 10 mmol/L ROCKi。
- FACS 缓冲液：
- 49.5 mL 1×PBS；
- 0.5 mL FBS（Gibco，10082139）。
- 分选缓冲液：
- 50 mL FACS 缓冲液；
- 50 μL 10 mmol/L ROCKi。
- 终止培养基：
- 10% FBS（Gibco，10082139）；
- DMEM（Gibco，11995-065）。

5.5.4.2 实验方案

在该步骤中，使用先前描述的 $CD47^{hi}/CD26^{negative}$ 的表面标志物分选策略，鉴定第 15 天的 $NKX2-1^+$ 肺祖细胞（Hawkins et al.，2017）。第 15 天细胞首先被酶促和机械解离成单细胞悬液。然后，将细胞在针对 CD47、CD26 或同种型对照的偶联抗体中孵育。使用 FACS 分离 $CD47^{hi}/CD26^{negative}$ 细胞。最后，将 $CD47^{hi}/CD26^{negative}$ 重悬于 3D Matrigel 中，以液滴形式铺板于组织培养板中，并在气道分化培养基中培养形成气道上皮类器官。

（1）将 0.05% 胰蛋白酶、终止培养基（DMEM+10% FBS）、DMEM/F-12 加热至 37 ℃。

（2）在冰上解冻 Matrigel。

（3）抽吸 CBRA 培养基。用 1 mL/孔的 DMEM/F-12 轻轻洗涤。加入 1 mL/孔的 0.05% 胰蛋白酶，吹打，并置于 37 ℃ 培养箱中消化 14~18 分钟。在每个培养皿中加入 1 mL 0.05% 胰蛋白酶，再使用 1000 μL 移液枪上下吸取以将细胞从培养皿中分离，随后转移到 15 mL 离心管中。为了进一步将细胞团块解离成单细胞悬液，花费 3~5 分钟适度摇动并轻弹 15 mL 离心管。加入等体积的终止培养基。通过 40 μm 过滤器移取混悬液至新的离心管中，并以 300×g 的速度离心 5 分钟。

（4）吸出上清液并将细胞重悬于 1 mL FACS 缓冲液中，然后进行细胞计数。将体积调节至每 100 μL 包含 $1×10^6$ 个细胞。分到 6 个 1.5 mL Eppendorf 管（也称为微量离心管），用于以下样品/对照：①无染色；②钙黄绿素蓝；③ mIgG1PerCP/Cy5.5 和 mIgG2PE（同种型对照）；④仅 $CD47^{PerCP/Cy5.5}$；⑤仅 $CD26^{PE}$；⑥ $CD47^{PerCP/Cy5.5}/CD26^{PE}$。样品⑥将包含用于分选的细胞，通常使用更大的体积（例如，每 500 μL 含 $5×10^6$ 个细胞）。每 100 μL 抗体或同种型向相应的 Eppendorfs 管中加入 0.5 μL，避光并在冰上孵育 30 分钟。

（5）30 分钟后，向每个 Eppendorf 管中加入 1 mL 终止培养基，并以 300×g 的速度离心 5 分钟。吸出上清液，将每 $1×10^6$ 个细胞重悬于 500 μL FACS 缓冲液中。

（6）向样品②~⑥中加入 1 μL/mL 的 10 μmol/mL 钙黄绿素蓝。在流式细胞仪上，使用同种型质控品和单色质控品调整分选参数。在使用同种型对照设置后，为了排除碎片和双联体，分选活的（钙黄绿素蓝$^+$)、CD47^{hi}/CD26^{negative}细胞以用于3D类器官培养。有关排序算法的详细示例,详见McCauley等(2018)。

(7)在300×g的速度下离心分选CD47^{hi}/CD26^{negative}5分钟。小心地吸出上清液,使其尽可能靠近细胞沉淀。使用FACS数据估算分选的细胞总数,并以400个细胞/μL冷的未稀释的Matrigel的密度重悬。用200 μL移液器小心地上下移液,使细胞在Matrigel中均匀混合。上下移液,直至细胞沉淀物均匀分布在整个Matrigel中,避免引入气泡。

(8)将20~50 μL Matrigel悬液液滴贴壁铺在组织培养板上(例如,12孔板的每个孔中有一个20 μL的液滴)。在37 ℃的培养箱中放置10~15分钟,直到液滴胶凝固。

(9)添加气道分化培养基(例如,12孔板的每个孔中1 mL或6孔板的每个孔中2 mL),每隔1天更换1次培养基,直到第30~35天。

5.6 结　论

综上所述,我们和其他人已经展示了表达多个气道上皮谱系和特定iPSC衍生的近端气道类器官(Chen et al.,2017;Dye et al.,2015;Hawkins et al.,2017;Konishi et al.,2016;McCauley et al.,2017;Miller et al.,2018)。这里介绍的是生成包含多种气道细胞类型的上皮类器官的方法。预计未来的工作重点是产生更复杂的类器官,使其更完整地反映人体气道。这些努力可能包括增加上皮细胞和非上皮细胞类型的多样性和产生类似气道的3D结构以再现气道微环境(Holloway et al.,2019)。

尽管存在这些限制,但hiPSC衍生的气道类器官系统具有可扩展性和能力,为研究人员当前的研究提供了许多机会,并为未来的应用提供了巨大的潜力。该平台的潜在用途包括预测药物反应,提供对疾病发病机制的见解,以及探究影响气道上皮的各种遗传疾病的突变作用。

参考文献

扫码查看

第六章
一种利用人多能干细胞产生肺泡类器官的方法

Yuki Yamamoto[a,b,†], **Yohei Korogi**[a,†], **Toyohiro Hirai**[a], **Shimpei Gotoh**[a,b,*]

[a] Department of Respiratory Medicine, Graduate School of Medicine, Kyoto University, Kyoto, Japan
[b] Department of Drug Discovery for Lung Diseases, Graduate School of Medicine, Kyoto University, Kyoto, Japan
[*] 通信作者电子邮箱地址：a0009650@kuhp.kyoto-u.ac.jp
[†] 两位作者对此项工作贡献相等（共同第一作者）

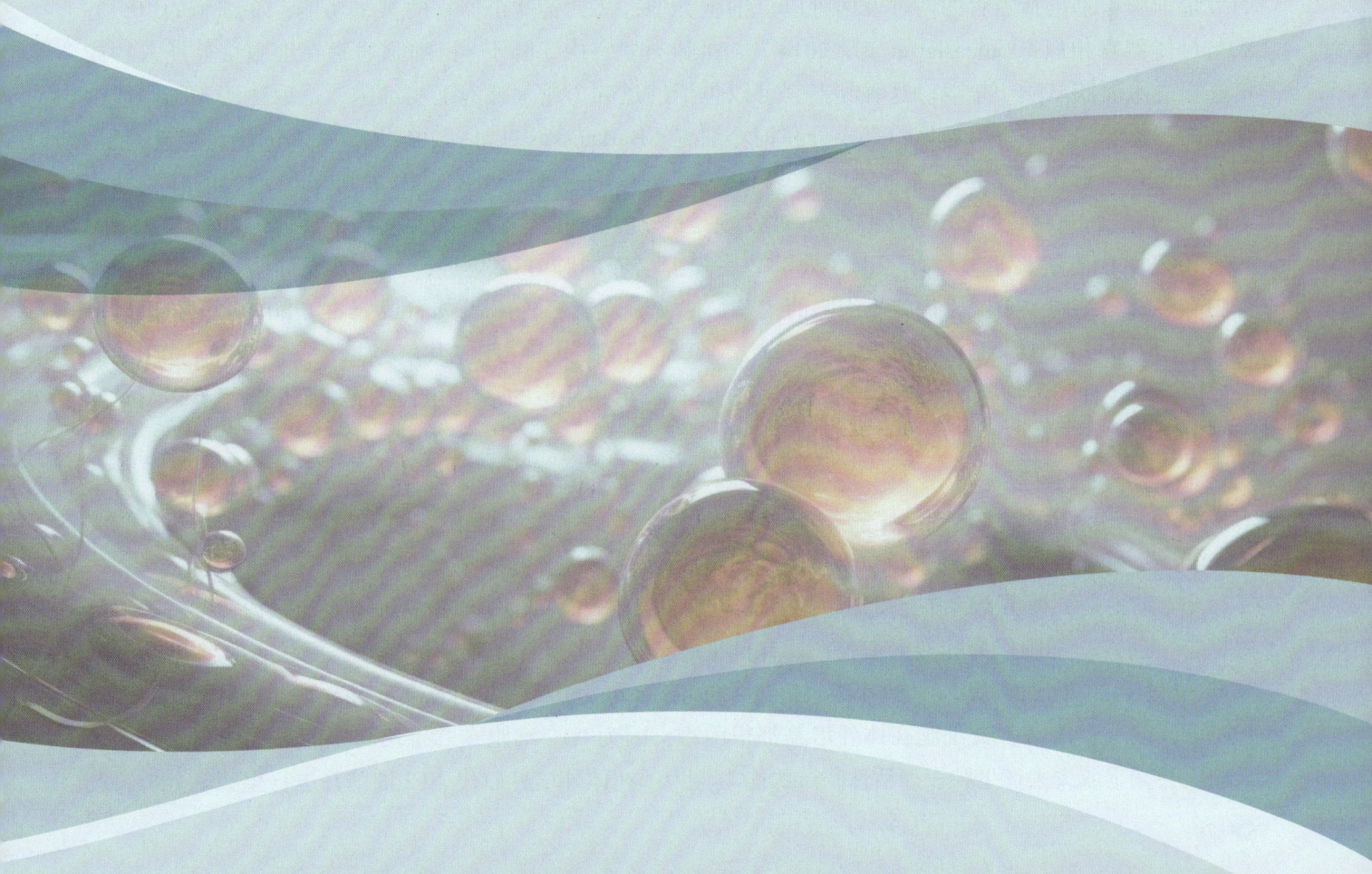

摘 要

肺由分枝状结构组成，在解剖、发育和功能上分为气道和肺泡区。每个区域都有肺特异功能，包括防御系统和气体交换，它们的功能障碍会导致致命性的肺部疾病。在肺泡区，Ⅱ型肺泡上皮（alveolar type Ⅱ，AT2）细胞呈立方状，占肺泡上皮细胞的90%，可分泌肺表面活性物质；Ⅰ型肺泡上皮（alveolar type Ⅰ，AT1）细胞呈细长状，覆盖大部分肺泡表面，直接参与毛细血管附近的气体交换。体外培养肺泡上皮细胞一直很困难，因为这些细胞的谱系特征会在传统的二维培养环境中迅速消失。肺泡类器官（alveolar organoids，AO）培养是一种新兴的体外培养技术，可帮助维持肺泡上皮细胞的特征，其在人类疾病建模中的应用前景备受期待。在此，我们描述了将hiPSC分化和培养为肺泡上皮细胞和AO的方法。来自肺部疾病患者（包括罕见的遗传性疾病患者）的iPSC将有助于阐明疾病机制，并有望确定治疗靶点。

6.1 概 述

术语"肺类器官"最初用于3D胎儿肺细胞培养，以模拟肺细胞的形态发生和分化，包括发育中肺的肺泡细胞和间充质细胞（Zimmermann，1987）。目前，"类器官"被定义为满足以下3个标准的大量细胞：①包括器官的两种及两种以上细胞类型；②具备这个器官的某些功能；③细胞的组织方式与母体器官相似（Lancaster et al., 2014）。在肺类器官中，肺干/祖细胞通常在细胞培养插入物或培养板的水凝胶基质中培养。这种类器官可以包括气道和（或）肺泡上皮细胞，这取决于干细胞或祖细胞的特征和培养条件，如培养基成分和饲养细胞（Barkauskas et al., 2017）。从基因层面定义的干/祖系细胞衍生肺类器官是至关重要的。"气管球"是一种来源于KRT5-GFP$^+$肺基底细胞的肺类器官（Rock et al., 2009）。NGFR和ITGA6被发现是区分小鼠和人基底干细胞（basal stem cells，BSC）的有用表面标志物，"气管球"由在人工基底膜上培养的肺BSC生成，具有异质细胞群，包括分泌细胞和多纤毛细胞。小鼠原代肺干细胞的集落形成实验也有报告（McQualter et al., 2010），结果显示 EpCAM^{high}CD49$^+$CD104$^+$CD24^{low}细胞可与EpCAM^{nega}Sca-1$^+$肺间充质细胞共培养，形成气道和肺泡细胞谱系。因此，各种肺干细胞均可以生成肺类器官。然而，值得注意的是，由于AT2细胞培养困难，AOs比呼吸道类器官有更长的路要走，这将在下一节讨论。

6.2 肺泡类器官的发现

AT2细胞是一种主要的肺上皮细胞类型，通过分泌肺表面活性物质控制肺泡表面张力，维持肺泡区内稳态，且AT2细胞作为肺泡干细胞，具有自我更新和分化为AT1细胞的潜能。原代AT2细胞的分离早在20世纪70年代就有几个研究小组报道过（Fisher et al., 1977；Kikkawa et al., 1974；Mason et al., 1977），但一直以来AT2细胞在体外培养都很困难，因为AT2细胞在二维培养中容易变成扁平状，几天内就会减少或失去产生肺表面活性物质的能力。为了在体外培养原代AT2细胞并进行生物学分析，有研究者尝试了 3D 培养（Geppert et al.，1980；Shannon et al.，1987）。在分子生物学引入该领域后，利用基因定义的原代 Sftpc⁺ AT2 细胞和 Pdgfra⁺ 间充质细胞开发了"肺泡类器官"（Barkauskas et al.，2013）。在人工基底膜中共培养 HTII280⁺-AT2 细胞和 MRC-5 胚胎肺成纤维细胞也产生了人 AO。类器官的形成通常需要一些饲养细胞、细胞因子和（或）化学物质来重建体外微环境。根据我们的经验，很难维持原代 AO 超过 2 周，且难以在体外传代。随后，将生成 AO 的方法应用于从 hESC 和 iPSC 中衍生 AT2 细胞（Gotoh et al.，2014）。

6.3　需要使用 hESC 和 iPSC 的 AO

hPSC 包括 ESC 和 iPSC，已成为人源性肺细胞的重要来源，由于技术和伦理原因，通常难以从呼吸道疾病、严重呼吸衰竭和罕见肺部疾病患者身上获得原代肺细胞。AT2 细胞一直是 hPSC 技术一个特别好的靶点，因为原代 AT2 细胞的大多数特征，如层状体、表面活性物质的产生和肺泡干细胞的功能，在商业可用的肺泡细胞系中都消失了。hPSC 衍生的 AO 已经促进了肺泡疾病的建模，如肺纤维化（Strikoudis et al.，2019）和肺癌（Chen et al.，2019）。此外，AO 有望用于未来的肺再生治疗策略，作为肺移植的替代或辅助治疗。由于供体肺源不足和移植前等待时间过长等问题，人们迫切期待这种治疗方法。为此，近年来已发现了几种从 hPSC 衍生肺上皮细胞的方法。

6.4　hPSC 分化为肺细胞的研究概况

hPSC 分化方法的一个共同特征是逐步诱导，这包括肺发育阶段的逐步诱导。未分化的 hPSC 分化为确定的内胚层谱系，然后诱导生成 NKX2-1⁺ 细胞（Chen et al.，2017；Dye et al.，2015；Firth et al.，2014；Gotoh et al.，2014；Green et al.，2011；Hawkins et al.，2017；Huang et al.，2014；Jacob et al.，2017；Konishi et al.，2016；Longmire et al.，2012；McCauley et al.，2017；Miller et al.，2018，2019；Mou et al.，2012；Wong et al.，2012；Yamamoto et al.，2017）。不同的方法和不同的 hPSC 系具有不同的分化能力，可能导致最终肺细胞生成的不稳定性和不可预测性。如果 NKX2-1⁺ 细胞的诱导效率足够高，则可能不需要分离 NKX2-1⁺ 细胞。当我们诱导新供体来源的 hPSC 向肺泡或气道细胞分化时，我们优化了诱导 NKX2-1⁺ 细胞分化的条件和培养基，特别是全反式维甲酸（all-trans retinoic acid，ATRA）、CHIR 和 BMP-4 的浓度（Gotoh et al.，2014）。此外，我们利用羧肽酶 M（carboxypeptidase M，CPM）作为表面抗原分离 NKX2-1⁺ 细胞，使其进一步分化产生 AO。我们通常使用 FACS 分离 CPM^high 细胞以生成 AO（Yamamoto et al.，2017）。如果对特定细胞系的分化条件进行优化，以获得高产量的 NKX2-1⁺ 细胞，则可将细胞分选技术（magnet-activated cell sorting，MACS）用于这一过程。AO 需要仔细分析以识别基于特定标记（如层状形态和表面活性剂蛋白）的 AT2 细胞（Beers et al.，2017）。根据我们的经验，如果细胞向内胚层分化，进而再向 NKX2-1⁺ 细胞分化的过程不强烈，则 AT2 细胞的诱导效率很可能比较低（Gotoh et al.，2014）。除 CPM⁺ 分离外，另一研究组报告，可以使用 CD47^high CD26^low 细胞分选技术或基因工程制备 NKX2-1 报告细胞技术分离 NKX2-1⁺ 群体（Hawkins et al.，2017）。采用 NKX2-1⁺ 细胞分选策略可提高肺上皮细胞的产量。当不使用分选 NKX2-1⁺ 细胞策略时，可以从 hPSC 诱导产生更复杂的肺类器官，包括气道、肺泡和间充质细胞谱系（Chen et al.，2017；Miller et al.，2019）。这些类器官包括来自 hPSC 的间充质细胞谱系，同时也包括上皮细胞谱系。虽然每个细胞群的诱导效率可能不是很高，但这种方法可能有助于分析肺形态的发生和发育，并预测肺对外源性刺激（如化学物质或药物）的整体反应。每种方法都有其优点，研究人员可根据其研究目的选择最适合的方法。在本章中，我们将描述生成 AO 的方法。

6.5 肺泡类器官细胞类型

类器官培养的共同特征之一是多谱系细胞来源于自体组织的3D结构的干细胞/祖细胞。在小鼠AO中，原代AT2细胞与Pdgfra$^+$细胞共培养可分化为AT1细胞（Barkauskas et al., 2013）。也有报道称，在与MRC-5胚胎肺成纤维细胞3D共培养的人原代AT2细胞来源的样本中未观察到AT1细胞（Barkauskas et al., 2013）。然而，当iPSC生成AO时，观察到AT1细胞参与胚胎肺成纤维细胞3D共培养（Yamamoto et al., 2017），但并没有参与无成纤维细胞的3D培养（Jacob et al., 2017; Yamamoto et al., 2017）。据报告，AT1细胞不仅可以从AT2细胞分化而来，还可以从双能干细胞分化而来（Desai et al., 2014），因此，正如单细胞转录组所证明的那样，原代成人AT2细胞和hPSC衍生的AT2细胞之间可能存在差异（Yamamoto et al., 2017）。AT2细胞或双能干细胞分化为AT1细胞的机制尚不清楚。有趣的是，AO中来自hPSC的SFTPC^{nega}细胞可能还包括一些FOXJ1$^+$气道细胞谱系，不过，FOXJ1$^+$气道细胞谱系的命运似乎不明确。当从hPSC中生成气道类器官时，未发现肺泡细胞谱系（Konishi et al., 2016），这表明肺泡化程序需要某种特定的信号来促进它们的祖细胞分化为AT1细胞和AT2细胞。

6.6 分化方案概述

该方案描述了从hPSC诱导生成肺泡上皮细胞的方法，包括从hPSC到模拟胎儿肺发育阶段的NKX2-1$^+$肺祖细胞的四步分化过程，以及使用或不使用成纤维细胞支持共培养的3D肺泡类器官形成的最后一步（图6-1）。

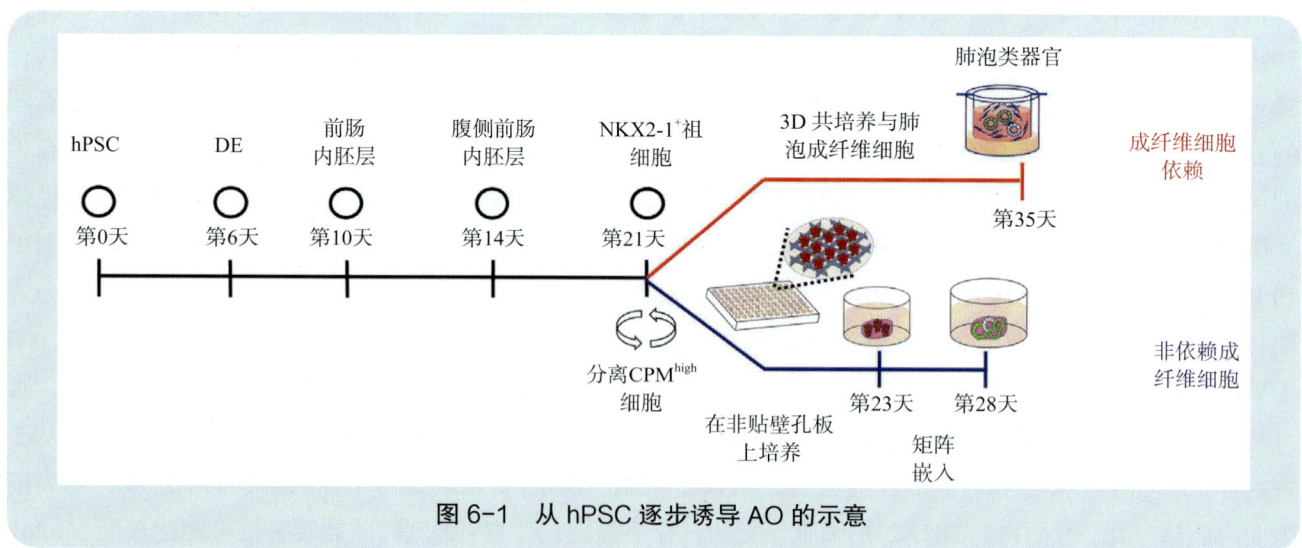

图6-1 从hPSC逐步诱导AO的示意

6.7 "step by step"方案

6.7.1 干细胞向肺祖细胞的分化

高效诱导和纯化NKX2-1$^+$肺祖细胞对于高效诱导肺泡上皮细胞的分化至关重要。ATRA和CHIR的浓度优化是每个hPSC系特别需要的，而其他培养条件对于多个iPSC或ESC系是通用的。FACS分离CPM^{high}细胞是纯化NKX2-1$^+$肺祖细胞的有效方法。

6.7.1.1 材料和试剂
6.7.1.1.1 试剂
- PBS（Nacalai tesque，1449-24）。
- 灵长类 ES 细胞培养基（ReproCELL，RCHEMD001）。
- Essential 8 培养基（ThermoFisher，A1517001）。
- RPMI1640（Nacalai tesque，30164-56）。
- DMEM/F-12+Glutamax 培养基（ThermoFisher，10565-042）。
- DMEM 含高葡萄糖培养基（Nacalai tesque，08459-64）。
- Han/F-12（Fujifilm Wako Chemicals，087-08355）。
- FBS（ThermoFisher，热灭活）。
- 血清替代品（ThermoFisher，10828-028）。
- B27 添加剂（ThermoFisher，17504-001）。
- 青霉素 / 链霉素（penicillin/streptomycin，PS）（ThermoFisher，15140-163）。
- L- 谷氨酰胺（ThermoFisher，25030-164）。
- GlutaMAX 补充剂（ThermoFisher，35050-061）。
- NEAA（ThermoFisher，11140-050）。
- 55 mmol/L 2- 巯基乙醇（ThermoFisher，21985-023）。
- 50 mmol/L 单硫代甘油（Fujifilm Wako Chemicals，195-15791）。
- L- 抗坏血酸（Fujifilm Wako Chemicals，012-04802）。
- 7.5% BSA（ThermoFisher，15260-037）。
- 1 mol/L HEPES 缓冲液（Sigma-Aldrich，H0887）。
- ITS 预混液（Corning，354351）。
- 人重组 bFGF（DS Pharma Biomedical，KHFGF001）。
- 人重组激活素 A（Peprotech，120-14）。
- 人重组 NOG（HumanZyme，HZ-1085）。
- 人重组 BMP-4（HumanZyme，HZ-1148）。
- 人重组 KGF（Prospec，CYT-219）。
- 人重组 FGF10（Fujifilm Wako Chemicals，060-04401）。
- 丁酸钠（sodium butyrate，NaB）（Fujifilm Wako Chemicals，060-04401）。

注：在 PBS 中准备 500 mmol/L 的 NaB 原液。在 −20 ℃下保存。

- $CaCl_2$（Fujifilm Wako Chemicals，036-19731）。

注：在蒸馏水中配制 0.1 mol/L 的 $CaCl_2$ 原液。在 4 ℃下保存。

- CHIR（Axon Medchem，Axon1386）。
- SB431542（Stem RD，SB-050 或 Fujifilm Wako Chemicals，199-18033）。
- ATRA（Sigma-Aldrich，R2625）。
- DAPT（Fujifilm Wako Chemicals，049-33583）。
- 地塞米松（Sigma-Aldrich，D4902）。
- Br-8-cAMP（Biolog，B007-500）。
- IBMX（Fujifilm Wako Chemicals，095-03413）。
- Y27632（LC Laboratories，Y5301）。

- 明胶（Sigma-Aldrich，G1890-100G）。
- Geltrex（ThermoFisher，A1413202）。

注：将 5 mL Geltrex 加入 500 mL DMEM 中制备。在 4 ℃下保存。

- Matrigel 生长因子减量（Corning，354230）。
- Ⅳ型胶原酶（ThermoFisher，17104-019）。

注：按 1 mg/mL 在蒸馏水中配制Ⅳ型胶原酶原液。在 −20 ℃下保存。

- 细胞消化液（Innovative Cell Technologies，AT104-500）。
- 2.5% 胰蛋白酶（ThermoFisher，15090-046）。
- 0.25% 胰蛋白酶/EDTA（ThermoFisher，25200-072）。
- EDTA（Dojindo，345-01865）。

注：准备 500 mmol/L EDTA 原液（高压灭菌，室温保存），在 PBS 中稀释至 0.5 mmol/L，保存在 4 ℃。

- 小鼠抗人 CPM（Fujifilm Wako Chemicals，014-27501）。
- Alexa 647 偶联抗小鼠 IgG 抗体（ThermoFisher，A-31571）。
- APC 偶联鼠抗人 EpCAM 抗体（Miltenyi Biotec，130-091-254，clone HEA-125）。
- 碘化丙啶（propidium iodide，PI）（Nacalai tesque，29037-76）。

注：按 1 mg/mL 在蒸馏水中配制 PI 原液。在 4 ℃下保存。

6.7.1.1.2　材料和设备

- 过滤头（Gilson，P-20、P-200、P-1000）。
- 一次性吸管（2 mL、5 mL、10 mL、25 mL 和 50 mL）。
- 灭菌离心管（15 mL 和 50 mL）。
- 灭菌细胞培养皿（6 cm 和 10 cm）。
- 细胞刮板（IWAKI，9000-220）。
- 无菌 6 孔板（Greiner，657160）。
- 无菌 12 孔板（Corning，3513）。
- 非贴壁 96 孔板（Kuraray，SQ 200 100 NA）。
- 灭菌 Eppendorf 管（1.5 mL）。
- 灭菌细胞过滤器（40 μm），用于 50 mL 管（Greiner，542040）。
- 细胞培养插入孔（孔径为 0.40 μm），用于 12 孔板（Corning，353180）。
- 带有细胞滤器的试管（Falcon，352235）。
- 圆底聚丙烯管（Falcon，352063）。
- 消毒的镊子。
- 一次性消毒的手术刀。
- Countess（ThermoFisher）或细胞计数器 R1（Olympus）。
- IX-81（Olympus）。
- FACS Aria Ⅱ 或 Aria Ⅲ（BD Biosciences）。
- 恒温槽。
- 冰箱。
- 37 ℃的 5% CO_2 培养箱。
- 生物安全柜（Ⅱ类，A2 型）。

6.7.1.2 实验方案

6.7.1.2.1 在饲养细胞上培养人多能干细胞（如果在无饲养细胞培养中难以维持细胞）

（1）试剂制备如下。

・滋养层培养基：DMEM 500 mL，FBS 38.2 mL（7%），L-谷氨酰胺 5.5 mL（2 mmol/L），青霉素/链霉素 2.7 mL，在 4 ℃下保存。

・ES 培养基：灵长类 ES 细胞培养基中添加 4 ng/mL bFGF。在 4 ℃下保存。

注：补充 bFGF 后，2 周内使用。

・传代细胞的 CTK 溶液（Fujioka et al., 2004）：2.5% 胰蛋白酶 5 mL，Ⅳ型胶原酶原液（1 mg/mL）5 mL，0.1 mol/L $CaCl_2$ 原液 0.5 mL，KSR 10 mL，灭菌水 30 mL。在 -20 ℃下保存。

注：细胞传代前，37 ℃加热 CTK 溶液。

（2）实验步骤如下。

1）在细胞铺板前，在 37 ℃的 CO_2 培养箱中，用 0.1% 明胶溶液涂覆 10 cm 的组织培养皿 30 分钟。

2）用预热的培养基解冻冻存的丝裂霉素处理的 STO 饲养细胞（ECACC，EC07032801-F0）（准备期的第 1~2 天）。

3）在步骤 1 准备好的培养皿上进行饲养细胞铺板（每 10 cm 培养皿的细胞数为 1.5×10^6，准备期的第 1~2 天）。

4）第 0 天，用预热的 ES 培养基快速、轻柔地解冻冻存的 hPSC。

5）在 20 ℃下，以 800 r/min 的转速离心细胞 5 分钟。

6）丢弃上清液后，用 ES 培养基重悬细胞，将其置于有饲养细胞的培养皿中。等待两天后，更换培养基。

注：添加 Y27632（10 μmol/L）有利于提高细胞存活率。

7）此后每天更换培养基。

8）当 hPSC 在培养中达到 80%~90% 的汇合度时，就可传代了。传代之前，按照步骤 1~2 制备新鲜的饲养细胞。

9）从 hPSC 中吸出培养基，用 PBS（5 mL/6 cm 或 10 mL/10 cm）洗涤培养皿两次。

10）加入 CTK 溶液（2 mL/10 cm 或 0.8 mL/6 cm），37 ℃下孵育 1~3 分钟，直至供体细胞（非 hPSC）分离。

11）通过吸出 CTK 溶液去除分离的饲养细胞，并用 PBS 轻轻清洗两次，以避免 hPSC 脱离。

12）加入 ES 培养基，用细胞刮板分离 hPSC。

13）轻轻地移液几次，收集细胞悬液。

14）将 hPSC 的细胞悬液接种于步骤 8 制备的饲养细胞上。

6.7.1.2.2 无饲养细胞培养 hPSC

（1）准备如下。

・37 ℃加热 Essential 8 培养基。

・传代前，37 ℃加热 0.5 mmol/L EDTA/PBS。

・在执行下一节的步骤 3 和步骤 11 前至少 2 小时，根据制造商的说明，准备涂有 Geltrex 原液的培养皿。

（2）实验步骤如下。

1）在细胞铺板之前，在 37 ℃的 CO_2 培养箱中将 Geltrex 溶液涂在培养皿中 60 分钟。

2）在预热的 Essential 8 培养基中快速、轻柔地解冻冻存的 hPSC。

3）在 20 ℃下，以 900 r/min 的转速离心细胞 5 分钟。

4）吸出上清后，用 Essential 8 培养基重悬的细胞在步骤 1 准备的培养皿上铺板。

注：添加 Y27632（10 μmol/L）有利于提高细胞的存活率。

5）每天更换培养基。

6）当细胞在培养中达到 90% 的汇合度时传代。至少在传代前 1 小时将 Y27632（10 μmol/L）加入培养基中。

7）吹打培养基并用 PBS（5 mL/6 cm 或 10 mL/ 10 cm）清洗两次培养皿。

8）加入预热过的 0.5 mmol/L EDTA/PBS（4 mL/ 6 cm 或 10 mL/ 10 cm），在 37 ℃、5% CO_2 培养箱中孵育 5 分钟。

注：0.5 mmol/L EDTA/PBS 孵育后，菌落呈圆形并开始分离。如果没有，建议再孵育 2 分钟。

9）仔细吸取 0.5 mmol/L EDTA/PBS，加入 4 ~ 10 mL Essential 8 培养基。

10）轻轻地移液几次，将细胞悬液收集到离心管中。不要分离成单个细胞，以免降低细胞活力。

11）将细胞悬液滴在涂有凝胶的培养皿上。

注：我们通常将 90% 融合的细胞团悬液从一个 10 cm 的培养皿中分离传代到 3 ~ 5 cm 的培养皿。

12）在诱导实验中，培养物的汇合度为 80% ~ 90% 时最佳。至少在进行步骤 2 前 1 小时加入 Y27632。

注：传代后 4 ~ 5 天细胞汇合度达到 80% ~ 90%。

6.7.1.2.3　诱导CPM^{high} $NKX2-1^+$肺祖细胞

注：在开始诱导 CPM^{high} $NKX2-1^+$ 前，详见 6.7.2.2.1 制备成纤维细胞的相关内容。

（1）准备的试剂如下。

使用前应准备好以下试剂。

- 详见 6.7.1.2.1 描述的 CTK 方案。
- RES 培养基（第 0 天）：DMEM/F-12 500 mL、KSR 129 mL、L- 谷氨酰胺 6.5 mL、NEAA 6.5 mL、2- 巯基乙醇 1.3 mL、青霉素 / 链霉素 3.2 mL、bFGF（5 ng/mL）和 Y27632（10 μmol/L）。

注：2 周内使用 RES 培养基。

- 内胚层诱导培养基（第 0、第 2、第 4 天）：RPMI1640 培养基中添加人激活素 A（100 ng/mL）、CHIR（1 μmol/L）、B27 添加剂（2%）和青霉素 / 链霉素（50 U/mL）。

注：使用当天混合。

- 预处理培养基（第 6 天和第 8 天）：DMEM/F-12+Glutamax 培养基、B27 添加剂（2%）、青霉素 / 链霉素（50 U/mL）、L- 抗坏血酸（0.05 mg/mL）、单硫代甘油（0.4 mmol/L）、人重组蛋白（100 ng/mL）、SB431542（10 μmol/L）。

注：使用当天添加人重组蛋白和 SB431542。

- Ventralization 培养基（第 10 天和第 12 天）：DMEM/F-12+Glutamax 培养基、B27 添加剂（2%）、青霉素 / 链霉素（50 U/mL）、L- 抗坏血酸（0.05 mg/mL）、单硫代甘油（0.4 mmol/L）、人 BMP-4（20 ng/mL）和以下剂量的 ATRA 和 CHIR。

注：使用当天添加人重组 BMP-4、ATRA 和 CHIR。

注：需要对每个 hPSC 株的 ATRA 和 CHIR 的浓度进行优化。一般情况下，ATRA 为 0.05 ~ 2.0 μmol/L，CHIR 为 2.5 ~ 3.5 μmol/L。

- CFKD 预处理培养基（第 14、第 16、第 18、第 20 天）：DMEM/F-12+Glutamax 培养基、B27 添加剂（2%）、青霉素 / 链霉素（50 U/mL）、L- 抗坏血酸（0.05 mg/mL）、单硫代甘油（0.4 mmol/L）、人重

组 FGF10（10 ng/mL）、人重组 KGF（10 ng/mL）、CHIR（3 µmol/L）、DAPT（20 µmol/L）。

注：使用当天添加人重组 KGF、人重组 FGF10，以及 CHIR、DAPT。

（2）实验步骤如下。

1）在步骤 14 之前至少 2 小时，准备一个涂有 1 mL Geltrex 原液的 6 孔板。

2）对于饲养细胞上的 hPSC，在步骤 7 前至少 30 分钟，准备一个 10 cm 的培养皿，涂有 5 mL 0.1% 明胶。

3）吸取培养基并用 PBS（5 mL/6 cm 或 10 mL/10 cm）清洗两次培养皿。

4）加入 CTK 溶液（2 mL/10 cm 或 0.8 mL/6 cm），在 37 ℃下孵育 1～3 分钟，直到饲养细胞（非 hPSC）分离（步骤 4～5 仅用于在饲养细胞上培养 hPSC，如果 hPSC 无饲养细胞，则跳至步骤 6）。

5）抽吸 CTK 溶液，用 PBS 轻轻清洗两次，避免 hPSC 脱落。

6）加入细胞消化液（2 mL/10 cm 或 0.8 mL/6 cm），在 37 ℃、5% CO_2 培养箱中孵育 20 分钟。

7）加入 RES 培养基（4 mL/10 cm 或 1.6 mL/6 cm），用 P1000 移液器轻轻移液，制作单细胞悬液。

8）在 800 r/min、20 ℃下离心细胞悬液 5 分钟，吸出上清液，用 10 mL RES 培养基重悬。

9）为了吸收剩余的饲养细胞，在去除明胶后，将重悬的细胞转移到步骤 2 制备的明胶包被皿中（步骤 9～10 只适用于饲养细胞上的 hPSC，如果 hPSC 是无饲养细胞的，则跳至步骤 12）。

10）轻轻摆动培养皿几次，将细胞悬液收集到离心管中。

注：在步骤 9 之后，在明胶涂层的底部附着的 hPSC 并不牢靠，通过摇摆，它们从附着培养皿上的饲养细胞中分离出来。

11）计数并将细胞稀释到合适的浓度，以获得内胚层分化所需的起始孔数（1.375×10^5 个细胞/cm^2 用于无饲养细胞的 hPSC，1.1×10^5 个细胞/cm^2 用于依赖饲养细胞的 hPSC）。将所需体积的细胞转移到新鲜的 15 mL 离心管中。

12）在 20 ℃下，以 800 r/min 的转速离心细胞悬液 5 分钟，小心吸出上清液。

13）将细胞重新悬浮于 2 mL/孔（6 孔板）的内胚层诱导培养基（见制备）中，添加 Y27632（10 µmol/L），将细胞接种于步骤 2 制备的涂有凝胶 TREX 的 6 孔板上。

14）细胞接种后 24 小时（第 1 天），加入 NaB 原液（0.25 mmol/L）1 µL/孔。

15）在第 2 天和第 4 天更换添加 NaB（0.125 mmol/L）的内胚层诱导培养基。

16）第 6 天，吸出培养基后用 2 mL/孔预热的 PBS 快速清洗两次。过长时间的洗涤或使用冷 PBS 将导致细胞在后续步骤中脱离。

17）添加 2 mL/孔培养基（第 6 天），第 8 天更换培养基。

18）第 10 天，吸出培养基，后用 2 mL/孔预热的 PBS 快速清洗两次。过长时间的洗涤或使用冷 PBS 将导致细胞在后续步骤中脱离。

19）加入 2 mL/孔 Ventralization 培养基，第 12 天更换培养基。

20）第 14 天，将培养基改为 CFKD 预处理培养基（2 mL/孔）。在第 16、第 18、第 20 天更换 CFKD 预处理培养基。

21）第 21 天，按照 6.7.1.2.4 分离 CPM^{high} 祖细胞。

6.7.1.2.4　CPM^{high} 祖细胞分选

（1）试剂制备如下。

· FACS 缓冲液：PBS 500 mL，7.5% BSA 77 mL（1%）和 Y27632（10 µmol/L）。

· 2% FBS/DMEM：DMEM 500 mL 和 FBS 10.2 mL。

（2）实验步骤如下。

1）在步骤2前至少1小时向培养孔中加入Y27632（10 μmol/L）。

2）吸出培养基，用2 mL/孔的PBS洗涤两次。

3）加入2 mL/孔0.5 mmol/L EDTA/PBS，在37 ℃的5% CO_2培养箱中孵育12分钟。

4）吸出0.5 mmol/L EDTA/PBS，加入0.5 mL/孔的细胞消化液，在37 ℃的5% CO_2培养箱中孵育25分钟。

5）加入2 mL/孔的2% FBS/DMEM，用P1000移液器吹打细胞。

6）以900 r/min的转速，在20 ℃将细胞悬液离心沉降5分钟，然后仔细吸出上清液。

7）将细胞重悬在10 mL的FACS缓冲液中，并计数细胞。

8）以900 r/min的转速，在4 ℃下将细胞离心沉降5分钟，然后仔细吸出上清液。

9）在4 ℃下孵育0.2 μL/1.0×10^6个用抗CPM抗体免疫标记的细胞15分钟，抗CPM抗体用FACS缓冲液（1∶100）进行稀释。

10）在4 ℃下，以900 r/min的转速将细胞离心沉降5分钟，并吸出上清液。

11）用FACS缓冲液洗涤细胞，并在4 ℃下以900 r/min的转速将收集的细胞离心沉降5分钟。

12）重复步骤11，吸出上清液。

13）在4 ℃下，用0.4 μL/1.0×10^6 Alexa 647偶联的抗小鼠IgG孵育细胞15分钟，该IgG用FACS缓冲液（1∶200）进行稀释。

14）重复步骤10～12。

15）用1/1000体积的1 mg/mL PI母液将细胞以8.0×10^6个/mL的浓度重悬在FACS缓冲液中。

16）通过网孔为40 μm的细胞过滤器对细胞悬液进行过滤。

17）在带有细胞过滤器的圆底管中制备FACS样品。

18）用1 mL/管FACS缓冲液制备用于分选细胞的收集管。

19）使用FACS Aria Ⅱ或Aria Ⅲ对CPM^{high}细胞进行分选。

20）在4 ℃下，以1000 r/min的转速将收集的细胞离心10分钟。

21）吸出上清液并重悬于500 μL的FACS缓冲液中。

6.7.2 利用胚胎肺成纤维细胞将肺祖细胞分化为AO

6.7.2.1 材料和试剂

详见6.7.1.1中的材料和试剂。

6.7.2.2 实验方案

6.7.2.2.1 成纤维细胞的制备

注：在分离CPM^{high}祖细胞的前7天开始此步骤。

（1）试剂准备如下。

· 成纤维细胞培养基：DMEM 500 mL、FBS 55 mL（10%）和青霉素/链霉素（50 U/mL）。

（2）实验步骤如下。

1）用10 mL预热的2%的FBS/DMEM解冻冻存的1.0×10^6个成纤维细胞。

注：人肺成纤维细胞的使用情况如下：

· MRC-5（妊娠14周；RIKEN细胞库；RCB0218，006）。

· TIG-1-20（妊娠20周；JCRB细胞库；JCRB0501，08172010）。

· WI-38（妊娠3个月；JCRB细胞库；IFO50075，04092010）。

· 成人肺成纤维细胞（51岁；Lonza；CC-2512，00204947）。

- 人胚胎肺成纤维细胞（妊娠 17.5 周；DV 生物制品；PP002-F-1349，121109VA）。

2）在 20 ℃下，以 900 r/min 的转速将细胞离心 5 分钟。

3）吸取上清液，将细胞重悬于 6 mL 成纤维细胞培养基中，继续培养。

4）将 8 mL 成纤维细胞培养基放入 10 cm 培养皿中（准备 3 个培养皿用于扩增成纤维细胞）。

5）将 2 mL 在步骤 3 中制备的细胞悬液加入 3 个直径为 10 cm 的培养皿中。

6）每 3 天更换 1 次培养基。

6.7.2.2.2 CPM^{high} 祖细胞与成纤维细胞共培养形成 AO

（1）试剂准备如下。

- 0.1% 胰蛋白酶/EDTA（将 0.25% 胰蛋白酶/EDTA 20 mL 和 PBS 30 mL 混合）。
- 肺泡化培养基：Ham/F-12、50 nmol/L 地塞米松、100 nmol/L IBMX、1% B27 添加剂、0.25% BSA、15 mmol/L HEPES、0.8 mmol/L $CaCl_2$、0.1% ITS 预混物、100 nmol/L Br-8-cAMP、100 ng/mL 人重组 KGF 和 50 U/mL 青霉素/链霉素。

注：使用当天添加 Br-8-cAMP 和人重组 KGF。

- 温 PBS 和 0.1% 胰蛋白酶/EDTA。
- 将离心机冷却至 4 ℃。
- 在 4 ℃下冷却 2% FBS/DMEM。
- 使用前将 Matrigel 置于冰上使其融化。

（2）实验步骤如下。

1）在 12 孔板的每个孔中加入 1.0 mL 添加有 Y27632（10 μmol/L）的肺泡化培养基。然后，将 12 孔插入式细胞培养皿插入 12 孔板。

2）分离 6.7.2.2.1 的成纤维细胞：①吸取培养基，用预热的 5 mL PBS 清洗两次；②加入 1 mL/10 cm 培养皿的预热 0.1% 胰蛋白酶/EDTA，在 37 ℃的 5% CO_2 培养箱中孵育 5 分钟；③加入 4 mL 的 2% FBS/DMEM，将细胞悬液收集到 15 mL 离心管中；④细胞计数后，在 20 ℃下以 900 r/min 的转速将细胞离心 5 分钟；⑤吸取上清液并将细胞重悬于 2% FBS/DMEM 中（4.0×10^6 个细胞/mL）。

3）从 6.7.1.2.4（1.0×10^4 个细胞/孔）的细胞悬液中分离出所需体积的 CPM^{high} 祖细胞，从步骤 2（5.0×10^5 个细胞/孔）的细胞悬液中分离出所需体积的成纤维细胞，将二者混合。

4）在 4 ℃下，以 900 r/min 的转速将混合物离心 5 分钟。

5）仔细吸出上清液，将混合细胞重悬于所需量的 100 μL/孔肺泡化培养基中，并补充 Y27632（最终浓度为 10 μmol/L）。

6）将 100 μL 细胞悬液与等体积的 Matrigel 混合，并将混合物接种到步骤 1 制备的插入式细胞培养皿上。

7）每两天更换 1 次不含 Y27632 的肺泡化培养基，持续 14 天。

6.8 长期培养 AO 的传代细胞（成纤维细胞依赖性）

传代 AO 中的 AT2 细胞具有更成熟的肺泡板层体。因此，对于专注于层状体的实验，传代的类器官会更好。在最初的研究中，我们使用了 SFTPC-GFP 报告基因 iPSC 系、特定的 AT2 细胞，但它需要基因操作，不适合一般使用。在此，概述了在 AO 中传代 AT2 细胞的方法。

6.8.1 材料和试剂

- 0.25% 胰蛋白酶/EDTA（ThermoFisher，25200-072）。

- PBS（-）（Nacalai tesque；14249-24）。
- FBS（ThermoFisher，热灭活）。
- 高糖 DMEM（Nacalai；08459-64）。
- PI（Nacalai tesque；29037-76）。
- Y27632（LC 实验室；LCL-Y-5301-250）。
- 7.5% BSA（ThermoFisher；15260-037）。
- EDTA（Dojindo，345-01865）。
- 小鼠抗 NaPi2b 抗体（MX35），以 1：100 稀释使用（由 Gerd Ritter 博士提供）。
- 小鼠 IgG1 同种型对照（MOPC21），以 1：100 稀释使用（Sigma-Aldrich：M5284）。
- Alexa 647 偶联的抗小鼠 IgG，以 1：200 稀释使用（ThermoFisher，A-31571）。
- Alexa 488 偶联的抗山羊 IgG，以 1：200 稀释使用（ThermoFisher，A-11055）。
- 山羊抗 EpCAM 抗体，以 1：100 稀释使用（R&D systems：AF960）。

6.8.2 溶液

- 0.1% 胰蛋白酶/EDTA：用 0.5 mmol/L EDTA/PBS 稀释 0.25% 胰蛋白酶/EDTA（0.25% 胰蛋白酶/EDTA：0.5 mmol/L EDTA/PBS = 2：3）。
- FACS 缓冲液：1% BSA/PBS，10 μmol/L Y27632。
- PI 溶液：在蒸馏水中制备 1 mg/mL 溶液。在 4 ℃下保存。

6.8.3 实验方案

将饲养细胞依赖性（feeder dependent，FD）-AO 孵育 14 天并用于该程序。

FD-AO 的传代由以下 3 个步骤组成。

6.8.3.1 从 FD-AO 制备单细胞悬液

（1）用镊子夹住插入式细胞培养皿的边缘，然后将其轻敲到无菌的 6 cm 培养皿上。用消毒镊子和一次性手术刀将培养皿中的 FD-AO 切成约 2 mm 大小（培养皿中不需要培养基）。将其收集到装有 6 mL PBS 的 15 mL 离心管中。1 个管道最多可放入 4 个 FD-AO。不要将 FD-AO 切得太小，否则会导致细胞损伤。

（2）在 4 ℃下，以 1000 r/min 的转速离心 5 分钟。

（3）吸出上清液，加入 3 mL/管预热的 0.1% 胰蛋白酶/EDTA 溶液。

（4）将离心管在 37 ℃下孵育 5 分钟。在该步骤之后，FD-AO 的片段变得柔软。

（5）使用 P1000 枪头轻轻移取 FD-AO 碎片（10 次）。

（6）重复步骤 4 和步骤 5 两次（分别进行 3 次培养和移液）。经过这些步骤后，FD-AO 片段变得不可见。

（7）在每个离心管中加入 8 mL 预冷的 2% FBS/DMEM。一定要将 2% FBS/DMEM 预冷，否则溶解的 Matrigel 将再次在离心管中凝固。

（8）在 4 ℃下以 1000 r/min 的转速离心 7 分钟。提前预冷离心机，否则溶解的 Matrigel 可能会再次在试管中凝固。

（9）将上清液收集到另一个 15 mL 离心管中，并在 4 ℃下以 1000 r/min 的转速离心 5 分钟。这一步骤将提高细胞的回收率。离心后吸出上清液，但不吸出细胞附近的上清液。有时候，黏附在细胞上的不完全溶解的 Matrigel 仍保留在该层中。

（10）在 FACS 缓冲液中重悬细胞，从所有离心管中收集细胞并计数。

6.8.3.2 通过 FACS 对 AT2 细胞进行分选

（1）在 4 ℃下以 1000 r/min 的转速离心细胞 5 分钟，然后小心地吸出上清液。
（2）将细胞与一抗在 4 ℃下孵育 15 分钟。孵育过程中，应避光。
（3）用 FACS 缓冲液洗涤，在 4 ℃下以 900 r/min 的转速离心 5 分钟，然后吸出上清液。
（4）重复步骤 3。
（5）将细胞与二抗在 4 ℃下孵育 15 分钟。孵育过程中，应避光。
（6）重复步骤 3 两次。
（7）在 FACS 缓冲液中重悬细胞（1 mL FACS 缓冲液中有多达 8.0×10^6 个细胞）。
（8）加入 1/1000 体积的 PI 原液。
（9）通过细胞过滤器（40 μm 筛网）过滤细胞。
（10）使用 FACS 机器对 EpCAM$^+$NaPi2b^{high} 细胞进行分选（图 6-2）。

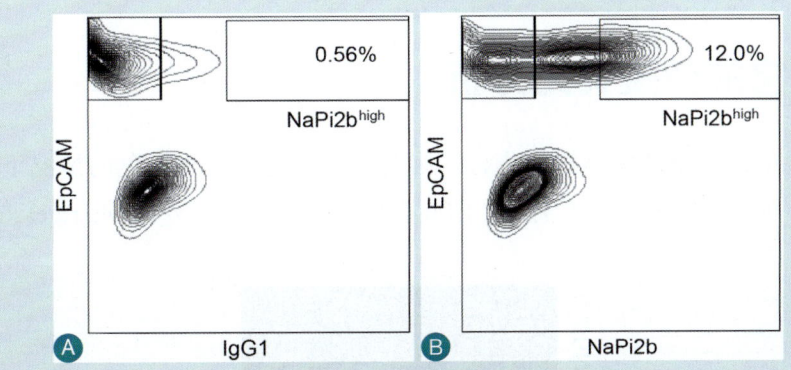

显示了 NaPi2b/同种型对照的流式细胞图。注意：EpCAM^{nega} 细胞不表达 NaPi2b，NaPi2b^{high} 群体比 NaPi2b^{low} 群体含有更多的 AT2 细胞。

图 6-2　FACS 中活细胞图的典型例子（Korogi et al., 2019）

6.8.3.3　FD-AO 传代细胞的形成

（1）将分选的 EpCAM$^+$NaPi2b^{high} 细胞在 4 ℃下以 1000 r/min 的转速离心 10 分钟。
（2）吸出上清液并将细胞重悬于 FACS 缓冲液中，对细胞进行计数。
（3）重复 6.7.2.2 中所述的步骤，用 EpCAM$^+$NaPi2b^{high} 细胞取代 CPM^{high} 祖细胞。

6.9　肺祖细胞分化为不依赖成纤维细胞（fibroblast-free，FF）-AO

6.9.1　材料和试剂

详见 6.7.1.1 的材料和试剂。

6.9.2　实验方案

6.9.2.1　准备

- FF 肺泡化培养基：肺泡化培养基（如 6.7.2.2.2 所述），添加 CHIR（3 μmol/L）、SB431542（10 μmol/L）和 Y27632（10 μmol/L）。

注意：在使用当天添加 CHIR、SB431542 和 Y27632。

6.9.2.2 步骤

（1）将 6.7.1.2.4 备的 2.0×10^5 个 CPM^{high} 祖细胞悬浮在 250 μL FF 肺泡化培养基中。

（2）将细胞悬液置于非黏附表面的 96 孔板（Kuraray，SQ200100 NA）中。

（3）步骤 2 进行两天后，用移液器轻轻地从孔中移走细胞聚集体，并使用 P1000 移液器尖端将其收集到 1.5 mL Eppendorf 管中。

（4）通过用 FACS 缓冲液洗涤来收集孔上残留的细胞聚集体。

（5）使用台式离心机将细胞聚集体离心 3 分钟。

（6）使用 P1000 移液器吸出上清液，然后尽可能使用 P200 移液器小心地吸出剩余的上清液。

（7）使用 P20 移液器将细胞聚集体轻轻重悬在 20 μL 的预冷 Matrigel 中，并快速地将细胞聚集体放置在 12 孔板的孔中。

注意：不要将细胞放在插入式细胞培养皿上。

（8）将细胞培养板置于 37 ℃的 5% CO_2 培养箱中孵育 20 分钟。

（9）加入 1 mL FF 肺泡化培养基，每隔 1 天更换 1 次培养基。

6.10 类器官的免疫荧光分析

我们的 AO 中包含的细胞是球状结构的集合，因此在没有免疫荧光染色的情况下，组成型细胞是否具有 AT1 和（或）AT2 标志物的特征尚不清楚。图 6-3 描述了我们用于分析 Matrigel 嵌入式 AO 的方案。

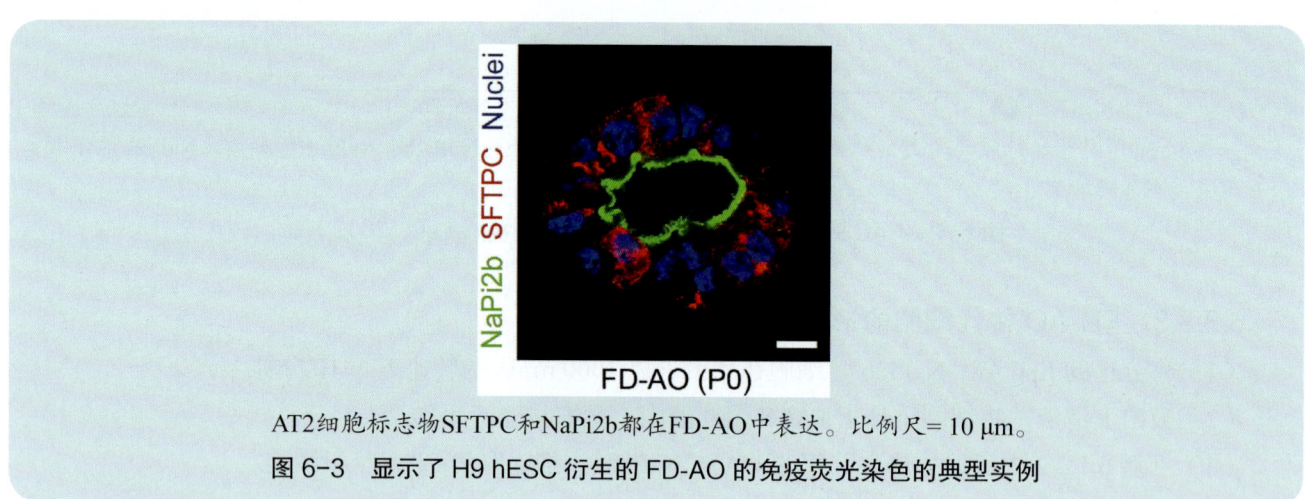

AT2 细胞标志物 SFTPC 和 NaPi2b 都在 FD-AO 中表达。比例尺 = 10 μm。

图 6-3 显示了 H9 hESC 衍生的 FD-AO 的免疫荧光染色的典型实例

6.10.1 材料和试剂

· PFA（Nacalai tesque；26126-25）。

· 10×PBS（-）（Fujifilm Wako Chemicals；048-29805）。

· 蔗糖（Nacalai tesque；30403-55）。

· Tissue-Tek O.C.T 组织包埋剂（Sakura Finetek；4583）。

· 液氮。

· 低温恒温器（Leica Biosystems；CM1850）。

· 正常驴血清（Millipore Sigma；S30-100ML）。

· Triton X-100（Nacalai tesque；12969-25）。

· BSA（Nacalai tesque；01859-47）。

- Hoechst 33342（Fujifilm Wako Chemicals；346-07951）。
- 非硬化型 Fluoro-KEPER 防冻剂（Nacalai tesque；12593-64）。

6.10.2　解决方案

- 封闭液：1×PBS、5% 正常驴血清、1% BSA 和 0.002% 叠氮化钠。在 4 ℃下保存。

6.10.3　实验方案

（1）从细胞孔板的下部腔室中移除培养基。在细胞孔板的上部腔室和下部腔室中各添加 1 mL 的 4% PFA/PBS。将类器官在室温下放置 20 分钟。按照实验室的化学废物处理指南吸出 PFA 并丢弃。

（2）用 PBS 洗涤类器官。

（3）用镊子夹住插入式细胞培养皿的边缘，然后将其轻轻放入到培养皿中。

（4）通过滗析将类器官放入 Eppendorf 管中，并在 4 ℃下将其置于 30% 蔗糖/PBS 中孵育过夜。

（5）将类器官包埋在 O.C.T 化合物中，并将其冷冻在液氮中。

（6）将冷冻的类器官保存在深度冷冻柜中。

（7）用低温恒温器将冷冻的类器官切成 10 μm 厚的切片。

（8）将切片样品用 0.2% Triton X-100/PBS 透化 15 分钟。

（9）用 PBS 洗涤样品，每次 5 分钟，共 3 次。

（10）将样品在封闭缓冲液中孵育 30 分钟。

（11）将样品与一抗溶液（在封闭缓冲液中稀释的一抗）在 4 ℃下孵育过夜。

（12）用 1% BSA/PBS 洗涤样品，每次 5 分钟，共 3 次。

（13）将样品与二抗溶液（二抗和封闭缓冲液中的 2 μg/mL Hoechst 33342）在室温下孵育 1 小时。

（14）用 PBS 洗涤样品，每次 5 分钟，共 3 次。

（15）加入几滴抗褪色试剂后，用盖玻片覆盖样品。

6.11　AT2 细胞的透射电镜分析

6.11.1　材料和试剂

我们建议您咨询核心实验室进行电子显微镜研究。我们在这里描述了所有要求的一部分。

- 25% 戊二醛溶液（用于电子显微镜）（Nacalai tesque，17003-92）。

注意：保存温度为 4 ℃。每年更新 1 次。

- PFA（用于电子显微镜）（Nacalai tesque，26126-54）。
- 2 mol/L NaOH 溶液（Nacalai tesque，3741-45）。
- Na_2HPO_4（Nacalai tesque，31801-05）。
- $NaH_2PO_4·2H_2O$（Nacalai tesque，31718-15）。
- 蔗糖（Nacalai tesque，30404-45）。
- pH 指示条（Whatman）。
- 蒸馏水。

注意：以下材料是危险的，并且受到严格管制，但具体取决于研究所和国家。

- 饱和苦味酸溶液（用于病理分析）。
- 4% 四氧化锇（Nacalai tesque，25727-01）溶液（用蒸馏水稀释）。

- 1% 醋酸铀酰溶液（用蒸馏水稀释）。

6.11.2 解决方案

- 1 mol/L Na_2HPO_4 溶液。
- 1 mol/L $NaH_2PO_4 \cdot 2H_2O$ 溶液。

注意：使用前，将两种溶液混合在一起，以达到 pH=7.4。

- 40% 蔗糖溶液。

注：将 4 g 蔗糖溶于 6 mL 蒸馏水中，稀释至 10 mL。过滤除菌（0.22 μm）。

- 20% PFA 溶液。

注：将 2.5 g PFA 粉末溶于 10 mL 蒸馏水中，然后加入 3~5 滴 2 mol/L NaOH 溶液，在通风橱中 60 ℃加热。通常需要 1~2 小时。待溶液变清后，用试纸检查 pH 值并冷冻原液。最适 pH 为 7.4。每月更新 1 次原液。

6.11.3 实验方案

参考 Collet（1979），我们使用以下固定剂。

（1）在固定当天准备固定液，所有过程均在通风橱里进行。

注意：由于制备 20% PFA 溶液需要时间，我们提前 1 个月配制原液。在 55 ℃下加热并溶解 PFA，直到溶液变为透明。

1）将以下溶液混合，并在通风橱中过滤混合物（0.22 μm 滤膜）。

- 1.5 mL 20% PFA。
- 1.5 mL 25% 戊二醛溶液。
- 1.5 mL 40% 蔗糖溶液。
- 1.5 mL 1 mol/L 磷酸盐缓冲液（pH=7.4）。
- 0.3 mL 蒸馏水。

注：使用 7.74 mL 1 mol/L Na_2HPO_4 和 2.26 mL 1 mol/L $NaH_2PO_4 \cdot 2H_2O$ 配制 10 mL pH=7.4 的磷酸盐缓冲液。用试纸检查 pH 值，并将溶液在 4 ℃下保存 1 个月。

2）用移液管移取 4.2 mL 溶液，在冰上加入以下溶液。

- 5.0 mL 4% 四氧化锇溶液。
- 0.8 mL 饱和苦味酸溶液。

注意：应小心使用苦味酸，以避免发生爆炸。

注：最终浓度为 2.5% 戊二醛、2% PFA、2% 四氧化锇、0.1% 苦味酸、4% 蔗糖和 0.1 mol/L 磷酸盐缓冲液（pH=7.4）。

（2）将肺泡类器官样品切成宽度为 5 mm 的小块，在冰上固定 2 小时。

（3）在 0.1 mol/L 磷酸盐缓冲液中洗涤 3 次。每次 10 分钟，在蒸馏水中洗涤 5 次，每次 2 分钟后，将样品在 1% 醋酸铀酰溶液中在室温避光条件下孵育 1 小时。

注意：避免孵育时间超过 2 小时，因为醋酸铀酰溶液会结晶并影响随后的电子显微镜分析。

（4）逐步将样品脱水，乙醇浓度依次为 50%、60%、70%、80%、90% 和 99%，每次用 10 分钟，100% 乙醇 10 分钟两次，环氧丙烷 20 分钟两次。然后将样品在 1∶1 的 Epon 812/环氧丙烷中孵育过夜并在 3∶1 的 Epon 812/环氧丙烷中孵育 8 小时，且在 Epon 812 中孵育过夜。

（5）包埋在新鲜的 Epon 812 中后，将样品在 45 ℃下孵育过夜并在 60 ℃孵育过夜两次进行聚合反应。

（6）在超微切片机上对样品进行切片。然后，用1%醋酸铀酰（50%乙醇）对每个切片染色20分钟。切片用蒸馏水洗涤3次后，用雷诺氏柠檬酸铅染色3分钟，再用蒸馏水冲洗3次。

（7）在透射电子显微镜下观察切片。

6.12 技术和设计考虑

6.12.1 改进空间

目前的AO有一些局限性。首先，尽管肺泡由几种类型的细胞组成，但只有肺泡的上皮成分是由当前类器官中的hPSC产生的。在间充质支持下，AT2细胞的性质更好，因此我们使用人胚胎肺成纤维细胞来实现这一目的。然而，尽管FD-AO是研究AT2细胞分化过程中上皮-间充质相互作用的良好模型，但胚胎样本的使用伴随着伦理问题。因此，使用多能干细胞制备间充质细胞将是理想的，其能够适当地支持肺泡生态位的形成。其次，与成人AT2细胞相比，类器官中的AT2细胞是不成熟的。正如我们在本章最初提到的，类器官中的AT2细胞缺乏在原代AT2细胞中表达的免疫相关基因（Yamamoto et al., 2017）。类器官缺乏血管网络，而血管网络对于气体交换（肺泡的主要功能）是必不可少的。此外，在肺中，肺泡和传导气道之间存在连接。因此，当前的AO需要进一步改进，以获得更多类似于真实肺的高功能3D结构。最后，类器官的细胞组成（例如，AT1/AT2细胞的比例或肺泡系细胞的纯度）在批次之间可能不同，即使研究人员尽量使用相同的hPSC系。这可能是由于hPSC系的传代次数或用于其培养的化学物质或细胞因子的质量变化所致。这些变异是hPSC研究中普遍存在的问题，但仍需努力克服这些变异带来的影响。

6.12.2 技术方面

在实践层面，有一些技术上的考虑是必须要做的。首先，无论使用何种方案，区分AO和hPSC都需要4周以上的时间（Jacob et al., 2017；Yamamoto et al., 2017）。为了缩短生产周期，需要对中间细胞进行冷冻保存。其次，不同hPSC系的分化效率不同。特别是在获得NKX2-1$^+$细胞的步骤中，诱导效率范围从20%到90%不等，具体取决于hPSC系，诱导效率在不同的实验之间可能有所不同。在我们的实验方案中，RA的浓度应针对每个细胞系进行优化。虽然NKX2-1$^+$祖细胞的分选对研究人员来说很麻烦，但是通过该步骤消除了诱导效率的差异，并且这种纯化提高了产生的类器官的质量。最后，为了重复制备AO，我们必须注意从hPSC到接近分化AO的不同时间点的细胞系。在这种情况下，我们建议由多名研究人员和（或）技术人员进行细胞的维护。

6.13 结 论

长期以来，动物模型一直被用于肺部疾病建模，结合了药物诱导的肺损伤模型和涉及基因重组的反向遗传学技术。然而，由于遗传背景的差异，将小鼠模型中的结果应用于人类疾病总是存在局限性。近年来，结合新兴技术，如hiPSC、CRISPR-CAS9系统和"类器官"培养物，开发出比以前更好的体外人类疾病模型成为可能。随着使用hPSC产生AO第一代方法的建立，一些研究报道了使用AO建立的疾病模型。在从患者来源的iPSC获得的结果得出结论之前，制备用于疾病建模的同源对照iPSC是非常重要的。因此，在单基因疾病模型的情况下，健康供体来源的hPSC有时通过插入或敲除目标疾病的致病突变而被遗传修饰，其中一种肺泡性肺病是儿童间质性肺病（childhood interstitial lung disease，ChILD）（Hamvas et al., 2014）。肺表面活性蛋白B（surfactant protein B，SFTPB）缺乏是一种常染色体隐性遗传疾病，可导致新生儿呼吸窘迫，需要肺移植才能使患者存活。值得注意的是，有两组研究报道了使用患者来源的 iPSC 及其基因校正的对应物对 SFTPB 缺陷进行疾病建模（Jacob et al.，2017；Leibel et al.，2019）。Jacob 等报告了 1 例基于 iPSC 的疾病模型 SFTPB^{121ins2} 的同源突变，表明在 iPSC 衍生的 AT2 细胞中，紊乱的板层体中没有检测到 SFTPB 蛋白，同时 SFTPC 蛋白加工异常，尽管它们在 FF 系统中分化了 AT2 细胞，且没有发现任何上皮–间充质相互作用。另一个应用是 Hermasky Pudlak 综合征（Hermansky-Pudlak syndrome，HPS）的疾病建模。HPS 是一种以眼皮肤白化病、出血倾向和溶酶体贮存缺陷为特征的疾病。HPS 有 10 个致病基因，*HPS1*、*HPS2*（*AP3B1*）和 *HPS4* 突变的患者并发间质性肺炎（interstitial pneumonia，IP），这通常表明预后不良。据报道，AT2 细胞参与了 HPS-IP（Young et al.，2012），因此使用 AOs 来模拟这种疾病（Chen et al.，2017；Korogi et al.，2019；Strikoudis et al.，2019）。我们前期的研究表明，来自 HPS2 突变患者来源的 iPSC 的 AO 中的 AT2 细胞具有异常分布的板层体，肺表面活性物质分泌功能障碍（Korogi et al.，2019）。Strikoudis 等构建了几个 HPS 基因敲除的 ESC，并报道了来源于 *HPS1*、*HPS2* 和 *HPS4* 基因敲除 ESCs 的肺类器官显示出增加的纤维化改变，其由上调的 IL-11 介导。AO 也用于开发药物诱导的肺泡损伤模型。我们先前描述了胺碘酮诱导 AO 的形态和转录组异常（Yamamoto et al.，2017）。此毒理学研究有助于评估化学制剂或人类肺疾病候选治疗药物的潜在肺毒性。此外，AO 可能是感染和癌症研究的有力工具，因为还没有开发出不含 hPSC 的人 AT2 细胞的准确长期培养系统。未来可能会发现更多的 AO 潜在应用。目前，由于单细胞分析和下一代测序技术的快速发展，对肺纤维化等难治性肺部疾病的基因研究正在加速进行。AT2 细胞被认为参与了包括肺纤维化在内的各种肺部疾病的病理过程（Kropski et al.，2013）。这些应用将促进 hPSC 的 AO 用于药物发现及未来的肺再生。

致　谢

hESC 的使用得到了 Ministry of Education，Culture，Sports，Science and Technology（MEXT），Japan 的批准。我们感谢 G. Ritter（Ludwig Institute for Cancer Research，New York City，USA）慷慨提供抗 NaPi2b 抗体（MX35），感谢 K. Okamoto Furuta 和 H. Kohda（Division of Electron Microscopic Study，Center for Anatomical Studies，Kyoto University）提供电子显微镜。这项工作得到了 JSPS KAKENHI（来自 S. G. 的 JP17H05084 和 Y. K. 的 JP19K17635）、AMED（来自 S. G. 的 JP18bm0704008 和 JP19bm0704037，以及 T. H. 的 JP18bm0804007）的支持。

参考文献

扫码查看

第七章
用于肠道生理学实验的小肠类器官的生成

Meghan Capeling[a], Sha Huang[b], Adriana Mulero-Russe[c], Roberto Cieza[d], Yu-Hwai Tsai[b], Andres Garcia[c], David R. Hill[b,*]

[a] Department of Biomedical Engineering, University of Michigan College of Engineering, Ann Arbor, MI, United States

[b] Department of Internal Medicine, Division of Gastroenterology and Hepatology, University of Michigan Medical School, Ann Arbor, MI, United States

[c] George W. Woodruff School of Mechanical Engineering, Georgia Institute of Technology, Atlanta, GA, United States

[d] Department of Internal Medicine, Division of Infectious Disease, University of Michigan, Ann Arbor, MI, United States

[*] 通信作者电子邮箱地址：d2.david.hill@gmail.com

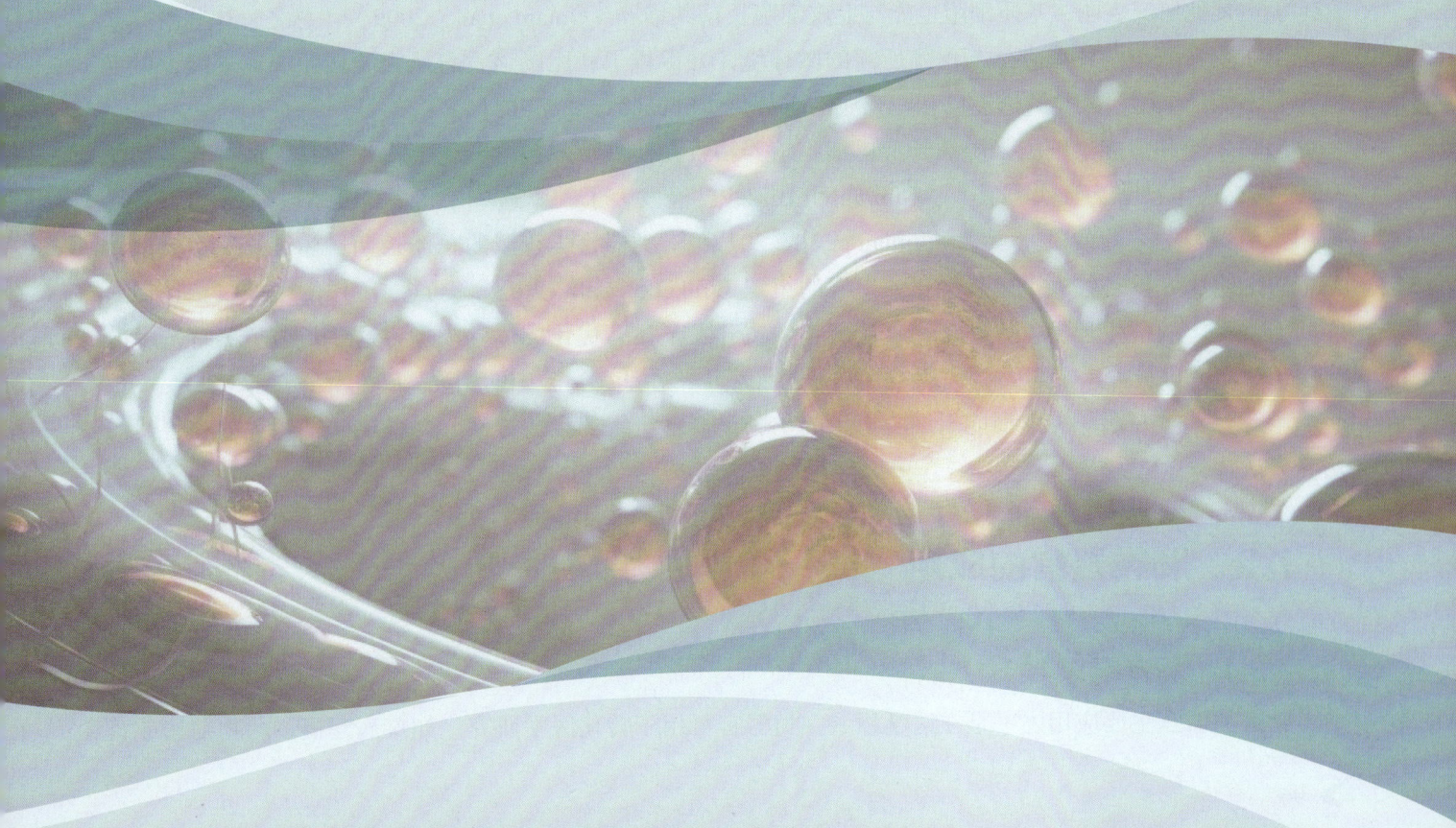

> **摘 要**
>
> 来源于多能干细胞的人肠道类器官（human intestinal organoids，HIO）在 10 年前首次被描述为获得同时包含上皮细胞和间充质细胞支持肠组织的一种方法。最初的方案记载了一种定向分化方法，首先从多能干细胞诱导内胚层，然后分化为后肠，最后产生 3D 后肠球体的组织。随后将后肠球体包埋在基底膜细胞外基质（extracellular matrix，ECM）如 Matrigel 中，并在约 4 周的培养中成熟为 HIO。自最初的 HIO 方案公布以来，生成 HIO 的方法随着时间的推移不断更新，包括对定向分化方案的修订，以及对类器官培养方案的更新，如将其嵌入海藻酸盐或聚乙二醇水凝胶中，作为基底膜基质的替代品。此外，HIO 已被用于与细菌共培养等新的领域。该方案汇总了 HIO 生成相关的最新信息，并提出了可替代的实验方案。

7.1 概 述

长期以来，人体肠道组织体外模型在药理学、代谢学和免疫学等多种研究领域发挥着重要作用。直到最近，这项工作还依赖于细胞谱系和可重复性差异较大的结直肠癌细胞系。虽然这些模型在药物筛选开发研究中具有良好的渗透性和吸收性（Balimane et al.，2005），但体内外细胞模型和临床试验数据的相关性并不明确（Balimane et al.，2005）。原代上皮细胞的长期培养一直是难以实现的目标，最近有突破性的研究表明，从肠隐窝中分离出的 Lgr5[+] 干细胞可以诱导分化为绒毛状上皮结构域（Sato et al.，2009）。其他研究表明，基质细胞也能与上皮细胞长期共培养（Ootani et al.，2009）。总之，这些研究共同确定了支持肠道干细胞存活与增殖所需的微环境，并促进了胚胎肠道发育研究领域的快速进展，最终实现了多能干细胞向人类肠道上皮和间充质的重分化（Spence et al.，2011）。

组织来源和多能干细胞来源的肠上皮细胞培养物可在体外形成包含分化上皮细胞和其他细胞类型的 3D 结构，通常被称为"类器官"。Simian 和 Bissel 已经发表了关于这一术语的历史，全面综述了当代使用"类器官"之前的研究领域（Simian et al.，2017）。类器官学领域的总体长期目标是开发实验室人工培育的组织，以替代人类患者老化或患病的组织（Takebe et al.，2019）。这一工作的额外收获是在人类肠道发育、病理生理学、药理学和其他研究领域开发了显著优化的体外模型。这些肠道类器官技术的应用需要研究人员深入了解类器官系统的独特性质，并熟悉其在实验中的用途。

本章将着重介绍一种由多能干细胞衍生的小肠类器官组织的生成方案，并描述几种相关的和替代的培养方法。

7.2 肠类器官的应用

7.2.1 医疗需求

肠道类器官主要应用之一是在医学领域。类器官可用于转化医学研究，如疾病建模、药物筛选或替代组织（Dedehia et al.，2016；Drost et al.，2017）。迄今为止，人类微肠道和类器官已被用于研究微绒毛包涵体疾病、多重肠闭锁、肠纤维化模型上皮 – 胶质细胞 – 间充质的转化，以及肠道疾病和克罗恩病的基础研究，包括黏膜完整性、凋亡和炎症细胞因子（Bigorgne et al.，2014；Grabinger et al.，2014；Hahn et al.，2017；Wiegerinck et al.，2014）。类器官还被用于癌症建模和药效筛选（Crespo et al.，2017；Drost et al.，2015；Fujii et al.，2016；Li et al.，2014；Nadauld et al.，2014；van de Wetering et al.，2015）。此外，类器官还可以作为再生疗法的手段，通过补充或替代供体器官来修复损伤。如果类器官来自患者自体细胞或组织，便可消除免疫排斥的隐患。此前的研究表明，人类肠道上皮细胞培养系统和肠类器官被移植到免疫缺陷小鼠体内后，可在体内成熟，成为更成熟的肠组织（Watson et al.，2014；Yui et al.，2012）。另外，移植的类器官已被证明有助于修复肠道损伤（Cruz-Acun a et al.，2017；Fordham et al.，2013）。

7.2.2 研究需求

肠道类器官提供了一种体外研究人体肠道发育和疾病的工具，通过相关的 3D 系统模拟体内天然肠道的结构和功能。类器官模型减少了对动物模型的依赖，实现了在人类模型中研究人类发育和疾病的目的。与传统的二维细胞系相比，类器官更接近天然的肠道。HIO 能够用于上皮 – 间充质相互作用的研究，因为 HIO 既包含内部上皮又包含外部支持的间充质，在理解肠道发育和研究间充质受累的疾病方面具有优势。

7.3 分化方案概述

多能干细胞来源的肠类器官被称为 HIO，已成为研究上皮细胞和间充质细胞从多能状态共同发育的重要模型。HIO 通过定向分化过程产生，其中多能干细胞首先在 3 天内分化成 DE。随后向肠内胚层分化，在 4～5 天后从二维单层自发形成 3D 后肠球体。这些后肠球体将在体外大约 4 周的分化过程中形成成熟的 HIO。由此产生的 HIO 含有被间充质包围的内层上皮，被认为源于不完全的 DE 诱导（Spencee et al.，2011）。总的来说，从 hPSC 培养到成熟的 HIO，分化过程大约需要 5 周。

7.4 材料、设备、试剂

7.4.1 细胞系

我们发现 H9 hESC 系是一个非常可靠的产生 HIO 的细胞系，并且是一个开始优化方案确保有球体高效分化的良好细胞系。然而，该方案在其他细胞系中也是稳健的，并已在 10 多个不同的 hESC 和 iPSC 系中使用。

7.4.2 细胞培养板

Nunclon® delta 组织培养皿对于 Matrigel 滴在塑料制品表面的正确黏附至关重要：
- 用于 hPSC 的培养和传代的 6 孔板（ThermoFisher Nunclon® Delta，140675）。
- 用于 hPSC 分化的 24 孔板（ThermoFisher Nunclon® Delta surface，142475）。

7.4.3 干细胞维持培养

- mTeSR1 基础培养基中添加 5× 补充剂（STEMCELL technologies，85850）。
- Matrigel 生长因子减量（growth factor reduced，GFR）基底膜基质，LDEV-free（Corning，354230）。

- 将等分的培养液集中保存在 -80 ℃，用冷的 DMEM/F-12 培养基将其稀释到 100 µg/mL。
- 或者使用 Corning® Matrigel hESC 专用培养基，LDEV-free（Corning，354277）。

注：按照说明书进行稀释。

· DMEM/F-12 培养基（ThermoFisher，11320033 或 Corning，10092CV）。用于 Matrigel 和分散酶的稀释及干细胞的清洗。

· Disase Ⅱ，粉末（Gibco™，17105041），用 DMEM/F-12 培养基溶解配制为 5 mg/mL，在 -20 ℃ 下保存。

7.4.4 球体分化培养

· 激活素 A（R&D Systems，338-AC）。用 1×PBS 溶液稀释，以 100 µg/mL 的浓度分装后，在 -80 ℃ 下保存。在一个 24 孔板上准备为期 3 天的内胚层分化所需的量，按 37 µL 进行等分保存。

· 青霉素 / 链霉素（Gibco，15140122）。

· RPMI 1640（ThermoFisher，11875093）。

· Hyclone 定义的 FBS（GE Healthcare，SH3007003）。准备 1 mL 或 10 mL 等分液。在 -80 ℃ 下保存。

· 纯化的人重组 FGF4 蛋白（Sugawara et al.，2014）。

- 使用 Sugawara 等（2014）描述的改良方案进行纯化，加入 1×PBS 制备 500 µg/mL（1∶1000 稀释）等分液，在 -80 ℃ 下保存。
- 或者可以购买商品化的人重组 FGF4 蛋白（R&D Systems，235-F4）。

· CHIR（Tocris，4423 或 APExBIO，A3011）。将 215 µL DMSO 加入 10 mg CHIR 中，制备成 10 mmol/L（1∶50 000 稀释度）的液体，在 -20 ℃ 下保存。

7.4.5 HIO 分化培养

· 改良 DMEM/F-12 培养基（ThermoFisher，12634-010）。

· Matrigel 基底膜（Corning，354234）。

· 用 DMEM/F-12 培养基稀释至 8 mg/mL。

· B27 添加剂（ThermoFisher，17504044）。

· GlutaMAX（ThermoFisher，35050061）。

· 1 mol/L HEPES 缓冲液（Gibco，15630-080 或 Corning，25-060-CI）。

· 青霉素 / 链霉素（Gibco，15140122）。

· EGF（R&D Systems，236-EG）。用 1×PBS 稀释，制备 100 µg/mL（1∶1000 稀释）的等分液，在 -80 ℃ 下保存。

· 由表达 FC 标记 NOG 的 Hek293 细胞纯化得到重组人 NOG-Fc 蛋白（Heijmans et al.，2013）。该细胞系用于生产纯化的 NOG 蛋白或 NOG 条件培养基。

- 用蛋白 A 琼脂糖试剂盒（KPL，553-50-00）进行纯化。用 1×PBS 将培养液稀释至 100 µg/mL（1∶1000 稀释液），或准备或 10 mL 条件培养液，在 -80 ℃ 下保存。
- 或者可以购买重组人 NOG 蛋白（R&D Systems，6057-NG）。制备 100 µg/mL（1∶1000 稀释）的液体，在 -80 ℃ 下保存。

· 来自 Cultrex HA-R-Spondin 1-Fc 293T 细胞（R&D Systems，3710-001-01）的人 R-Spondin 1 条件培养基。该细胞系用于生产 R-Spondin 1 条件培养基或纯化的重组人 R-Spondin 1 蛋白。

- 准备 10 mL 条件培养液，在 -80 ℃ 下保存。
- 用蛋白 A 琼脂糖试剂盒（KPL，553-50-00）进行纯化。制备 250 µg/mL 储备液，加入 1×PBS

（1∶1000 稀释），在 -80 ℃下保存。

- 或者可以购买重组人 R-Spondin1 蛋白（R&D Systems，4645-RS）。制备 500 μg/mL（1∶1000 稀释）的储备液，在 -80 ℃下保存。

7.4.6　推荐的培养工具

- 移液器和无菌枪头，10 ~ 1000 μL。
- 立体显微镜/体视显微镜。
- Labconco 箱式洁净工作台。
- 15 cm 培养皿。
- 外科手术刀。
- 1 mL 注射器和 30 G（30 G×1''）针。

7.4.7　常规干细胞培养和维护

- hPSC 系。
- 6 孔板。
- mTeSR1 基础培养基加 5× 补充剂（STEMCELL Technologies，85850）。
- Matrigel GFR 基底膜基质，LDEV-free（Corning，354230）。
- 用 12 mL 或 24 mL 预冷的 DMEM/F-12 培养基稀释储备液至 100 μg/mL，在 -80 ℃下保存。
- 或经 hESC 验证的无 LDEV 低生长因子基底膜基质（Corning，354277）。
- DMEM/F-12 培养基（ThermoFisher，11320033 或 Corning，10092CV）。
- 分散酶 II，粉末（Dispase II，Powder）（Gibco™，17105041）。
- 按 5 mg/mL 浓度溶解于 DMEM/F-12 培养基中，在 -20 ℃下保存。
- 细胞刮刀。

7.5　类器官分化方案

7.5.1　无菌技术

与所有细胞培养应用一样，无菌培养技术的使用对这种类器官分化方案的成功至关重要。使用细胞培养罩是必要的。我们建议在使用前后用 70% 乙醇或异丙醇清洗工作表面，并在使用后对细胞培养罩进行紫外线处理。参见 Phelan 和 May（2017）对通用无菌细胞培养技术的综述。

7.5.2　常规干细胞培养和维护

本方案描述了传代和维护的 hPSC 系。干细胞传代的时间应基于单个干细胞集落的汇合度和密度。密度是比整体融合更重要的因素，因为在密集菌落的边缘地带，干细胞可能开始自发分化。

（1）当干细胞基于融合情况和克隆密度准备传代时（图 7-4D），首先进行传代准备工作。检查是否有自发分化的迹象（显著的白色细胞簇，尤其是在中心或边缘部位）。用移液器尖端刮去分化的细胞簇，它们将在清洗过程中被去除。

（2）用预冷的 DMEM/F-12 培养基稀释 Matrigel GFR 基底膜基质至 100 μg/mL。

（3）6 孔板中每孔加 1 mL 稀释后的 Matrigel GFR 基底膜基质。

注：干细胞在 6 孔板中持续培养。

（4）在传代前，在室温下对培养板至少进行 1 小时封闭。

注：涂有 Matrigel 的培养板可以用封口膜包裹，并在 4 ℃下保存 1 周，供以后使用。

（5）将分散酶溶液加热至室温，用预热的 DMEM/F-12 培养基稀释至 0.2 mg/mL。

（6）向 6 孔板的每孔中加入 1 mL 稀释的分散酶溶液。置于 37 ℃培养箱中 10 分钟。

注：对于持续培养的干细胞，将单个孔中干细胞传代至新的 6 孔板中（1∶6 稀释）。

（7）在分散酶处理的 10 分钟内，从 6 孔板上去除 Matrigel 涂层，每孔加入 1 mL mTSER1 培养基。

（8）10 分钟后，从孔中吸出分散酶液体，用预热的 DMEM/F-12 培养基洗涤 3 次。

注：第 1 次清洗用 2 mL DMEM/F-12 培养基，第 2 次用 1.5 mL，第 3 次用 1 mL。

（9）吸去 DMEM/F-12 培养基，并向每孔中添加 3.5 mL mTSER1 培养基进行常规传代。切记将每孔中的干细胞接种于一个新的 6 孔板，因此一个 6 孔板的细胞可以用于接种 6 个额外的 6 孔板（传代比 1∶6）。

（10）使用细胞刮刀对每孔的底部进行刮取，确保刮掉底部的所有细胞。

（11）用 5 mL 血清移液管吹打细胞和培养基 3～5 次，以打散细胞团。将移液管尖端以 90°夹角放置于孔底，利用剪切力将细胞集落打散。

（12）在显微镜下检查细胞团大小（图 7-4A）。根据需求可重复进行，以打散细胞。用移液器分散孔底细胞，使细胞均匀分布。

（13）将 0.5 mL 干细胞加入 mTeSR1 培养基，按 1∶6 的比例分配至被基质包被的 6 孔板的每个孔中。

（14）将培养板缓慢摇晃 3 次，使细胞均匀分布，再置于培养箱中。

（15）每天用新鲜的 mTeSR1 培养基更换干细胞的培养基，通过将旧的培养基吸出，并在 6 孔板的每孔中加入 1.5 mL 温的 mTeSR1 培养基。

注：

1）通常在传代的第 2 天一些细胞死亡（漂浮细胞，图 7-4B）。在加入新鲜培养基之前，晃动培养板使死细胞从培养板底部脱离。

2）对于常规的干细胞培养，细胞通常在 4～5 天就可以准备传代（图 7-4E）。

7.5.3 制备和培养用于分化的干细胞

（1）为前 1～3 天的干细胞分化制备培养基。

· 第 1 天基础培养基（无 dFBS）：向 500 mL RPMI 1640 培养基中加入 5 mL 1% 青霉素/链霉素。

· 第 2 天基础培养基（含 0.2% dFBS）：向 500 mL RPMI 1640 培养基中加入 1 mL Hyclone dFBS 和 5 mL 1% 青霉素/链霉素。

· 第 3 天基础培养基（含 2% dFBS）：向 500 mL RPMI 1640 培养基中加入 10 mL Hyclone dFBS 和 5 mL 1% 青霉素/链霉素。

注：

1）可预先制备 500 mL 培养基，置于 4 ℃下可保存几周到 1 个月。

2）在整个后肠分化过程中使用第 3 天的培养基，因此，相对第 1～2 天的培养基，它的消耗速度会更快。

（2）准备好使用 6 孔板培养的可传代的干细胞（详见 7.5.2）。

（3）当细胞可以传代时，在 24 孔板上添加 Matrigel。使用预冷的 DMEM/F-12 培养基（12 mL/24 孔板）稀释 Matrigel GFR 基底膜基质至 100 μg/mL，并在 24 孔板上每孔添加 0.5 mL 预冷的 Matrigel（354230）用于细胞分化。

（4）传代之前，室温下凝胶覆盖孔板至少1小时。

注：Matrigel铺板后用石蜡膜包裹，在4 ℃下可保存1周以供后续使用。

（5）去除培养孔中的Matrigel。为确保在添加细胞之前培养板不会干燥，最好在细胞消化期间或用DMEM/F-12培养基洗涤细胞后吸出Matrigel。

（6）如上所述，使用分散酶传代干细胞（详见7.5.2的步骤5~12）。6孔板中每孔细胞将传代于24孔板的6个孔。在对干细胞集落进行分散处理和刮擦/研磨后，确保干细胞/培养基混合良好，并使用5 mL血清移液管在24孔板上每孔加入0.5 mL干细胞/mTesR1培养基。6孔板中共4个孔中的细胞将接种在24孔板中。将6孔板中的其他孔中的细胞重复上述操作进行传代，直至24孔板全部接种完毕。

注：在传代到24孔板前，确保细胞充分混合，使含有相同数量的干细胞悬液均匀转移到每个孔中，进行有效分化。在24孔板侧面轻敲几下，以确保细胞在孔中均匀分布。在显微镜下观察24孔板，确保细胞均匀地分布在整个孔中，最后置于培养箱中培养。

（7）将24孔板置于培养箱中过夜。传代后的第2天，吸出旧培养基，每孔加入0.5 mL新鲜mTeSR1培养基。其中有一些细胞死亡和漂浮的碎片属于正常现象。

（8）在传代后的第2天，用显微镜观察细胞汇合度和集落大小。在开始内胚层分化之前，细胞汇合度应为70%~80%（图7-1A）。传代后2天通常会观察到正常的集落形成和良好的细胞融合，但应密切监测，确保在正确的时间内开始向内胚层分化。

注：接种密度和集落大小是定向分化过程中变异的主要来源，会导致内胚层分化和球体的产生存在不确定性。针对每个新hESC或iPSC细胞系，应先对集落大小（研磨后）和培养密度进行优化。例如，除了6孔板的1孔传代到24孔板的6孔（传代比1∶6），传代比还可以测试1∶3、1∶12。同样，可以通过改变铺板前的研磨量来检测细胞集落大小。如前文所述，可以在内胚层分化阶段结束时，通过对FOXA2/SOX17（详见7.5.4）的免疫荧光染色评估分化能力（McCracken et al., 2014；Tsai et al., 2016）。

7.5.4 人类定型内胚层分化

（1）解冻一份37 μL激活素A（100 μg/mL储备液）。

（2）在15 mL离心管中加入12 mL第1天基础培养基（100 ng/mL），同时加入12 μL激活素A用于制备第1天分化培养基。剩余的等分试剂可以在4 ℃下保存3天。

（3）吸取mTeSR1培养基，并在24孔板中加入温热的第1天分化培养基（0.5 mL/孔）。将24孔板置于培养箱中培养24小时。

注：注意内胚层分化开始的时间。需要强调的是，在内胚层分化过程中，每天应在相同时间点更换培养基。

（4）在内胚层分化的第2天，用显微镜检查24孔板中的细胞。

注：激活素A作用24小时后观察到细胞死亡属于正常现象，其原因是培养基中不含血清。贴壁细胞最好在更换培养基后，使用倒置显微镜观察（图7-1B）。

（5）将12 μL激活素A加入12 mL第2天基础培养基（100 ng/mL），制备第2天分化培养基。

（6）加入第1天分化培养基后约24小时，更换为温热的第2天分化培养基（0.5 mL/孔）。将24孔板置于培养箱中培养24小时。

（7）在内胚层分化的第3天，在显微镜下检查24孔板中的细胞。

注：观察到死亡细胞属于正常现象（图7-1C）。

（8）将12 μL激活素A加入12 mL第3天基础培养基（100 ng/mL），制备第3天分化培养基。

（9）加入第2天分化培养基后约24小时，更换为温热的第3天分化培养基（0.5 mL/孔）。将24孔板置于培养箱中培养24小时。

（10）24小时后（共分化72小时），在显微镜下检查24孔板中的细胞。

注：观察到少量的细胞死亡属于正常现象。此时，细胞应已形成扁平单层（图7-1D）。继续进行后肠分化。

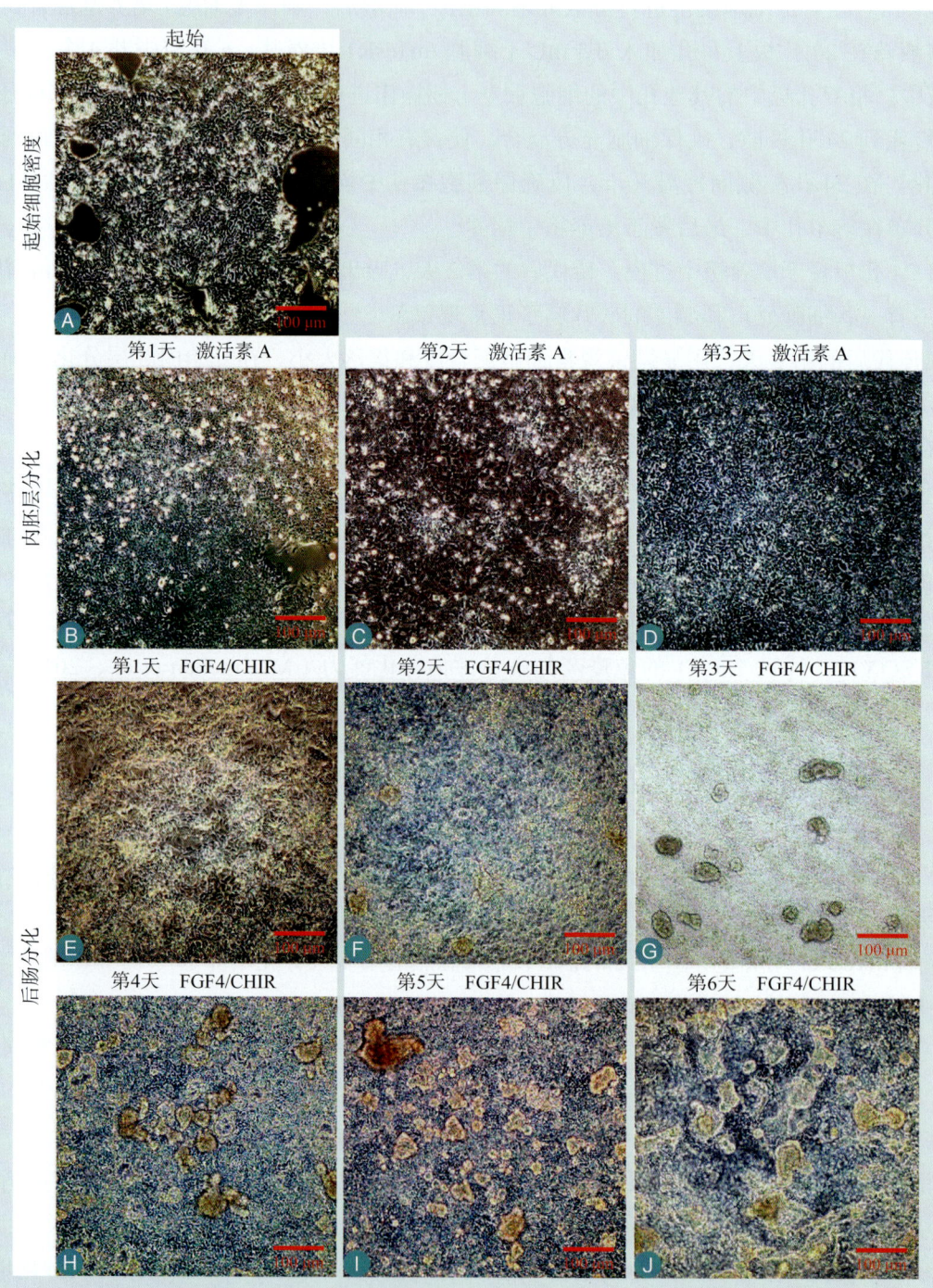

A. hPSC在24孔板中传代两天后在mTeSR1培养基中培养。图中展示了在内胚层分化之前的理想起始细胞密度。比例尺=100 μm。B～D.用激活素A处理后，hPSC向DE诱导过程中为期3天的典型图像。图中展示了初始处理1天后的细胞，比如第1天的激活素A表示用激活素A处理1天后的细胞。比例尺=100 μm。E～J.为整个后肠分化成球体的典型细胞图像。图像显示初始处理1天后的细胞，其中第1天FGF4/CHIR表示用FGF4/CIR处理1天后的细胞。比例尺=100 μm。

图7-1　hPSC分化为后肠球体

7.5.5　后肠分化

（1）制备后肠分化培养基：向第 3 天基础培养基中加入 500 ng/mL FGF4（1 ∶ 1000 稀释）50 μL 和 2 μmol/L CHIR（1 ∶ 5000 稀释）10 μL。

注：最初的肠道类器官方案使用 WNT3A 而不是小分子 CHIR 来激活 Wnt 信号通路。与购买商品化 WNT3A 相比，使用 CHIR 可显著节省成本。然而，在分别用 CHIR 和 WNT3A 培养时，我们已经注意到所得球体的上皮细胞和间充质细胞组织存在差异（Arora et al., 2017）。在我们的研究中，任何一种分子都会产生后肠球体，成熟为无法区分的 HIO。

（2）在加入第 3 天内胚层分化培养基后约 24 小时，吸出培养基，更换为温热的后肠分化培养基（0.5 mL/ 孔）。将孔板置于培养箱中培养 24 小时。这一步标志着后肠分化的第 1 天。

（3）在后肠分化的第 2～5 天，继续每天更换培养基，使用新鲜的后肠分化培养基（0.5 mL/ 孔）。在第 1 天之后，无须每日定时更换培养基。此过程中，单细胞层应开始形成 3D 结构（图 7-1E～图 7-1J）。球体应在 FGF4/CHIR 处理的第 5 天开始收集。

注：分化第 5 天收集的球体被视为"第 4 天球体"，因为它们是 FGF4/CHIR 后肠分化第 4 天培养的结果。球体通常在第 5～7 天收集，形成的是第 4～6 天的球体。球体也可以推迟收集，但将会形成远端小肠而非近端小肠（Tsai et al., 2016）。

7.5.6　球体收集

（1）制备"迷你肠道"基础培养基。

- 500 mL 改良 DMEM/F-12 培养基。
- 10 mL B27 添加剂（1×）。
- 5 mL GlutaMAX（1×）。
- 5 mL 青霉素 / 链霉素（100 μg/mL 青霉素、100 μg/mL 链霉素）。
- 7.8 mL HEPES 缓冲液（15 mmol/L）。

注：迷你肠道培养基在 4 ℃下可至少保存 1 个月。

（2）制备 EGF、NOG、R-spondin（ENR）HIO 生长培养基。

- 95 mL 迷你肠道基础培养基。
- 5 mL R-spondin 1-Fc 条件培养基（5%）。
- 100 μL EGF（100 ng/mL）。
- 100 μL 纯化 NOG-Fc（100 ng/mL）。

注：ENR HIO 生长培养基也可以用商品化的 NOG 和 R-Spondin 制备。用 100 μL 人重组 R-spondin 1（500 ng/mL）蛋白、100 μL 人重组 NOG（100 ng/mL）蛋白和 100 μL EGF（100 ng/mL）制备 100 mL 迷你肠道培养基。相关产品信息，详见 7.4。

（3）在分化的第 5 天，3D 后肠球体（"第 4 天的球体"）应该开始从单层中出芽，并漂浮在培养基中（图 7-1H）。使用 1000 μL 移液管收集每个孔中漂浮的球体，并转移至 1.5 mL 离心管（2～3 个孔/管）。或将球体收集到 15 mL 离心管中，但需要较长时间沉降到管底。

注：使用体视镜观察，确保收集到所有球体。收集时避免接触加样孔的底部和破坏单细胞层。可选：使用相同的培养基清洗加样孔，并收集遗漏的球体。

（4）从所有培养孔中收集含有球体的培养基后，向每个培养孔中加入 0.5 mL 新鲜的 FGF4/CHIR 分化培养基。球体收集应快速完成（＜ 8 分钟），防止培养板变干。或者，单次收集 6 个培养孔并加入新鲜培养基，对其余培养孔重复上述操作。

（5）等待 10 ~ 30 分钟，待球体沉到 Eppendorf 管底部。

（6）在球体沉积固定后，使用 P200 移液器收集底部球体（无须吸出多余的培养基；从管底部收集球体，同时尽可能避免吸取培养基），并将所有球体合并到一个新的 Eppendorf 管中。

注：为了确保收集到所有的球体，可选择在第一次收集后再等待 10 ~ 30 分钟，然后收集第一次遗漏的球体，与之前收集的球体合并。

（7）评估收集的球体数量以确定所需的接种密度。可目测估计，无须计算球体的总数。通常情况下，每 50 μL Matrigel 液滴接种 100 ~ 200 个球体。

（8）等待 10 ~ 30 分钟，待球体沉降到合并的 Eppendorf 管底部。

（9）使用 P1000 移液器从含有球体的 Eppendorf 管中移除尽可能多的培养基。

（10）根据球体的数量添加所需的 Matrigel。例如，如果在整个 24 孔板上每孔接种 50 μL，则需要 1200 μL。使用大口径 P1000 移液器尖端轻轻地上下吸取（可通过使用无菌手术刀或剪刀切割末端来完成），以获得均匀的混合物。

重要提示：Matrigel 必须放置于冰上，直至在 24 孔板中形成液滴。将含有球体的 Matrigel 和 Eppendorf 管置于冰上，以防止 Matrigel 凝固。

注：在每个 Matrigel 液滴中的球体低密度优于高密度。如果球体接种过密，在 HIO 发育过程中会聚集。

（11）用 200 μL 移液管收集 150 μL Matrigel/ 球体混合物，并按体积均匀分布在 24 孔板的 6 孔内，每孔约 25 μL。将液滴滴于孔中心，操作需迅速，防止 Matrigel/ 球体在升温过程中凝固。收集另一个 150 μL Matrigel/ 球体混合物，将其均匀分散在现有的 6 个 Matrigel 液滴顶部，形成约 50 μL/ 孔的完整液滴，这有助于保持球体在培养孔间的均匀分布，并避免球体沉降到凝胶底部。

（12）对剩余的球体重复上述步骤，直至全部分散均匀。

（13）在培养板上粘贴以下标签。

1）细胞系和传代数。

2）球体收集日（日期）。

3）球体生成日（第 4、第 5 天或第 6 天）——该步骤至关重要。研究表明，在较晚的时间点（超过第 7 天）收集的球体会形成更远端的肠道（Tsai et al., 2016）。

（14）将培养板置于培养箱中，等待 15 ~ 30 分钟，使 Matrigel 凝固。

（15）将温热或室温的 ENR HIO 生长培养基添加到封装在 Matrigel 中的球体（500 μL/ 孔）中。

（16）在后肠分化的第 6 天和第 7 天（图 7-1I、图 7-1J），重复步骤 1 ~ 2，收集第 5 天和第 6 天的球体。通常第 5 天球体产量最高（图 7-1I）。在第 7 天收集第 6 天的球体之后，可以更换培养基。

7.5.7　HIO 持续培养

球体在培养的最初几天内生长缓慢（图 7-2）。根据培养基的状况，5 ~ 7 天更换 1 次培养基。一旦球体开始快速生长，通常每 3 ~ 4 天更换 1 次培养基。

球体在同一个 Matrigel 液滴中保持约 2 周，直到它们开始生长/扩展到另一个液滴中，扩散到培养板底部，或在管腔中累积形成碎片（图 7-3A）。此时，HIO 需要进行传代。

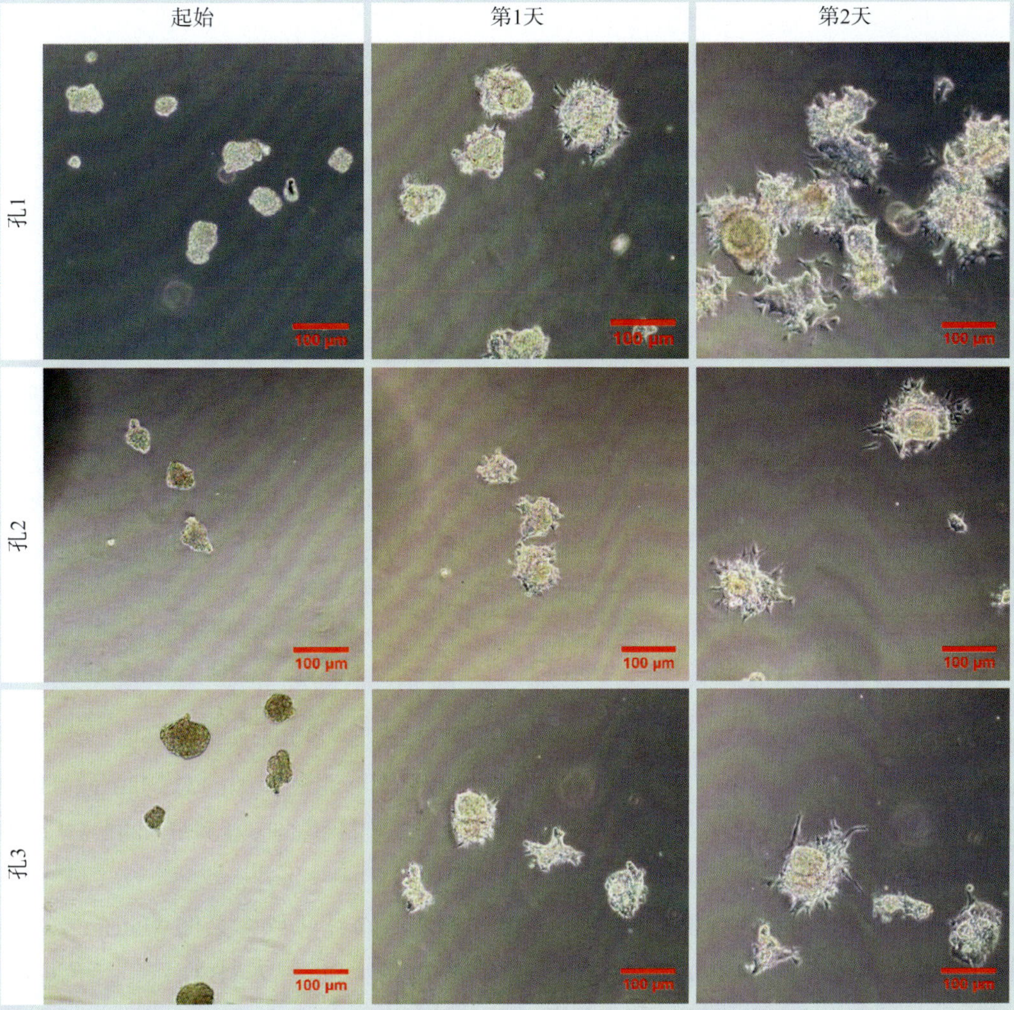

第七章 用于肠道生理学实验的小肠类器官的生成

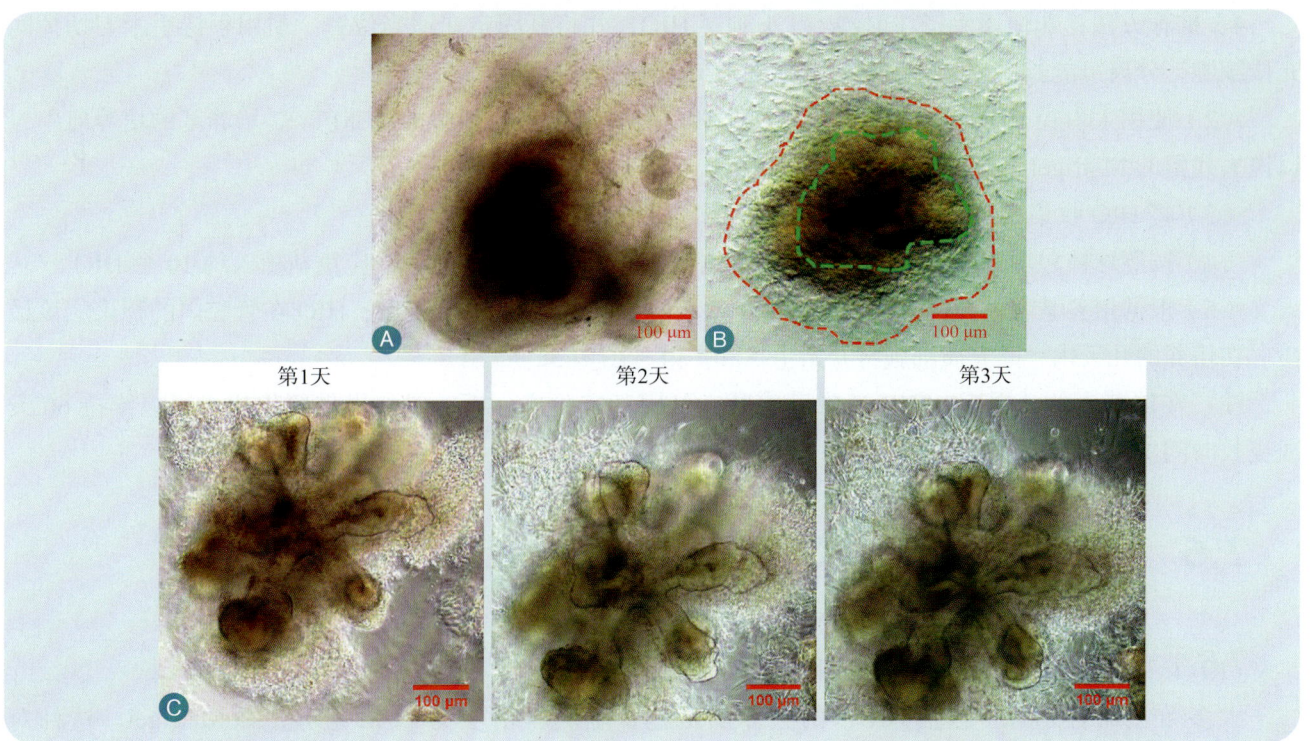

后肠球体包埋在Matrigel液滴中3天。在培养中,球体长大并形成间充质细胞。比例尺=100 μm。

图 7-2 后肠球体在 Matrigel 中生长和扩散

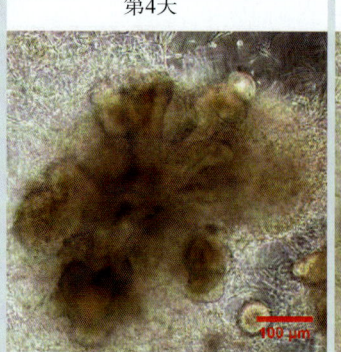
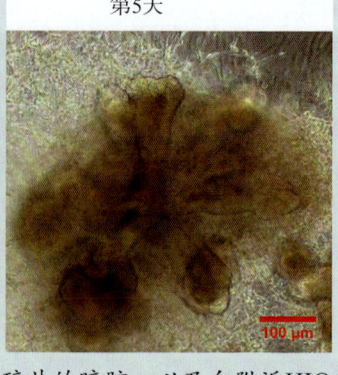

A. 传代前HIO的典型图像。该HIO已经形成了一个充满碎片的暗腔，以及向附近HIO扩散间充质细胞。需要传代来释放腔内容物并切除扩散的间充质细胞。比例尺=100 μm。B. HIO中的上皮细胞和间充质细胞的轮廓。上皮细胞位于HIO的内部（绿色轮廓），并被间充质细胞包围。红色虚线外疏松的间充质细胞可在传代过程中被切除。比例尺=100 μm。C. 传代5天后的HIO。传代后不久，管腔中没有充满碎片，并且间充质紧邻HIO。传代后第5天，间充质开始扩散，但管腔颜色仍相对较浅，此时无须传代。比例尺=100 μm。

图 7-3　HIO 需要进行传代以继续维持

7.5.8　HIO 传代

（1）使用大口径 P1000 移液器尖端（可以用无菌手术刀或剪刀切断末端来实现），从培养皿中吸出 Matrigel 液滴并转移到 15 cm 培养皿中。在转移过程中 Matrigel 可能会碎裂。对 Matrigel/HIO 混合物进行多次移液可能有助于去除 HIO 中的 Matrigel。向培养皿中加入一定体积（5～10 mL）的 DMEM/F-12 培养基，避免 HIO 干燥。

1）使用无菌手术刀和 1 mL 注射器，用 30 G×1" 针头从 HIO 中去除多余的 Matrigel。

2）过量间充质细胞也可以从 HIO 中去除，但该步骤非必要。如图 7-3B 所示，绿色虚线内部为 HIO 的内层上皮细胞，其被间充质细胞包围。可以切除上皮细胞（红色虚线外）的松散间充质细胞。

3）如果 HIO 很大并且中心有大量碎片堆积，如深色所示（图 7-3A），则将 HIO 切成两份或用针在中心戳一个洞以释放碎片。

4）推荐方法：非惯用手持注射器/针头刺穿 HIO，并将其固定在适当位置。惯用手持手术刀切掉间充质细胞，分离可能长在一起的组织。较大的 HIO 也可切成两份。

（2）使用大口径 P1000 移液器尖端，收集 HIO 并转移到含有新鲜 DMEM/F-12 培养基的培养皿中，以洗去残留的 Matrigel 和细胞碎片。

（3）将 HIO 收集在 1.5 mL Eppendorf 管中。

（4）按照球体包埋方案在 Matrigel 中重新包埋。每 50 μL Matrigel 液滴应重新植入约 10 个 HIO。

（5）根据培养基颜色，每 3～4 天更换 1 次新鲜 ENR 培养基。传代后，HIO 在管腔内的积聚应该最少。在培养的几天内，间充质细胞将开始生长和扩散（图 7-3C）。

注：在培养大约 4 周后，HIO 通常已成熟，可用于实验或分析，但如果需要传代，可以维持 60 天或更长时间。

7.6　HIO 的应用与 HIO 培养过程中的变化

7.6.1　在海藻酸盐水凝胶中培养 HIO

大多数类器官系统（包括 HIO）的金标准是包含基底膜衍生的 ECM 组分，如 Matrigel。这种对

Matrigel 的依赖源于只有上皮细胞参与的肠道类器官（肠类器官）的发展，这需要基底膜的支持来维持上皮细胞的活力。Matrigel 以 ECM 蛋白和大量生长因子的形式为类器官生长提供结构和生化支持。虽然 Matrigel 能有效地支持类器官生长，但其并不是一个理想的基质模型，因为其组分不明，批次间存在异质化情况，同时难以调节，由于其异种来源，表现出下游临床转化的潜力有限，而且许多应用成本高昂。

Matrigel 的局限促进了对类器官培养更优的水凝胶的研究。水凝胶的黏附和可降解特性容易调节，与 Matrigel 相匹配，使其成为类器官培养的理想材料。在培养 HIO 时，已经证明了上皮细胞周围的间充质细胞可以减少对支持性 ECM 的需要，并且 HIO 可以在生物惰性水凝胶海藻酸盐中培养（Capelling et al.，2019）。收集的后肠球体可以直接嵌入海藻酸盐水凝胶中，而非嵌入 Matrigel 滴中。在体外和移植后，海藻酸盐培养的 HIO 与 Matrigel 培养的 HIO 几乎相同。海藻酸盐培养的技术明显比基质培养更具成本效益，同时因为间充质不能侵入周围的基质，所以海藻酸盐培养的 HIO 较少需要维护。与 Matrigel 相比，用海藻酸盐培养的类器官中球体的比例较低，但这是一种成本效益高和组分明确的替代方案，避免了模型组分不明和生长因子的影响。

7.6.1.1 材料、设备和试剂

- 24 孔板。
- 前文所述后肠球体。
- 微量离心管。
- 1×PBS（细胞培养级）。
- 低黏度海藻酸钠粉（Alfa Aesar，B25266）。
- $CaCl_2$（Sigma-Aldrich，449709）。
- 加热模块。

7.6.1.2 海藻酸盐清洗方案（可选）

未纯化的海藻酸盐可能存在内毒素活性，可能会影响下游的实验。但与纯化的海藻酸盐相比，未纯化的海藻酸盐培养的 HIO 活力没有显著下降。该方案是降低海藻酸盐内毒素活性的一个可选方法。

（1）用 diH_2O 制备 1% 的海藻酸盐溶液。

（2）用 3500 Da 的分子筛在 diH_2O 中 4 ℃透析 3 天，更换透析液重复 3~4 次。

（3）在烧瓶中收集海藻酸盐溶液，每 1 L 海藻酸盐溶液中加入 5 g 活性炭（50~200 目），混合 30 分钟，然后活性炭沉淀 5 分钟。

（4）5 mL diH_2O 预润湿后用无菌瓶过滤器（0.22 mm）进行过滤。

（5）将无菌的海藻酸盐溶液放在一个顶部有过滤器的新瓶子里（若要明确干燥后的海藻酸盐重量，需事先称重）。

（6）将样品放入冰箱中过夜（-80 ℃）。

（7）将样品放在冻干器上直到干燥，缓慢打开以免破坏过滤膜。

7.6.1.3 海藻酸盐制备

（1）将 $CaCl_2$ 溶解在 diH_2O 中，制备 2%（W/V）的 $CaCl_2$ 溶液，高压灭菌后使用。该溶液性质稳定，可提前大量制备。

（2）在微量离心管中将海藻酸盐溶解在 1× 组织培养级 PBS 中，达到所需的浓度。我们观察到 1% 海藻酸盐浓度效果最佳。海藻酸盐会随时间的推移而降解，因此应准备小体积（1~2 mL）的海藻酸盐，并于 2 周内使用完毕，以获得最佳实验效果。

（3）将海藻酸盐溶液在加热模块 98 ℃加热 30 分钟。加热有助于完全溶解海藻酸盐，并促进无

菌性。

注：海藻酸盐可以进行高压灭菌或过滤，以确保无菌性。然而，高压灭菌会降低海藻酸盐的力学性能，同时提高溶液黏度，导致过滤困难。在含有青霉素/链霉素的培养基中培养加热的海藻酸盐未观察到污染。

（4）冷却海藻酸盐后用已校准的 P1000 移液器反复吹吸混匀。如过程中产生气泡，先短暂离心后再与球体混合。

注：海藻酸盐是黏性的，所以切割移液器尖端更有效。

（5）将后肠球体收集在 Eppendorf 离心管中，就像嵌入 Matrigel 中一样，尽可能多地去除培养基。

（6）在含有球体的离心管中加入适当体积的海藻酸盐溶液，每 45 μL 海藻酸盐凝胶中球体约为 50 个。

（7）在 24 孔板的每个孔中心加入 5 μL 2% $CaCl_2$ 液滴（图 7-4F）。如果液滴扩散出去，海藻酸盐凝胶就不能正常形成。

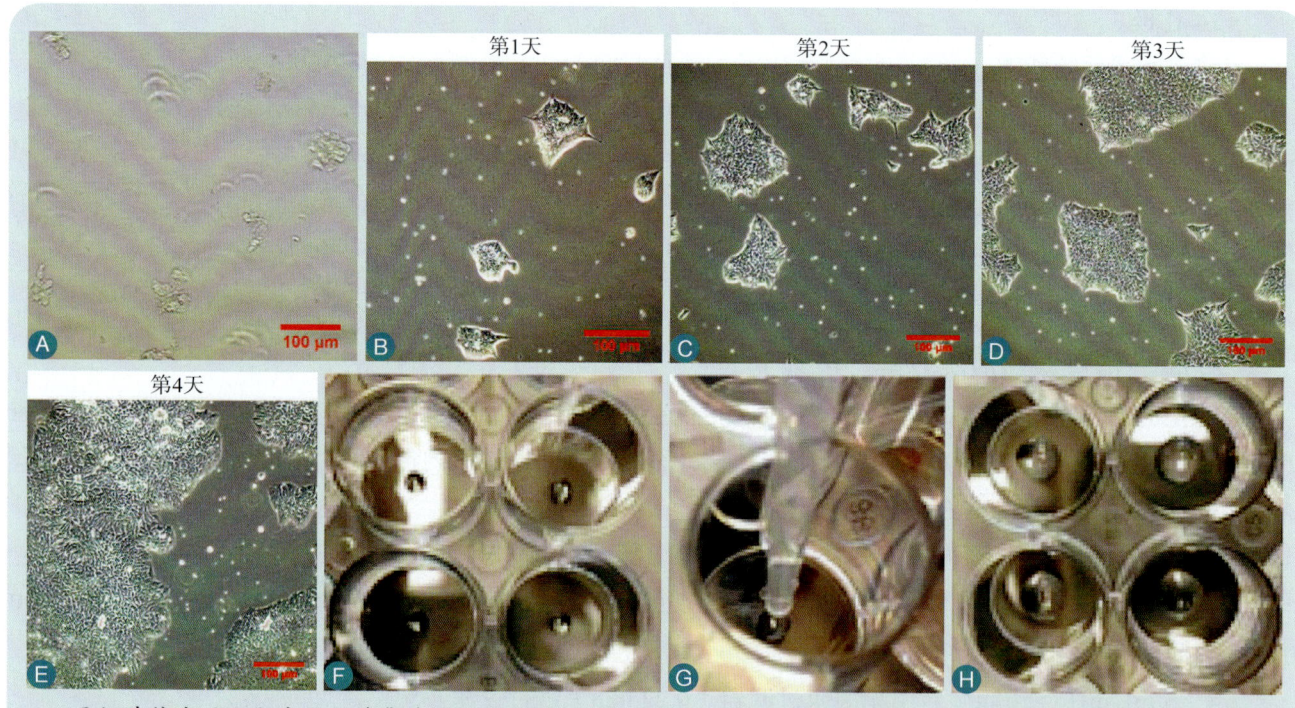

A. 干细胞传代后立即出现细胞集落。B~E. 传代后第1~4天hPSC的代表性图像。在第1天，细胞集落很小，死细胞漂浮着。到第4天，克隆的规模已经扩大，并准备好繁殖。比例尺=100 μm。F~H. 海藻酸盐液滴用于HIO培养。通过在组织培养板上沉积 5 μL $CaCl_2$ 液滴，并将 45 μL 的海藻酸盐直接添加到液滴中，可以将球体或离子嵌入海藻酸盐水凝胶中，作为替代Matrigel的材料。

图 7-4　干细胞培养和 HIO 嵌入海藻酸盐

（8）将离心管上下晃动，使球体均匀分布在海藻酸盐溶液中。

（9）使用剪切的 P200 移液器将 45 μL 海藻酸盐-球体混合物转移到上述 5 μL $CaCl_2$ 液滴上（图 7-4G）。海藻酸盐在与 $CaCl_2$ 接触后会迅速形成凝胶。为了达到最佳效果，可使用移液器将带球体的海藻酸盐直接滴到 $CaCl_2$ 液滴上，而不接触。

（10）对其余的球体重复上述操作。

（11）将培养板在室温下静置约10分钟，使海藻酸盐聚合（图 7-4H）。将样品转移到 37 ℃培养箱中再静置 10 分钟，以确保凝胶完全凝固。

（12）在每个凝胶的顶部加入 500 μL ENR。

注：海藻酸盐凝胶通常会漂浮在介质中，而不会像 Matrigel 那样粘在培养板的底部。用移液器尖端向下轻轻按压凝胶，以确保凝胶完全被介质覆盖。

（13）必要时更换培养基。由于海藻酸盐不粘在培养板上，所以不能从孔中吸出培养基，以避免吸出凝胶。使用 P1000 移液器一次去除一个介质。

7.6.1.4　海藻酸盐水凝胶中 HIO 的维持

在海藻酸盐中培养的 HIO 没有间充质细胞扩散性，而在 Matrigel 中培养的 HIO，则具有这种特性。然而，基底膜基质中 HIO 可以在中心积累碎片，并从海藻酸盐凝胶中脱落。海藻酸盐能够以类似于基底膜基质的方式传代，即从其中切割海藻酸盐，必要时将其切成两份。

7.6.2　从 HIO 中分离 HIO 来源的上皮细胞或间充质细胞的实验方案

HIO 作为一个理想模型系统的优点之一是其模仿了天然肠道的结构，包含内部的上皮细胞和外部的间充质细胞。然而，在某些情况下，在不同背景下研究上皮细胞和间充质细胞可能是有利的。HIO 来源的上皮细胞（HIO-derived epithelium，HdE；Finkbeiner et al.，2015）提供了一种来自 hPSC 的肠上皮模型系统，而不是依赖于供体组织。HdE 可以单独培养用来研究上皮细胞，而不受间充质细胞的外部影响。与此同时，也可以用悬滴共培养的方法使 HdE 与 HIO 来源的间充质细胞重新结合，研究间充质细胞对上皮细胞的影响。

7.6.2.1　附加的设备和试剂

- DMEM/F-12 培养基（ThermoFisher Scientific，12634010）。
- LWRN 细胞系条件培养基（ATCC CRL-3276，Miyoshi et al.，2013）。
- Ⅰ型胶原（Sigma C55533-5MG）。
- 有关本章中其他通用材料的产品信息，详见 7.4。

7.6.2.2　完整 LWRN 培养基的制备

由于间充质为上皮细胞提供了支持，上皮细胞的单独培养依赖于具有额外因素的更复杂的培养基。一份仅针对人类上皮类器官（也称为肠样器官）生成培养基的详细方案已经发表（Tsai et al.，2018），简要概述如下。

（1）准备 2× 基础培养基：214 mL DMEM/F-12 培养基，5 mL GlutaMAX（Gibco，Japan）（100×，200 mmol/L），5 mL HEPES（100×，1 mol/L），5 mL N2 添加剂（100×），10 mL B27 添加剂（50×），5 mL 青霉素/链霉素（100×），1 mL N-乙酰半胱氨酸（500 mmol/L）和 5 mL 烟酰胺（1 mol/L）。

（2）将基础培养基与含有 WNT3A、Rspondin3 和 NOG 的 LWRNA 细胞的条件培养基按 1∶1 的比例混合。

（3）在培养的前 3 天，制备含有 TZV（2.5 μmol/L）、SB431542（100 nmol/L）和 CHIR（4 μmol/L）的 LWRN 完全培养基。

7.6.2.3　从 HIO 中分离上皮细胞与间充质细胞

（1）使用切割过的 P1000 移液器将 HIO 从基质中移出，并转移到培养皿中。用吸管反复吸取基质。

（2）将 1 个培养皿或 6 孔板的 1 个孔中装入 3 mL 冷溶液，并将 HIO 转移到该培养皿或板中。

（3）冰上孵育 30 分钟。

（4）30分钟后，去除消化酶，加入 3～5 mL 100% FBS。

（5）在 FBS 中冰上孵育 15 分钟。

（6）加入等体积（3～5 mL）的改良版 DMEM/F-12 培养基，用吸管反复吹打分解组织。此时上皮细胞和间充质细胞分别被溶解吸收，上皮细胞以碎片形式固定在底部。

7.6.2.4　HIO 来源的间充质细胞培养

（1）在 0.01 mol/L 乙酸中制备 20 μg/cm² I 型胶原（Sigman，C55533-5MG）。

（2）将含有胶原蛋白的组织培养板置于 37 ℃下培养 2 小时。

（3）培养板可以立即使用，或在 4 ℃下保存。

（4）在 15 mL 离心管中收集 HIO 来源的间充质细胞。

（5）在管中加入 3～5 mL TrypLE。

（6）在 37 ℃下分离间充质细胞 5～10 分钟（细胞未完全分离也可以）。

（7）以 300×g 的速度离心 5 分钟。

（8）在 ENR 培养基中重悬颗粒状间充质干细胞，并在 I 型胶原包被的细胞培养板上培养。

7.6.2.5　HIO 来源的上皮细胞的制备

（1）使用 P200 移液器从 7.6.2.3 的步骤 6 中培养皿底部收集上皮碎片。通常在 Labconco 箱式洁净工作台上的立体显微镜下，从较大的组织碎片中手动选择分离上皮碎片。

（2）将上皮细胞碎片转移到含有改良 DMEM/F-12 培养基的培养皿中，清洗组织。

（3）将上皮细胞和培养基转移到 1.5 mL 的离心管中，使上皮细胞通过重力作用沉降到离心管底部。

（4）当上皮细胞沉淀到试管底部后，用 P200 移液器轻轻地移除培养基。

（5）为每个培养体系在离心管中配制 55 μL 预冷的 Matrigel，与上皮细胞充分混匀。

（6）在 24 孔板的每个孔中滴入 50 μL 含有上皮细胞的 Matrigel。

（7）凝胶固化 3～5 分钟后转移至 37 ℃下进行孵育。

（8）37 ℃下孵育 15～30 分钟。

（9）Matrigel 固化后，在每个孔中加入 500 μL 含 TZV、SB431442、4 μmol/L CHIR 和 10 μmol/L Y27632 的完全 LWRN 培养基。

（10）用含有 TZV、SB431542 和 4 μmol/L CHIR 的 LWRN 完全培养基连续培养 3 天。

（11）3 天后，每隔 1 天用 LWRN 完全培养基培养 1 次。建立肠样组织可能需要 1～2 周。

7.6.3　组织冻结和保存

对于已分化的 HIO 的短期运输，包括隔夜运输到另一个实验室，建议手动从包埋的 Matrigel 中取出组织，并转移到 15 mL 无菌离心管中。将 HIO 重新嵌入含适当体积 Matrigel 的 15 mL 管中，确保在运输过程中不会相互扩散。添加 37 ℃的 ENR 培养基。在室温下保存于密封良好的绝缘容器中。使类器官培养基温度不超过 37 ℃，类器官缓冲液温度低于 4 ℃，以这种方式运输的类器官将持续存活 48 小时。

为了长期保存，HIO 培养物可以悬浮在由 ENR+20% DMSO 组成的冷冻介质中，并按照说明转移到 "Mr. Frosty" 容器中在 −80 ℃过夜。之后按照要求将细胞转移到液氮中长期保存。

7.6.4　微生物共培养

3D 人体肠道类器官组织的独特应用之一是能够与活的微生物形成稳定的共生关系（Hill et al., 2017）。多个研究小组已经证明了将活的微生物培养物显微注射到组织来源和多能干细胞来源的 HIO 管腔腔室中的可行性（Engevik et al., 2013；Forbester et al., 2015；Hill et al., 2017；Leslie et al., 2015；

Nickerson et al.，2018）。目前，在试图标准化和简化方案与工具的背景下，肠道类器官的显微注射仍然是一种低通量技术（Hill et al.，2017），有报告描述了如何使用自动化系统识别培养中的类器官组织，以执行精确的显微注射，并使用先进的人工智能引导成像以筛选产生的共培养物（Williamson et al.，2018）。一些研究小组选择了另一种替代方式，将 3D 肠道类器官于二维 Transwell® 支架上培养，这种方式有较高的可重复性和高通量，但是缺乏 3D 类器官组织腔室中缺氧和大量黏液的微环境（Hill et al.，2017）。如上所述，从多能干细胞来源的 HIO 中分离的上皮细胞可以很容易地适应二维环境（Hill et al.，2017）。新兴技术正在寻求设计更接近这些二维 Transwell® 系统中天然肠道生态位的腔室微环境（Hinman et al.，2019；Kim et al.，2019）。

目前，与其他体外共培养系统相比，多能干细胞来源的肠道类器官系统的主要优势之一是能够与共生微生物形成长期稳定的关系（Hill et al.，2017）。详细的显微注射方法已经可以公开获取（Hill et al.，2017），该方案将描述微生物的显微注射制剂及其在人体肠道类器官共培养中的活性维持方法。

7.6.4.1　附加的设备和试剂

- 显微注射设备（Hill et al.，2017）。
- 肠道细菌（推荐使用 E.coli HS，ATCC700891）。
- LB 培养基。
- LB 琼脂微生物培养板。
- 庆大霉素（Gibco，15750-060）。
- 1.5 mL 锥形螺口管（USA Scientific，1415-8799）。
- 1.0 mm 氧化锆 / 硅珠（Fisher Scientific，NC9847287）。
- Mini Bead 搅拌器 8（Biospec Products，693）。
- 37 ℃微生物培养箱与涡旋振荡器。

7.6.4.2　实验方案

第 0 天

（1）开始细菌培养。

从培养板中挑选单个 E.coli 克隆，转移至 3～5 mL 无菌 LB 培养基中，在 37 ℃过夜振荡培养（100 r/min）到 $OD_{600} \approx 1.0$（目标是使用生长状态良好的培养物进行显微注射）。

（2）制备多能干细胞来源的 HIO 培养物。

1）使用培养时间大于 4 周的分化类器官。显微注射的理想类器官直径为 2～3 mm，有清晰可见的管腔和卵圆形结构（图 7-5）。

2）按上述 HIO 传代过程描述的方法，从 Matrigel 中分离出单独的器官培养物，直到出现游离的 HIO 细胞。这些物质可以在含有无菌 DMEM 的培养皿中悬浮。

3）在 24 或 48 孔的 Nunclon 微孔板中置入 1 个 HIO，每个 HIO 使用 50～80 μL Matrigel 或海藻酸盐，37 ℃下反应至少 15 分钟，之后每孔加入 500 μL ENR 培养基。

4）将 HIO 培养物在标准细胞培养箱中培养过夜，使类器官在显微注射前适应新的基质。以这种方式建立的 HIO 培养物可以在显微注射前维持数天，但通常在显微注射前 24 小时更换一个新的培养皿。

注：虽然微生物共培养实验并不严格要求每个孔培养 1 个 HIO，但强烈推荐使用。显微注射容易出错，HIO 可能受损，并可能泄漏管腔内容物。这可能导致活微生物释放到外部培养基中，从而迅速污染培养物。因此，如果只有 1 个 HIO 破裂，一个包含 5 个 HIO 的培养孔会完全丧失功能。因此，建议在活体微生物实验中，使用每孔 1 个 HIO 的密度，尽管这可能需要更大的培养基体积。

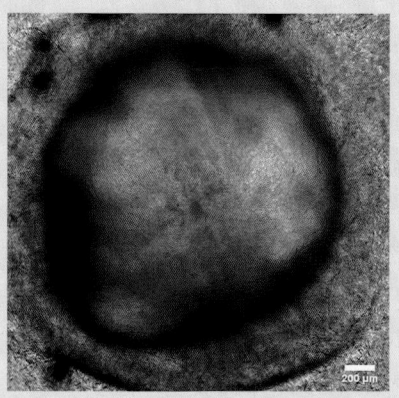

单个HIO的明场图像（4×），代表了适合显微注射与活菌共培养的HIO典型形态。

图 7-5　HIO 用于通过显微注射的细菌共培养

第 1 天

（1）制备显微注射接种剂。

1）将 $OD_{600}=1.0$ 的过夜细菌培养物稀释到 1～9 mL 无菌 PBS 中（稀释 10 倍）。

2）将细菌培养物稀释，并以 $4000\times g$ 的速度离心 10 分钟，去除上清液。

3）在相同体积的无菌 PBS 中重悬细菌培养物（本例为 10 mL）。用 PBS 重悬的细菌浓度为 $10^7\sim 10^8$ CFU/mL。

注：过夜的细菌培养物密度因生物体和培养条件不同而不同。第 1 次培养新微生物或改变培养条件时，使用标准微生物技术来确定过夜培养的近似密度。

4）在 LB 琼脂微生物培养板上对部分微生物接种物进行连续稀释，并孵育过夜。这些培养板上的计数将代表微生物接种物的精确密度，通常对实验结果的解释至关重要。

（2）将 HIO 培养物转移到无菌显微注射器上，去除培养基。去除外部介质可以减少光学失真，防止显微注射溶液从显微注射针上滴落。

（3）使用玻璃微毛细管和显微注射器注射 HIO。详细的描述和视频见于可开放获取的文章（Hill et al.，2017）。有关显微注射技术的完整描述，也请参阅该文章。

（4）显微注射完成后，每个 HIO 用无菌 PBS 清洗 2 次（加入孔中的 PBS 的体积应覆盖 HIO）。这将消除在显微注射过程中可能引入的任何微生物污染物。

（5）在每孔中加入 0.5 mL ENR 培养基，将培养皿置于细胞培养箱中。这样会使组织有时间在引入抗生素之前恢复屏障的完整性。

（6）30 分钟后，从 HIO 培养物中去除 ENR 培养基，替换为含有 10 μg/mL 庆大霉素的 0.5 mL 新鲜 ENR 培养基。

注：应用抗生素的目的是消除培养基中存在于 HIO 腔外的任何细菌。如果不使用抗生素清洗，10%～30% 的 HIO 培养物可能会在 24 小时内受到污染。抗生素使用浓度将根据微生物种类而有所不同。我们发现庆大霉素抑制肠杆菌科细菌是有效的，因为它的高分子量（477.596 g/mol）限制了细菌进入管腔室。

（7）30 分钟后，去除含有抗生素的培养基。用无菌 PBS 清洗 2 次（加入的 PBS 体积应覆盖 HIO）。

（8）加入 0.5 mL 新鲜 ENR 培养基，将培养物放回细胞培养箱。

第 1 天 +

HIO 和微生物共培养的下游应用可能有很大差异。标准的分子技术，如免疫印迹、ELISA、RNA-seq 和免疫组化，可用于研究类器官对微生物定植的反应（Hill et al.，2017）。上皮屏障通透性试验也已被描述为类器官和微生物共培养检测技术（Bardenbacher et al.，2019；Hill et al.，2017；Leslie et al.，2015）。

7.6.4.3　HIO 均质化和细菌计数

（1）用 1.0 mm 氧化锆/硅珠预填充 20% 的 1.5 mL 锥形螺帽管，制备匀浆管。在加入 0.3 mL 无菌 PBS 之前，对含有珠子的试管进行高压消毒。

（2）可选：准备含有无菌 LB 培养基（或其他适合的细菌培养基）的 96 孔板，用于检测 HIO 管腔外培养基中是否存在微生物污染物。将 20 μL ENR 培养基从每个含有 HIO 的孔转移到 96 孔板中的唯一一个孔中，37 ℃下孵育过夜。细菌生长（浑浊）表明源类器官培养物被污染。

（3）从 HIO 培养物中去除 ENR 培养基，将其保存起来进行分析（如 ELISA、代谢组学等）或丢弃。

（4）使用钝头的 1000 μL 微量移液器，将每个类器官转移到上述制备好的匀浆管中。

（5）使用 Mini Bead 搅拌器以最大速度搅拌 30 秒（Biospec Products，693）。

（6）将匀浆液在 LB 琼脂微生物培养板上进行连续稀释和培养，测定每个 HIO 中的细菌 CFU 值。我们强烈建议使用自动螺旋压板机和孔板计数器以提高产量和可重复性。

7.7　多能干细胞源性肠道类器官的利弊

多能干细胞源性肠道类器官的利弊，如表 7-1 所示。

表7-1　多能干细胞源性肠道类器官的利弊

优势	劣势
·HIO可形成一个可以容纳活微生物的腔内微环境	·HIO有一个封闭的上皮腔，很难对顶端上皮表面进行实验
·HIO模拟了人类肠道发育的早期阶段，包括上皮细胞和间充质细胞的共同发育	·HIO在批次之间和同批次内都存在一定的异质性
·上皮细胞和间充质细胞的结合使HIO能够在更明确的生物惰性基质中培养	·目前大规模扩大HIO不具有成本效益
·HIO可以移植到免疫缺陷小鼠体内，以产生更成熟的肠道组织	·HIO缺乏关键的肠道细胞类型（血管系统、神经元细胞、淋巴细胞和免疫细胞），而且在移植前还不成熟

7.8　问题排除和优化

问题排除和优化，如表 7-2 所示。

表7-2　问题排除和优化

问题	解决方案
没有形成球体	·密切关注内胚层诱导前细胞的起始条件密度过低或过高都不会导致球体的形成 ·检查所有试剂的完整性，并确保剂量和使用时间恰当 ·用早期传代的多能干细胞重新开始培养 ·验证肠道转录因子CDX2、KLF5或SOX9的表达

问题	解决方案
即使培养多天后，3D类器官依然是较小而致密的结构	・降低球形培养物的密度，并尽早将小型3D囊肿与其他组织分离 ・在重新接种致密球形培养物时，尽可能多地去除多余的基质基底膜 ・在培养约6周后不太可能出现额外的3D囊肿 ・在某些情况下，3D囊肿的形成可能效率低下，并且可能需要培养大量的球体以产生少量适合显微注射应用的大3D囊肿。这可能因批次而异，并且可能取决于应用于多能干细胞祖细胞培养物的培养传代次数

7.9 相关技术

与任何新兴的模型系统一样，多能干细胞衍生的 HIO 的全方位功能和实验应用仍有待探索。对本章提出方案的修改导致了其他后肠谱系组织的产生，包括胃类器官（Broda et al.，2019；McCracken et al.，2014）、肺类器官（Dye et al.，2015，2016；Miller et al.，2018，2019）和结肠类器官（Munera et al.，2017；Tsai et al.，2017）。生成这些组织的详细方案可在本章其他地方找到。最近，还描述了从 iPSC 祖细胞生成仅含上皮成分的人类肠道类器官（Mithal et al.，2020）。本方案中描述的许多原则也适用于这些组织，建议感兴趣的读者仔细审查这些内容，以修订上述生长因子方案。

7.10 伦理因素和标准

多能干细胞衍生的类器官可以由 ESC 或 iPSC 产生，其中任何一种来源都可以产生类似的末端组织（Spence et al.，2011）。ESC 具有巨大的增殖潜能，不需要基因重编程即可实现增殖。然而，在一些司法管辖区或机构中，研究 ESC 可能存在法律或伦理限制（Murugan，2009）。一般来说，在美国，ESC 系的使用仅限于 NIH 批准的细胞系。法律禁止研究人员使用美国政府提供的资金进行可能对人类胚胎造成伤害的研究。这有效地限制了非联邦资助的新 ESC 系的研究。相比之下，iPSC 通常来自非胚胎的人体组织，如皮肤成纤维细胞。虽然关于胚胎细胞使用的具体限制一般不适用于 iPSC，但对人类受试者的保护可能适用于原始材料。收集人体组织以产生 iPSC 通常需要捐赠者的知情同意和 IRB 的监督。尤其是知情同意必须列举与新的 iPSC 系的产生相关的风险，这些干细胞系可能作为生物资源或基因序列数据被永久保存和（或）与其他实验室共享。这些风险包括暴露 DNA 中所包含的独特基因标识符的风险。医学研究人员或公共 DNA 分析服务可能会将这些标识符与人类受试者和捐赠者联系起来，从而导致隐私泄露和其他不可预见的风险。

7.11 结　论

本章中描述的方案可以产生来自多能干细胞的 3D 肠道组织。为了方便起见，还包括多能干细胞培养和维护程序的基本概述。关于该技术更详细的讨论，强烈推荐 Chiao 等（2008）和 Huangfu 等（2008）文章。我们还提出了几种有用的辅助方案来完善肠道类器官分化系统，包括用海藻酸盐基质代替 Matrigel 的方法、组织冷冻和长期保存的方法，以及在定向分化过程中产生的上皮和间充质群体传代培养的方法。最后，我们纳入了一种肠道类器官和微生物共培养的方案，这是多能干细胞来源的 HIO 的一个关键应用。根据具体的实验要求和实验室设施，这些辅助方案的应用可能需要进行相应调整。

参考文献

扫码查看

第八章
具有肠神经系统的多能干细胞衍生的肠类器官

Elise Loffet[a], Lisa Brossard[a], Maxime M. Mahe[a,b,c,*]

[a] Université de Nantes, Inserm, TENS, The Enteric Nervous System in Gut and Brain Diseases, IMAD, Nantes, France
[b] Department of Pediatric General and Thoracic Surgery, Cincinnati Children's Hospital Medical Center, Cincinnati, OH, United States
[c] Department of Pediatrics, University of Cincinnati, Cincinnati, OH, United States
[*] 通信作者电子邮箱地址：maxime.mahe@inserm.fr

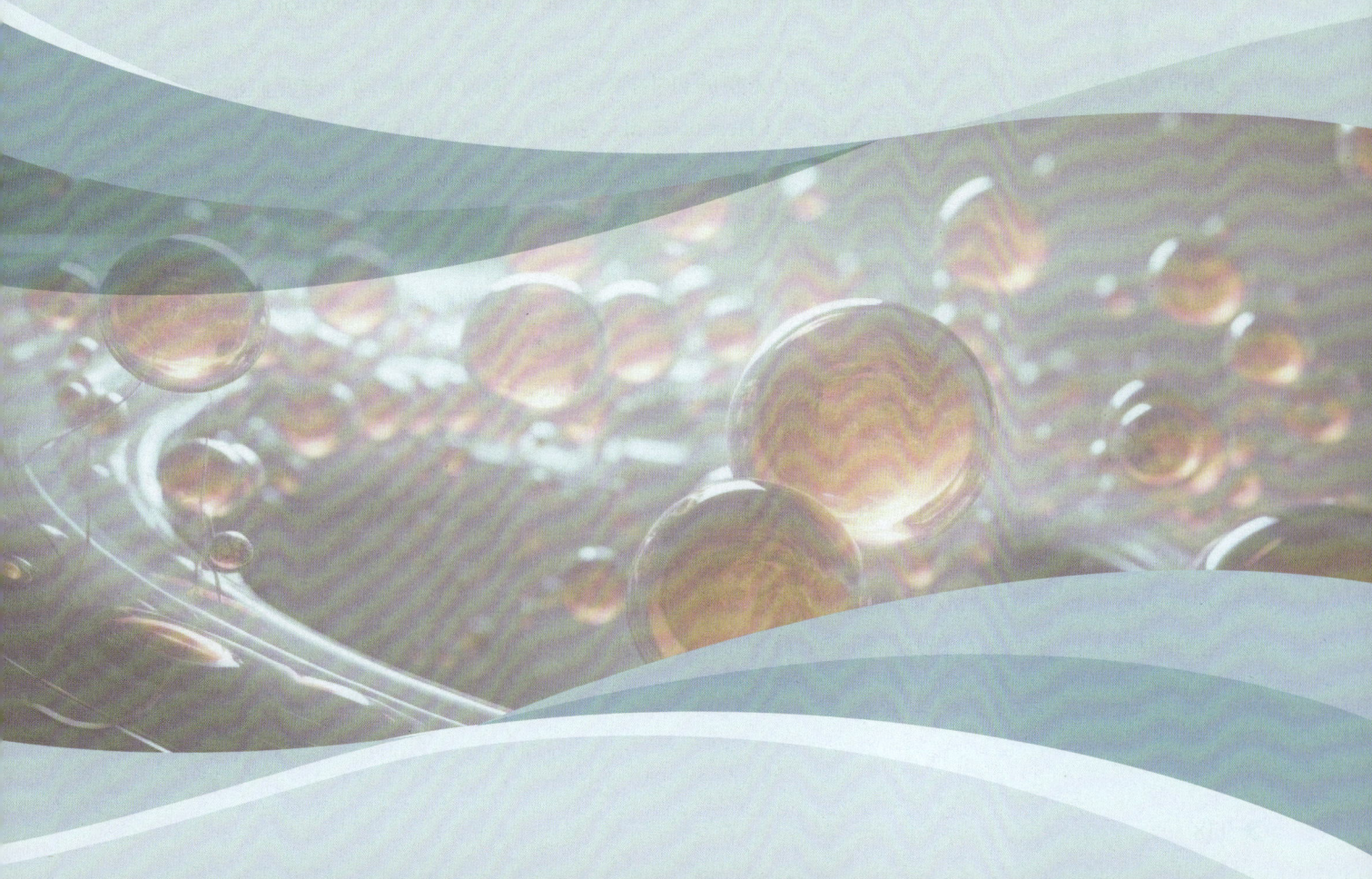

> **摘　要**
>
> hPSC 和分化技术的使用为生成特异性组织提供了新的途径。目前将 hPSC 分化为包括肠神经系统的 HIO 已成为可能。利用逐步分化过程，通过在支持间质中嵌入上皮、神经元和胶质细胞形成 3D 结构，我们生成了具有神经支配的肠道类器官。受神经支配的类器官进一步发展为复杂的结构，具有与发育中肠道相似的组织和细胞分化功能。这些工具在肠神经病变的发展和病理生理学研究中开辟了新的应用领域。因此，我们描述了 hPSC 产生 HIO 和迷走神经嵴细胞，并将它们结合成受神经支配的类器官的过程。我们还讨论了这些实验的技术问题，并强调了该系统的优点和局限性。

8.1 概　述

消化道是一个复杂的管状器官，具有消化和吸收功能。在与环境直接接触时，它形成一个选择性屏障，允许营养物质通过，防止病原体通过。消化道起源于两个生发层（内胚层和中胚层），而产生肠神经元的外胚层细胞在肠管形成后迁移到肠管中。内胚层来源的组织将形成肠道的上皮衬里。另一方面，中胚层将形成连续被膜组织的下层（黏膜下层），由纵向和环形平滑肌组成的肌层和浆膜。这种解剖结构保证了胃肠道的功能（Thompson et al., 2018）。虽然消化和推进食物由肠上皮和肌肉完成，但是肠道运动行为是由一个内在的神经网络——肠神经系统（enteric nervous system, ENS）协调完成的。

ENS 通常被称为"第二大脑"，是一个完整的自主神经系统，通过控制蠕动、改变血液流动及水、电解质和激素的分泌来协调肠道的复杂行为（Heanue et al., 2007）。发达的 ENS 分布在整个消化道的两个主要神经丛（肌间丛和黏膜下丛）中。肠肌神经元协调肠肌层的运动行为，即肠道运动。黏膜下神经元通过局部反射控制黏膜过程，这些反射是由肠壁的局部膨胀、黏膜的扭曲和管腔中的化学物质触发的（Grundy et al., 2007）。

这些过程是由神经元激活直接引起的，但也涉及 EEC，EEC 在受到肠道营养物质或力的刺激时，释放出 5-羟色胺等物质（Alcaino et al., 2018；Neunlist et al., 2014）。在发育上，ENS 起源于外胚层。外胚层对肠道的贡献来源于迁移的迷走神经嵴细胞（vagal neural crest cells, vNCC），这些细胞主要来自神经管分层，少部分来自骶神经嵴细胞（Nagy et al., 2017）。在人类中，初级肠管在妊娠 3~4 周形成，而 vNCC 在妊娠第 4 周之前从神经管中迁移出来。妊娠 7 周时，vNCC 已在整个胃肠道定植并分化为肠神经元和肠胶质细胞（Fu et al., 2004）。从第 7 周开始，肠神经细胞体合并成神经节，形成上述神经丛（Wallace et al., 2005）。肠神经元突起与其他神经节或非神经元组织建立联系，以控制肠道的整体功能。除了作为肠神经元的机械支持，肠胶质细胞还参与维持肠道内稳态（Neunlist et al., 2013）。在妊娠 11 周时，肠道在解剖学上已经成熟，在妊娠前 3 个月末，ENS 就开始发挥功能，并在此后继续发育（McCann et al., 2019）。

hSPC 的使用及将其分化为各种细胞类型和组织谱系方法的发展，使得在体外生成复杂的人类组织成为可能，包括 HIO 的生成。通过模拟胚胎肠道发育的逐步分化过程，hPSC 可以分化为 DE，再分化为后肠球体，形成 3D 肠道结构。培养 28 天后，HIO 具有被支持间充质细胞包围的极化上皮（Spence et al.，2011）。虽然 HIO 类似于功能性肠道，但它们缺乏 ENS。为了产生神经支配的 HIO，hPSC 衍生的 vNCC 和后肠球体可以结合在具有神经元成分的 3D HIO 中（HIO+ENS）。这些类器官让人想起正常的 HIO，但它们被神经元和神经胶质细胞包围（Workman et al.，2017）。HIO+ENS 为研究人类肠道神经病变的发展和病理生理提供了新的机会。

在本章，我们描述了一种从 hPSC 中产生受神经支配的 HIO 的方法，并概述了进行免疫荧光染色的方法，这些方法可用于表征受神经支配的 HIO。我们对这些实验的技术注意事项进行了说明，并强调了该系统的主要优点和局限性。

8.2 具有肠道神经系统的肠道类器官的应用

8.2.1 医疗需求

一些胃肠道疾病有神经病变的起源，即 ENS 受损。常见的肠道神经病变，包括食道失弛缓症、胃轻瘫、肠蠕动障碍、假性肠梗阻，而更罕见的形式如巨结肠，有遗传基础，与肠道神经元缺失有关。这些胃肠道神经病变通常影响出生后的婴儿，在成人中也可能因感染、免疫介导的炎症或神经变性而发生（Westfal et al.，2017）。然而，肠道神经病变的发病机制尚不清楚。为了生成一个全面的图谱，将对照组和患病组产生的神经支配类器官进行比较能够识别失调的基因、途径或细胞相互作用，从而深入了解肠神经病变的发病机制和潜在的治疗方法。

8.2.2 研究需求

我们了解胃肠道生理学的能力，特别是通过 ENS，一直局限于动物模型和细胞模型，这些模型没有建立逼真的人类生理学模型。从人乳头状细胞中生成人类神经支配的小肠是一种理解人类细胞功能及其与环境关系的方法，也是我们研究人类胃肠道发育、生理和疾病的重大进步。类器官模型、化学和遗传鉴定，以及包括单细胞转录组学在内的 OMIC 技术的结合，代表了一种解决细胞谱系与基因网络之间相互联系的方法。此外，将这些类器官移植到免疫缺陷的动物身上，有助于了解高阶组织的发育过程，并增强生理功能（Poling et al.，2018；Workman et al.，2017）。这些类器官系统使我们更接近人类生理学，对了解健康和疾病的基本胃肠道生理学有着巨大的帮助。

8.3 分化方案概述

本方案描述了从 hPSC 中产生受神经支配的 HIO（HIO+ENS）的步骤（图 8-1）。三个主要步骤包括：vNCC 分化、HIO 分化、HIO-vNCC 共培养产生 HIO+ENS。由此产生的类器官形成 3D 结构，具有被间充质细胞包围的中央上皮、肠神经元和神经胶质细胞嵌入间质中。整个过程耗时 41 天，其中 vNCC 分化耗时 13 天，肠道 HIO 分化耗时 9 天，HIO-vNCC 共培养耗时 28 天。

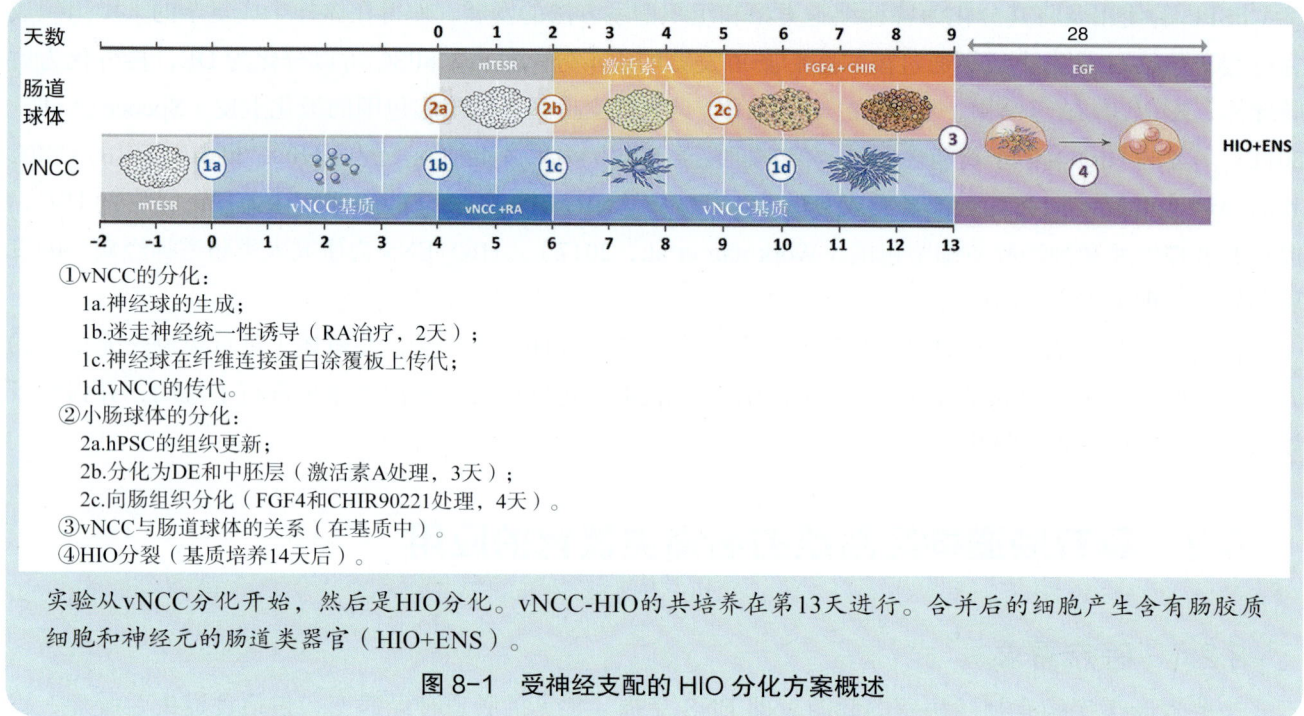

① vNCC的分化：
  1a. 神经球的生成；
  1b. 迷走神经统一性诱导（RA治疗，2天）；
  1c. 神经球在纤维连接蛋白涂覆板上传代；
  1d. vNCC的传代。
② 小肠球体的分化：
  2a. hPSC的组织更新；
  2b. 分化为DE和中胚层（激活素A处理，3天）；
  2c. 向肠组织分化（FGF4和CHIR90221处理，4天）。
③ vNCC与肠道球体的关系（在基质中）。
④ HIO分裂（基质培养14天后）。

实验从vNCC分化开始，然后是HIO分化。vNCC-HIO的共培养在第13天进行。合并后的细胞产生含有肠胶质细胞和神经元的肠道类器官（HIO+ENS）。

图 8-1 受神经支配的 HIO 分化方案概述

8.4 实验步骤

8.4.1 hPSC 分化前的培养和维持

维持高质量的 hPSC 对于 vNCC 和 HIO 的分化和高效生产至关重要。虽然可以使用许多不同的 hPSC 细胞系，但每个细胞系在培养中细胞生长有不同的表现，培养条件可以根据维持、细胞传代的频率和分化前接种时的细胞密度进行调整。

8.4.1.1 材料和试剂

· hPSC 生长无饲养层。我们通常使用 ESC WA01 细胞系，也被称为 H1（WiCell）和 iPS 细胞系 f71.019，其来源于正常成人真皮成纤维细胞（Gaignerie et al., 2018）。

· Matrigel（符合 hESC 条件，LDEV-free，Corning，354277）。

· mTESR 1（Stem Cell Technologies，85850）。

· DMEM/F-12、HEPES（Life Technologies，31330-038）。

· 1 × DPBS（Eurobio，CS1PBS0101）。

· StemMACS 传代溶液 XF（Miltenyi Biotec，130-104-688）。

· 经组织培养处理的 6 孔板（3516，Corning）。

8.4.1.2 实验方案

hPSC 培养需要在组织培养板上预涂合适的细胞外基质来附着细胞。因此，可以在 hPSC 维护之前制备符合 hESC 条件的基质凝胶涂层 6 孔板，并可在 37 ℃下保存，最多保存 5 天。

8.4.1.2.1 分化前的细胞培养维持和传代

8.4.1.2.1.1 hPSC 细胞培养维持

（1）在倒置显微镜下检查 hPSC 集落的形态。

（2）使用非永久性标志物标记分化的细胞。

注：我们在传代后 2 天和之后每天检查细胞分化情况。hPSC 集落呈现的细胞具有明确的细胞核，它们是均匀的，有明确的界限。分化的集落要么是没有清晰集落界限的大细胞，要么是集落中心的异质区域偶尔产生 3D 结构。

（3）使用连接在真空泵上的吸管尖端抽吸培养基和标记的 hPSC 集落。

（4）每个孔添加 1.5 mL 的 mTESR1。

（5）将培养板放回到 37 ℃、5% CO_2 的培养箱中。

8.4.1.2.1.2　hPSC 的传代

（1）当汇合度达到 70% ~ 80% 时，细胞发生分裂。

注：hPSC 应至少每 7 天传代 1 次。

（2）在倒置显微镜下识别和标记分化的细胞集落。

（3）使用连接于真空泵的吸管尖端抽吸培养基和标记区域。

（4）每个孔用 1 mL 的 DPBS 洗涤。

（5）吸出 DPBS。

（6）每个孔添加 1 mL 的 StemMACS 传代溶液 XF。

（7）根据细胞系的不同，在室温下孵育培养板 1 ~ 4 分钟。

注：当细胞集落开始从培养皿中分离时，在倒置显微镜下对光发生折射。

（8）当细胞超出培养皿时吸出传代溶液。

（9）每个孔加入 1 mL 的 mTESR1。

（10）使用无菌的 200 μL 移液管尖端按照网格模式刮取细胞集落。

注：使用这种方法，细胞集落将被切割成均匀的正方形。

（11）使用 1 mL 移液管轻轻地来回移液，从培养皿中分离细胞块。

（12）使用 1 mL 移液管将细胞团块收集到一个 15 mL 的离心管中。

（13）以 1∶10 的比例将细胞团块分配到一个符合 hESC 条件的基质凝胶预涂层的 6 孔板中。

注：我们通常以 1∶10 的比例进行传代，并根据细胞集落的密度和细胞生长速率将其从 1∶6 调整到 1∶18。

（14）来回移动培养板，使细胞团块均匀地分布在孔中。

注：避免旋转培养基，因为细胞团块会聚集在孔的中心，并且不会均匀生长。

（15）将培养板放置于 37 ℃、5% CO_2 的培养箱中。

注：

1）hPSC 应培养 3 ~ 7 天，当其密度达到 80% 时传代。

2）hPSC 传代后开始 vNCC 分化，详见 8.4.2。

3）关于 HIO 的分化，详见 8.4.3。

8.4.2　迷走神经嵴细胞分化

这里描述的方案将在 6 孔板黏附培养中生成 vNCC。

8.4.2.1　材料和试剂

所有溶液应使用无菌细胞培养级试剂新鲜配制。

- mTESR1（Stem Cell Technologies，85850）。
- Ⅰ型胶原酶（ThermoFisher，17018029）：在 mTESR 1 中的浓度为 500 U/mL。
- 细胞消化液（Stem Cell Technologies，07920）。

- DMEM/F-12、HEPES（Life Technologies，31330-038）。
- 神经基础培养基（ThermoFisher，21103049）。
- 50×B27 添加剂（ThermoFisher，17504-044）。
- 100×N2 添加剂（ThermoFisher，17502-048）。
- 青霉素/链霉素双抗（ThermoFisher，15140122）。
- 胰岛素（Invitrogen，RP-10908）：2 mg/mL 原液，用 0.005 mol/L 无菌 HCl 稀释至终浓度为 5 μg/mL。
- 重组人 FGF2（Miltenyi Biotec，130-093-840）：100 μg/mL 原液用无菌水稀释至终浓度为 20 ng/mL。
- 重组人 EGF（MiltenyiBiotec，130-097-749）：每 0.1%BSA 加入 500 μg/mL 无菌 PBS 稀释至终浓度为 50 ng/mL。
- ROCKi（Tocris Bioscience，1254）：10 mmol/L 原液用无菌水稀释至终浓度为 10 μmol/L。
- 谷氨酰胺（ThermoFisher，35050061）。
- RA（Sigma-Aldrich，R2625-50MG）：在 20 mmol/L 原液中加入 DMSO 稀释至终浓度为 2 μmol/L。
- vNCC 培养基：在 50% DMEM/F-12、HEPES，50% 神经基底培养基中补充 2 mmol/L 谷胱氨酸、B27 和 N2 添加剂、胰岛素、重组人 FG2、重组人 EGF 和 100 U/mL 青霉素/链霉素双抗。
- 纤维连接蛋白（R&D，1918-FN）：在无菌 DPBS 中的最终浓度为 1.5 μg/mL。
- 35 mm×10 mm 未经处理的细胞一号培养皿（Starlab，CC7672-3340）。

8.4.2.2 实验方案

8.4.2.2.1 hPSC衍生的神经球的生成（第0~6天）

8.4.2.2.1.1 神经球生成（第0天，图 8-2A）

（1）从 hPSC 孔中去除分化后的细胞（详见 8.4.1.2.1.1）。

（2）用 2 mL 的 DMEM/F-12、HEPES 清洗。

注：将 DMEM/F-12、HEPES 在室温下静置约 15 分钟后直接使用。

（3）吸出 DMEM/F-12、HEPES。

（4）加入 1 mL Ⅰ型胶原酶，预热至 37 ℃。

（5）在 37 ℃、5% CO_2 条件下孵育培养板 1 小时。

（6）在显微镜下确认培养细胞集落的边界。

（7）添加 5 mL 的 DMEM/F-12、HEPES。

（8）用 1 mL 的移液管轻轻冲洗孔，以分离细胞集落。

注：如果细胞集落没有完全分离，在用 1 mL 微管冲洗的同时轻轻刮掉培养板底部的细胞。

（9）将漂浮的细胞团块收集到 15 mL 的离心管中。

（10）让这些团块在离心管中沉淀下来。

（11）吸取上清液而不干扰细胞团块。

（12）用 5 mL 的 DMEM/F-12、HEPES 洗涤。

（13）重复步骤 10~12。

（14）在 15 mL 的离心管中加入 3 mL vNCC 培养基。

（15）使用 1 mL 移液管轻轻地重悬细胞团块。

（16）将 3 mL 细胞悬液转移到 35 mm×10 mm 未经处理的培养皿中。

（17）将培养皿放回培养箱，以 37 ℃、5% CO_2 的条件培养。

注：这些细胞团块在第 2 天将形成自由漂浮的球体（图 8-2B）。

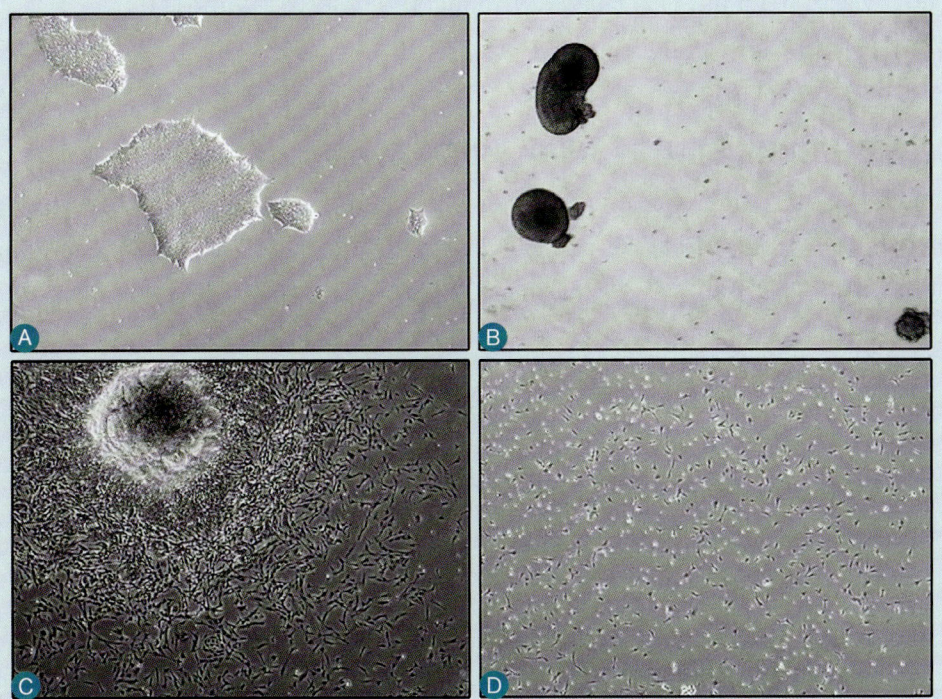

A.hPSC先于vNCC分化。B.漂浮的神经球（第3天）。C.vNCC从神经玫瑰花结中迁移出来（第9天）。D.一次传代后培养的vNCC（第11天）。

图8-2 迷走神经嵴细胞分化的代表性图像

8.4.2.2.1.2　每日培养基变化（第1～4天，图8-2B）

（1）摇动培养皿，将神经球重新聚集至中央。

（2）用1 mL移液管将神经球收集到一个15 mL的离心管中。

（3）让神经球在离心管中固定。

（4）吸取上清液而不干扰细胞团块。

（5）在15 mL离心管中加入1.5 mL vNCC培养基。

（6）使用1 mL移液管轻轻地重悬细胞团块。

（7）通过加入1.5 mL新鲜的vNCC培养基，制备之前使用过的培养皿。

（8）用1 mL移液管将1.5 mL球形悬液从15 mL离心管转移到培养皿中。

注：每个培养皿的总容积为3 mL。

（9）将培养皿放回培养箱，以37 ℃、5% CO_2 培养。

（10）每天更换vNCC培养基，重复步骤1～9，直到第4天。

8.4.2.2.1.3　诱导迷走神经识别（第4～6天）

（1）每只培养皿准备3 mL vNCC培养基，并添加2 μmol/L RA。

（2）摇动培养皿，使神经球在培养皿中心重新聚集。

（3）将神经球收集到15 mL离心管中。

（4）让神经球沉淀下来。

（5）在不干扰细胞团块的情况下吸出上清。

（6）在15 mL离心管中加入1.5 mL添加2 μmol/L RA的vNCC培养基，混匀。

（7）将1.5 mL添加2 μmol/L RA的新鲜vNCC培养基加入制备之前使用的培养皿。

（8）用 1 mL 移液管将 1.5 mL 神经球悬液从 15 mL 离心管转移到培养皿中。

（9）将培养皿放回培养箱，以 37 ℃、5% CO_2 培养。

（10）第 2 天更换 vNCC 培养基，重复步骤 1～9。

8.4.2.2.2.2 神经球在纤维连接蛋白涂层的组织培养板上传代（第6～13天）

vNCC 培养需要用纤维连接蛋白涂层的组织培养板。因此，在无菌 DPBS 中使用 1.5 μg/mL 的纤维连接蛋白，必须在传代前至少 1 小时制备纤维连接蛋白涂层的 6 孔板。我们建议将一个 35 mm×10 mm 的神经球培养皿使用 6 孔板的 4 个孔。预涂板可在 4 ℃下保存，最多保存 3 天。

8.4.2.2.2.1 第 6～10 天

（1）摇动培养板，使神经球在培养板中心重新聚集。

（2）在立体显微镜下挑选和计数神经球。

注：在每个纤维连接蛋白涂层组织培养板的孔中，建议收集 25～50 个神经球。

（3）将 25～50 个神经球转移到 15 mL 离心管中。

（4）等待神经球在管中固定。

（5）吸取上清液而不干扰神经球生长。

（6）在 1.5 mL 的 vNCC 培养基中轻轻重悬 25～50 个神经球。

（7）将神经球转移到纤维连接蛋白涂层组织培养板上，每孔使用最终体积为 1.5 mL 的 vNCC 培养基。

（8）来回摇晃培养板，使神经球均匀地分布。

（9）将培养板放回培养箱，以 37 ℃、5% CO_2 培养。

注：神经球将黏附在纤维连接蛋白涂层组织培养板上，并形成玫瑰花结（图 8-2C）。

（10）每天更换培养基，每个孔使用 1.5 mL 的 vNCC 培养基，直到第 9 天。

8.4.2.2.2.2 神经嵴细胞传代（第 10～13 天）

（1）吸取 vNCC 培养基。

（2）用 1 mL 的 DMEM/F-12、HEPES 洗涤。

（3）加入 1 mL 活化酶。

（4）在 37 ℃下孵育 2 分钟。

注：在倒置显微镜下确认细胞是否脱离。只有迁移的 vNCC 脱落，玫瑰花结仍然附着在培养板上。我们建议用活化酶孵育 2 分钟。较长时间的治疗会导致玫瑰花结脱落。

（5）添加 5 mL DMEM/F-12。

（6）将细胞悬液转移到 15 mL 离心管中。

（7）以 300×g 的速度离心 5 分钟。

（8）在不干扰细胞团块的情况下吸走上清液。

（9）细胞团块在 1 mL vNCC 培养基中重悬。

（10）使用 Malassez 计数板或其他细胞计数方法进行细胞计数。

（11）将经过组织培养处理的 6 孔板（20 000 个细胞 /cm^2）在 1.5 mL vNCC 培养基中接种，每个孔接种 180 000 个细胞。

（12）来回地摇晃培养板，使细胞均匀地分布在孔中。

（13）将培养板放回 37 ℃、5% CO_2 培养箱中培养。

注：细胞黏附在 6 孔板的底部过夜。

（14）每天更换 vNCC 培养基，每个孔更换 1.5 mL，直到第 13 天。

8.4.2.2.2.3 神经嵴细胞传代（超过第 13 天）

vNCC 可以每隔 3~4 天传代。因此，我们重复步骤 1~13 的神经嵴细胞传代。vNCC 在与肠道结合前可维持其表型达 3 代神经球（图 8-2D）。虽然我们通常不使用它，但 vNCC 从第一段或第二段可以用标准技术冷冻和复苏。

8.4.3 HIO 的分化和培养

本节描述的方案将从 24 孔板的黏附培养物中产生人类后肠球体，这些球体将与生成的 vNCC 结合使用。我们将 hPSC 集落分离成单细胞而不是细胞团块，以生成强大和可重复的神经球。

8.4.3.1 材料和试剂

所有溶液均应使用无菌细胞培养级试剂新鲜制备。

- mTESR1（Stem Cell Technologie，s85850）。
- Matrigel（符合 hESC 条件，LDEV-free，Corning，354277）。
- ROCKi（Tocris Bioscience，1254），加入 10 mmol/L 无菌水，终浓度为 10 μmol/L。
- DMEM/F-12，HEPES（Life Technologies，31330-038）。
- 精氨酸酶（Stem Cell Technologies，07920）。
- RPMI 1640 培养基（ThermoFisher，21875-034）。
- MEM NEAA（1000×，ThermoFisher，11140-035）。
- dFBS（Life Technologies，26140087）。
- 激活素 A（R&D System，338-AC），采用 4 mmol/L HCl 制成 500 μg/mL 储备液，终浓度为 100 ng/mL。
- 重组人 FGF4（R&D System，235-F4-01M），采用无菌的 PBS 和含 0.1% BSA 制备 100 μg/mL 储备液，终浓度为 500 ng/mL。
- Chiron（Tocris Bioscience，CHIR，4423/10），使用无菌 DMSO 配制 10 mmol/L 储备液，终浓度为 3 μmol/L。
- 后肠分化培养基：RPMI 1640 培养基中添加 1×NEAA，2% dFBS，500 ng/mL FGF4 和 3 μmol/L Chiron。
- Nunclon Delta 24 孔板（ThermoFisher，142475）。

8.4.3.2 HIO 培养方案（第 0~9 天）

HIO 分化需要使用 Matrigel 预涂细胞培养板。可以在分化前准备好合格的 hESC Matrigel 涂层的 24 孔板，并在 37 ℃下保存，最多保存 5 天。为了在 24 孔板上植入 hPSC，我们建议在 80% 密度下使用 6 孔板的 2 孔 hPSC 进行培养。

8.4.3.2.1 hPSC 传代和接种（第 0~2 天，图 8-3A）

（1）从 hPSC 的一个孔中移除分化细胞（参阅 8.4.1.2.1.1）。

（2）用 1 mL DMEM/F-12、HEPES 清洗要传代的每个孔。

（3）向每个孔中加入 1 mL 室温下的细胞消化酶。

（4）在 37 ℃下孵育 5 分钟。

注：细胞凝块将从板底分离。如果细胞集落仍附着，可以将总孵育时间延长至 7 分钟。

（5）加入 2 mL DMEM/F-12、HEPES。

（6）用移液器来回吹打使细胞团块解离分散为单个细胞。

（7）将 6 孔板中所有孔的细胞悬液收集在 15 mL 离心管中。

注：为避免细胞消化酶只是被稀释而没有被灭活，需要快速进行以下步骤。

（8）以 300×g 的速度离心 1 分钟。

（9）吸出上清液。

（10）用 1 mL 含 ROCKi 的 mTESR1 重悬细胞。

（11）使用 Mallasez 计数板计算细胞数，计算出播种 24 孔板所需的细胞悬液体积。

注：我们通常向 24 孔板的每个孔接种 10 万个细胞。因此，我们需要 240 万个细胞和 12 mL mTSER1 悬液（含 ROCKi）。

（12）在含有 12 mL mTESR1 和 ROCKi 的 15 mL 离心管中加入计算出的细胞悬液体积。

（13）使用 1 mL 微量移液器向 24 孔板中的每个孔均匀加入 500 μL 细胞悬液。

注：每接种 6 个孔后，来回吹动 15 mL 离心管中的细胞悬液，避免接种过程中细胞沉降。

（14）摇晃 24 孔板，使细胞均匀分布在孔中。

（15）将 24 孔板放回 37 ℃、5% CO_2 的培养箱中，孵育 24 小时。

（16）吸出培养基。

（17）向每个孔中加入 500 μL mTSER1。

（18）将 24 孔板放回 37 ℃、5% CO_2 的培养箱中，孵育 24 小时（图 8-3B）。

8.4.3.2.2　DE 分化第 2～5 天

（1）在第 2 天吸出培养基。

（2）向每个孔中加入 500 μL 的 RPMI 1640 培养基（含 1×NEAA 和 100 ng/mL 激活素 A）（图 8-3C）。

（3）在第 3 天吸出培养基。

（4）向每个孔中加入 500 μL RPMI 1640 培养基（含 1×NEAA、0.2% dFBS 和 100 ng/mL 激活素 A）。

（5）在第 4 天吸出培养基。

（6）向每个孔中加入 500 μL RPMI 1640 培养基（含 1×NEAA、2% dFBS 和 100 ng/mL 激活素 A）。

8.4.3.2.3　肠道组织分化（第 5～9 天，图 8-3D）

（1）吸出培养基。

（2）向每个孔中加入 500 μL 的后肠分化培养基。

（3）在连续的 4 天内重复步骤 1 和步骤 2。

注：第 7 天或第 8 天可能会出现神经球，这种情况下应使用 1 mL 微量移液器移除培养基，而不是用真空抽吸。当神经球开始在培养物中形成时，继续 8.4.4，将神经球与 vNCC 组合使用。

8.4.4　HIO+ENS 的生成

当在第 9 天出现球体时，可以在将 vNCC 包含在细胞外 Matrigel 之前将它们结合起来。

8.4.4.1　材料和试剂

- Matrigel GFR 基底膜基质（LDEV-free，Corning，354230）。
- DMEM/F-12，HEPES（Life Technologies，31330-038）。
- 细胞消化酶（StemCell Technologies，07920）。
- 改进的 DMEM/F-12（ThermoFisher，12634-010）。
- 50×B27 添加剂（ThermoFisher，17504-044）。
- 100×N2 添加剂（ThermoFisher，17502-048）。
- HEPES（ThermoFisher，15630-056）。
- GlutaMAX（ThermoFisher，35050-038）。

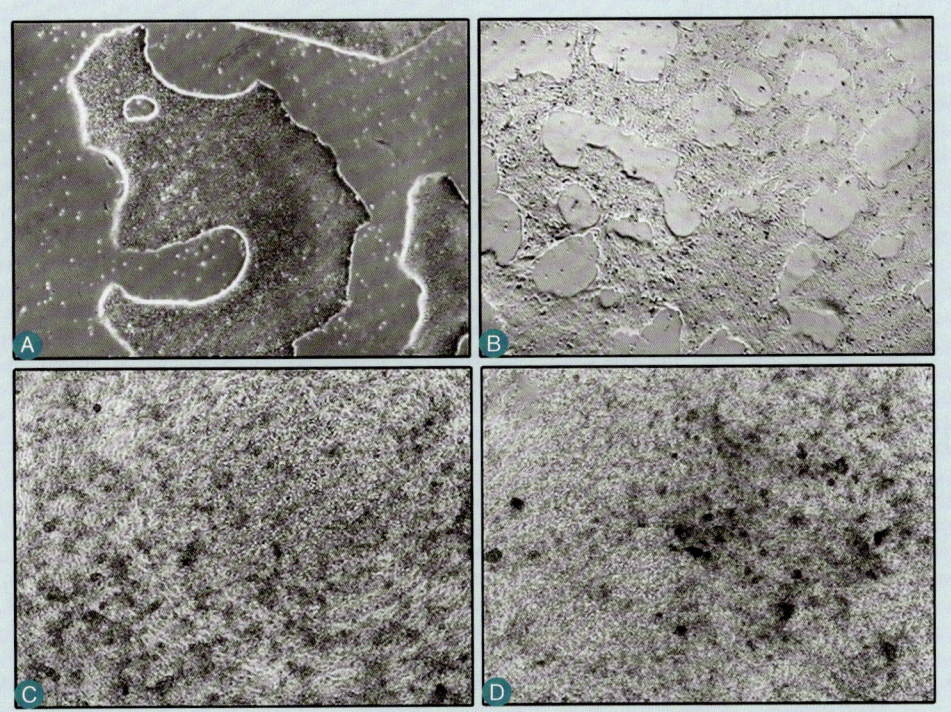

A.分化前的hPSC。B.DE分化（第7天）。C.后肠发育过程中细胞形成3D脊状结构（第10天）。D.肠道球体分化结束（第12天），球体正在从黏附的细胞层中分离。

图8-3 后肠球体分化过程中代表性图像

- 青霉素/链霉素（ThermoFisher，15140122）。
- 重组人EGF（Miltenyi Biotec，130-097-749），用无菌PBS和含0.1% BSA配成500 μg/mL溶液保存，终浓度为50 ng/mL。
- 迷你肠道培养基：改进的DMEM/F-12、1×B27和1×N2添加剂、10 mmol/L HEPES、2 mmol/L GlutaMAX、100 U/mL 青霉素/链霉素和50 ng/mL EGF。
- Nunclon Delta 24孔板（ThermoFisher，142475）。

8.4.4.2 实验方案

8.4.4.2.1 肠道球体的回收

（1）在立体显微镜下使用1 mL移液器回收漂浮的神经球。

注：在收集神经球时，建议大致估计球体数量，以确定所需的vNCC数量。

（2）将神经球收集在15mL离心管中（可以将24孔板的多个孔合并到一个管中）。

（3）等待神经球在管中沉降。

（4）吸出培养基。

（5）加入1 mL DMEM/F-12培养基。

（6）将15 mL离心管放入培养箱，继续培养vNCC。

8.4.4.2.2 vNCC的回收

6孔板的一个孔通常包含（0.4~0.5）×10^6个细胞，建议使用1000个vNCC与1个球体的比例。

（1）吸出培养基。

（2）用1 mL的DMEM/F-12洗涤细胞。

（3）加入1 mL细胞消化酶。

（4）在37 ℃下孵育2~3分钟。

（5）加入 5 mL 的 DMEM/F-12。

（6）将细胞悬液转移到 15 mL 离心管中。

（7）在 300×g 下离心 5 分钟。

（8）吸出上清液，不要干扰沉淀。

（9）用 1 mL 的 DMEM/F-12 重悬细胞沉淀。

（10）使用 Mallasez 计数板或其他细胞计数方法计数细胞。

（11）继续进行肠道球体和 vNCC 的共培养。

8.4.4.2.3　肠道球体和 vNCC 的共培养（图8-4A～图8-4D）

（1）将所需量的 vNCC 悬液加入含有球体的 15 mL 离心管中。

注：建议使用 1000 个 vNCC 与 1 个球体的比例。

（2）在 300×g 下离心 2 分钟。

（3）吸出上清液。

（4）轻轻将神经球和 vNCC 在冰冷的 Matrigel 中重悬，轻轻来回吹打，使 vNCC 均匀混合在神经球中。

注：每 20 μL Matrigel 可以嵌入 20～40 个神经球。Matrigel 应始终放在冰上以避免聚合。

（5）在 24 孔板的中心分布 20 μL 冰冷的 Matrigel 滴液（不含 vNCCs+ 神经球）。

注：需要准备 Matrigel 基床，避免 vNCC 在板底积聚和附着。

（6）将 20 μL 后肠球体 +vNCC Matrigel 悬浮液覆盖原有的 Matrigel 滴液。

（7）允许 Matrigel 在室温下开始聚合 2～3 分钟。

（8）将细胞培养板倒置。

（9）将培养板放回 37 ℃、5% CO_2 的培养箱中，孵育 20～30 分钟。

（10）用 500 μL 迷你肠道培养基覆盖 Matrigel 滴液。

（11）每周更换两次培养基，共培养 14 天。

8.4.4.2.4　内神经支配的肠道类器官的传代

肠道类器官应在培养两周后进行传代，并置于新的 Matrigel 中。

（1）在无菌培养条件下，在立体显微镜下使用 1 mL 移液器收集含有 HIO+ENS 的 Matrigel 滴液。

注：可以剪裁 1 mL 移液器尖端以便于从 Matrigel 中取出 HIO+ENS。

（2）将 HIO+ENS 转移到含有 DMEM/F-12 和 HEPES 的无菌培养皿中。

（3）在立体显微镜下使用细镊子将 HIO+ENS 与残留的 Matrigel 分离。

（4）使用细镊子将融合在一起的多个 HIO+ENS 结构分离成单个结构。

注：可以通过立体显微镜识别中心上皮核来选择和分离单个 HIO+ENS。

（5）将 HIO+ENS 收集到 15 mL 离心管中。

（6）让 HIO+ENS 沉降到管底。

注：如果 HIO+ENS 没有沉淀，可以在 300×g 的速度下短暂离心。

（7）吸取上清液。

（8）在冰冷的 Matrigel 中重悬 HIO+ENS。

注：每 35 μL 的 Matrigel 可嵌入 5～10 个 HIO+ENS。

（9）在 24 孔板孔的中心分布含有 HIO+ENS 的 35 μL Matrigel。

（10）允许 Matrigel 在室温下开始聚合 2～3 分钟。

（11）将细胞培养板倒置。

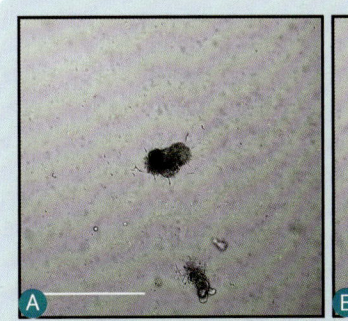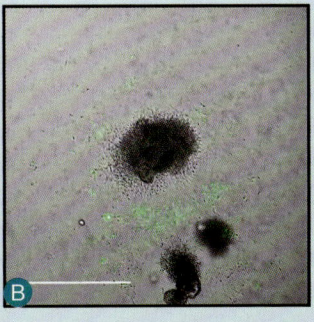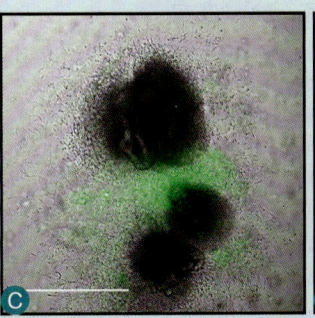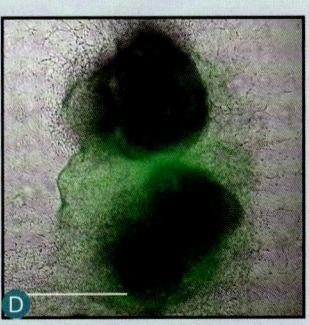

A. 后肠球体与vNCC联合后1天的神经支配肠道类器官（HIO+ENS）。B. 培养5天后的HIO+ENS。C. 培养9天后的HIO+ENS。D. 分化前培养13天的HIO+ENS（比例尺=1 mm）。

图 8-4　神经支配的肠道类器官在 Matrigel 中的生长（共 13 天）绿色为表达 GFP 的迷走神经嵴细胞

（12）将培养板放回 37 ℃、5% CO_2 的培养箱中，孵育 20～30 分钟。

（13）用 500 μL 迷你肠道培养基覆盖 Matrigel 滴液。

（14）每周更换两次培养基，共培养 14 天。

8.4.5　分化基准

细胞类型的分化可以通过基因和（或）蛋白表达的组合进行监测。例如可以通过流式细胞术控制 CXCR4 表达细胞的比例或使用免疫荧光法检测 FOXA2 和 SOX17 阳性细胞来评估 DE。同样可以在后肠囊体中验证 CDX2 的表达。最后可以测试 vNCC 中 CD49d、HNK-1 和 P75NTR 的表达。用于基准测试 HIO 和 vNCC 分化步骤的常用标志物，如表 8-1 所示。所提供的清单并不详尽，其他标志物也可用于评估分化。

表 8-1　用于基准定位分化步骤的标记

章节	细胞类型	标志物	分析
8.4.2.2.2	vNCC	HNK-1（CD57）	qPCR，IF
		神经营养因子受体p75（p75NTR）	qPCR，IF
		SRY-Box转录因子	qPCR，IF
		整合素α_4（CD49d）	FC
8.4.3.2	DE	SRY-Box转录因子17（SOX17）	qPCR，IF
		Forkhead Box A2（FOXA2）	qPCR，IF
8.4.3.2	中期/后肠球体	尾部型同源框转录因子2（CDX2）	qPCR，IF
8.4.3/8.4.4	上皮细胞	上皮细胞黏附分子（EPCAM）	IF
		E-钙黏蛋白（CDH1）	IF
8.4.3/8.4.4	成纤维细胞	波形蛋白（VIM）	IF
8.4.3/8.4.4	肌成纤维细胞	α-平滑肌肌动蛋白（ACTA2）	IF
8.4.4	神经胶质细胞	胶质纤维酸性蛋白（GFAP）	IF
		S100钙结合蛋白B（S100B）	IF
8.4.4	神经元	β-微管蛋白Ⅲ（TUBB3）	IF
		泛素C末端水解酶L1（UCHL1）	IF

注：可以使用半定量 PCR（quantitative PCR，qPCR）、免疫荧光染色（immunofluorescence，IF）或流式细胞术（flow cytometry，FC）等标记的组合来确认分化的效率和控制质量。

8.4.6 分析－免疫荧光染色

以下是肠道类器官的石蜡包埋切片的免疫荧光染色实验方案，此技术可用于特定目标的成像，或用于分化期间或分化之后的质量控制。

8.4.6.1 材料和试剂

- 1×DPBS（Eurobio，CS1PBS0101）。
- 2%的福尔马林溶于DPBS。
- 甘氨酸（Sigma-Aldrich，50046）。
- Histogel（ThermoFisher，HG-4000-012）。
- 氯仿。
- 正丁醇。
- 100%、95%、90%、75%和70%乙醇。
- 10×免疫组化抗原修复缓冲液（Agilent，S1699）。
- BSA（Sigma-Aldrich，A7030）。
- Triton X-100（Sigma-Aldrich，X100）。
- 吐温20（Sigma-Aldrich，P9416）。
- 马血清（ThermoFischer，16050122）。
- 兔抗CDX2抗体（Abcam，ab227201）。
- 鼠抗E-钙黏蛋白抗体（R & D Systems，MAB7481）。
- 兔抗Alexa Fluor 568（ThermoFischer，A10042）。
- 兔抗Alexa Fluor 488（ThermoFischer，A-21206）。
- DAPI（ThermoFischer，D1306）。
- 洗涤溶液：含有0.5% Triton X-100、0.05%吐温20和0.1%BSA的DPBS溶液。
- 阻断溶液：含有0.5% Triton X-100、0.05%吐温20、0.1%BSA和10%马血清的DPBS溶液。
- 长效玻璃抗淬灭封片液（ThermoFisher，P36982）。
- 组织处理器。
- 石蜡包埋机。
- 压力锅。

8.4.6.2 实验方案

8.4.6.2.1 类器官样品处理和石蜡切片

（1）吸取培养基，向每个孔中加入500 μL的2% PFA溶液。

（2）在4 ℃下孵育2小时。

（3）吸出PFA溶液。

（4）在搅拌下用500 μL的DPBS/0.75%甘氨酸溶液洗涤10分钟。

（5）重复该过程3次。

（6）取出HIO+ENS。

（7）在30 μL的Histogel中嵌入3～4个HIO+ENS。

（8）将HIO+ENS转移至标有适当标签的组织处理包埋盒中。

（9）将样本放入组织处理器中，按照标准组织处理方案过夜处理。

处理方案如下：

1）70% 乙醇 ×2 次，每次 30 分钟。

2）75% 乙醇处理 1 小时。

3）90% 乙醇处理 1 小时。

4）95% 乙醇处理 1 小时。

5）100% 乙醇 ×2 次，每次 1 小时。

6）100% 乙醇处理 20 分钟。

7）正丁醇处理 20 分钟。

8）氯仿处理 1 小时。

9）石蜡 ×3 次，每次 1 小时。

（10）从组织处理器中取出样品，并将其嵌入适当大小的一次性基础模具中。

（11）丢弃嵌入盒的盖子，并将其底部固定在模具顶部以创建组织块。

（12）从石蜡组织块中取出一次性基础模具。

（13）轻轻切开组织块，暴露所需的组织表面。

（14）在室温下，将组织浸泡在 PBS 缓冲液中 1 小时，然后在冰上冷却。

（15）将组织悬浮在组织切片水浴箱中，切成 3 μm 厚的带状切片，直到皱褶消失。

（16）将切片安装到显微镜载玻片上。

（17）在 60 ℃下烘烤显微镜载玻片 1 小时。

（18）在室温下保存显微镜载玻片，直到进一步使用。

8.4.6.2.2　染色

（1）将显微镜载玻片在 65 ℃下加热 30 分钟。

（2）将显微镜载玻片浸入以下一系列浴液中重新水化：

1）氯仿 ×2 次，每次 7 分钟。

2）100% 乙醇 5 分钟。

3）95% 乙醇 4 分钟。

4）70% 乙醇 3 分钟。

5）去离子水 2 分钟。

（3）使用高压锅，在 110 ℃下借助免疫组化抗原修复缓冲液进行热诱导抗原表位修复（1 分 30 秒）。

（4）在 PBS 中洗涤 10 分钟。

（5）重复该过程两次。

（6）使用疏水笔勾勒组织切片。

（7）在室温下，使用 0.5% Triton X-100/PBS 处理类器官样品切片，处理时间为 30 分钟。

（8）将玻片在洗涤溶液中洗涤 10 分钟。

（9）重复该过程两次。

（10）将载玻片置于有阻断液的方形生物测定皿中孵育 1 小时，皿中衬有湿纸巾以保持皿内湿度。

（11）吸出阻断液。

注：不要使用异常载玻片。

（12）在阻断溶液中孵育玻片，在含湿度的室内，使用兔抗 CDX2（1∶500）和鼠抗 CDH1（1∶500），在 4 ℃下过夜。

（13）在温和的搅拌下，将玻片在洗涤溶液中洗涤 10 分钟。

（14）重复该过程 3 次。

（15）在阻断溶液中，使用驴抗兔 Alexa Fluor 568（结合抗 CDX2 抗体）和驴抗鼠 Alexa Fluor 488（结合抗 CDH1 抗体）在 4 ℃下孵育过夜（1∶500）。

（16）避光，将玻片在洗涤溶液中洗涤 10 分钟。

（17）重复该过程 3 次。

（18）避光，将玻片浸泡在 1 μg/mL DAPI/PBS 中孵育 10 分钟。

（19）避光，将显微镜玻片在 PBS 中洗涤 3 次，每次洗涤 10 分钟。

（20）使用长效玻璃抗淬灭封片液或其他水溶性细胞培养基封装显微镜玻片。

注：等待至少 24 小时再成像。

（21）进行荧光显微镜下的成像和细胞计数（图 8-5）。

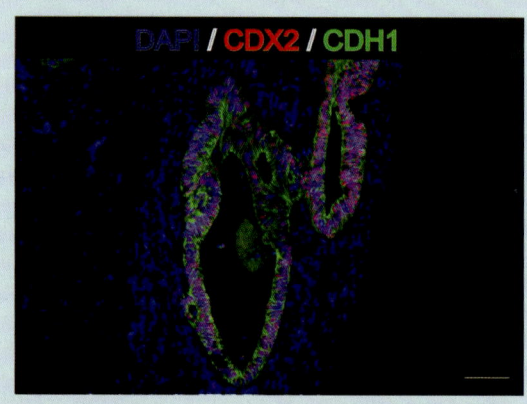

肠道类器官形成中央上皮，染色的为 E-钙黏蛋白（CDH1，绿色）、CDX2（红色）和细胞核（DAPI，蓝色）。支持性的间充质细胞包围着上皮（比例尺=50 μm）。

图 8-5　在基质中培养 28 天的肠道类器官的免疫荧光染色

8.5　故障排除和优化

在分化和培养过程中可能会出现问题，我们列出了可能解决这些问题的方案，如表 8-2 所示。

表 8-2　可能出现的问题及解决方案

问　题	解决方案
DE 单层细胞不连续	您可以调整 hPSC 细胞的起始密度或控制激活素 A 活性
后肠球体的产量低	您需要调整 hPSC 细胞的起始密度
神经球不黏附在培养皿上	纤维连接蛋白预涂层不起作用，至少提前 1 小时涂层
vNCC 不能在 HIO 中分化为肠道神经元和胶质细胞	vNCC 数量过低或过高。尽管可以使用一定范围的 vNCC 密度，但我们建议每个后肠球体使用 1000 个 vNCC
HIO+ENS 在培养皿中平坦生长	类器官样品开始在塑料上附着并生长，当 HIO+ENS 嵌入 Matrigel 时，我们建议在聚合过程中倒置平板
HIO+ENS 在培养 28 天后没有上皮	可能是间充质细胞过度生长为上皮，建议在传代过程中使用精细镊子去除过量的间充质

hPSC 细胞系如不经检查可能会出现一些分化的细胞，导致在分化过程中引入不需要的细胞类型。因此我们建议在开始实验之前彻底检查并去除分化的细胞/集落。如果 hPSC 培养过程中不需要的自发分化随着传代次数增加而增加，建议丢弃当前细胞并解冻低传代无分化的 hPSC 的冻存管。

肠道分化条件可能因不同的多能干细胞系而异。起始细胞的密度是其中的关键，需要根据每个 hPSC 细胞系进行测试。当然细胞密度的范围是可变的，但合理的起点是 24 孔板中每孔 100 000 个细胞。我们建议在每个分化过程中分别测试 80 000～140 000 个细胞密度。可以通过后肠球体的产量来估计分化是否成功，如果只产生了很少的后肠球体，那么该分化过程将是次优的，内胚层和后肠分化将需要进一步优化。另外，由于 hPSC 细胞系在分化过程中可能会有所不同，我们建议使用成熟的 ES 细胞系作为实验的金标准。因此，可以分化为肠道类器官的 hESC H1（WA01，Wicell）或 H9（WA09，Wicell），可用作其他 iPSC 系的阳性对照。

试剂来源和批次对于实验的可重复性至关重要，不同来源和批次的重组蛋白或小分子活性可能不同。因此，强烈建议进行批次测试，特别是对于激活素 A、FGF 和 CHIR。在分化过程中可以使用上述对照标志物进行检测。

8.6 先驱和替代技术

先前的研究小组已经成功实现了 HIO 的定向分化（Spence et al., 2011）。虽然我们一开始主要关注从 hPSC 生成小肠组织的方法，但类器官也可以分化形成肠道的特定区域。利用前后联合信号的定向分化使我们能够同时产生前肠和后肠组织。因此，在分化过程中，WNT/FGF/BMP/RA/EGF 信号的时间激活可以驱动组织向食管（Trisno et al., 2018）、胃（McCracken et al., 2014, 2017）、空肠到回肠样组织（Tsai et al., 2017）或结肠（Múnera et al., 2017）分化。在 HIO 生成的基础上，我们可以利用肠道 vNCC 来构建 ENS。使用类似的方法，先前的研究小组已经证明了造血干细胞定向分化为神经嵴细胞（neural crest cells，NCC）（Bajpai et al., 2010；Curchoe et al., 2010），包括肠 vNCC（Barber et al., 2019；Fattahi et al., 2016；Lau et al., 2019）。有趣的是 hPSC 衍生的 vNCC 可以结合在包括结肠在内的不同肠道区域中。

当我们在培养皿中模仿胚胎发育时，类器官的成熟阶段反映了相应的胚胎阶段，并使人联想到胎儿肠道（Finkbeiner et al., 2015）。这种成熟度的缺乏可能代表了这些工程类器官与出生后人类组织的可比性较差。在免疫缺陷小鼠体内植入 HIO 可用于进一步的扩张、成熟和功能形成（Watson et al., 2014）。移植的 HIO+ENS 同样会发展为成熟的肠道组织，其中包括腺体、绒毛、分层的上皮下层和间充质层。引人注目的是这些移植的 HIO+ENS 表现出与人类 ENS 相似的特征，包括神经元束重组肌间样神经丛和蠕动样活动（Workman et al., 2017）。

8.7 结　论

该实验方案描述的技术可生成具有神经支配功能的 HIO。关键步骤包括从 hPSC 平行分化出肠道球体和 vNCC，并将它们组合成一个自组装的有神经支配的肠道类器官。

利用这个类器官体系，结合对发育途径的干扰，将使我们能够直接研究发育过程和疾病相关机制，包括急性和慢性肠道神经病变。此外，也可以使用患者特异性或基因编辑的 iPSC 细胞系来模拟组织特异性疾病的病理过程。例如 *Paired-like homeobox 2B*（*PHOX2B*）基因突变与 Hirschsprung 病相关联，目前已成功地在 HIO+ENS 中再现（Workman et al., 2017）。

尽管 HIO+ENS 在产生具有更大功能的肠道组织方面向前迈进了一大步，但缺少免疫系统或细菌是其重要的缺陷。将免疫系统加入 HIO+ENS 的策略中，将进一步改善该系统。通过使用专用技术，从无菌肠道向微生物群落的过渡也是一个重要的考虑因素（Hill et al., 2017）。最后，移植 HIO 的手术策略为阐明管腔内容物在肠道成熟和肠道功能中的作用提供了机会（Mahe et al.，2017）。

致　谢

本工作部分得到了 ANR-17-CE14-0021（SyNEDI，Maxime M. Mahe），以及"New Team" grant（BOGUS to M. M. M.）来自 the Bioregate Regenerative Medicine Cluster, University of Nantes 和 Region Pays de la Loire 的资助。

参考文献

扫码查看

第九章
从人多能干细胞生成 HCO

Abdelkader Daoud, Jorge O. Múnera*

Department of Regenerative Medicine and Cell Biology, Medical University of South Carolina, Charleston, SC, United States
*通信作者电子邮箱地址：munera@musc.edu

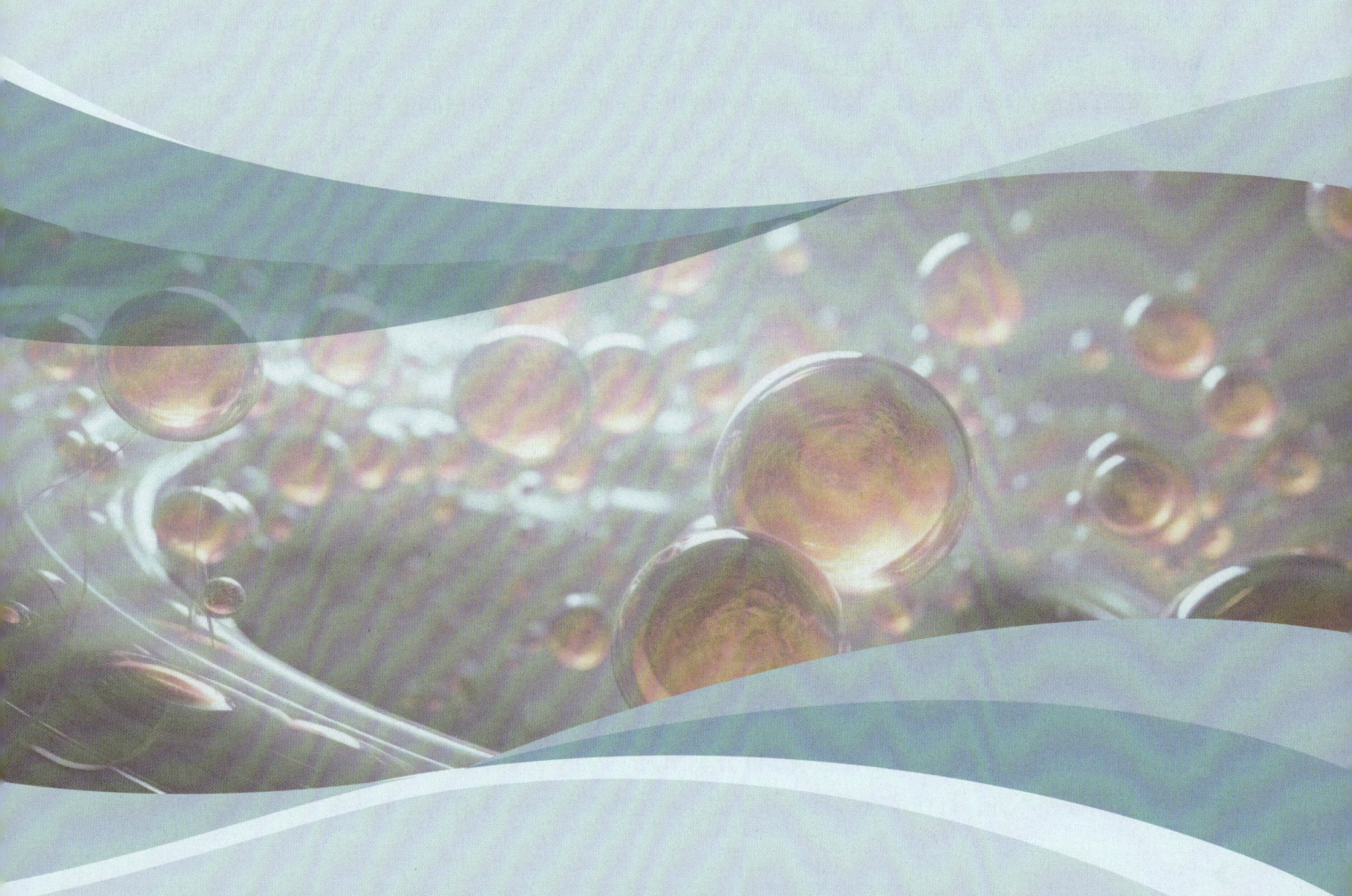

摘　要

hPSC 生物学的进展使得生成类似于胃肠道不同区域的类器官成为可能。在模式生物，如小鼠、蛙和鸡中开展发育生物学研究，有助于区域特异性类器官的产生。通过模拟胚胎发育，hPSC 衍生的人结肠类器官（human colonic organoids，HCO）可以通过逐步分化产生，首先分化为 DE，然后分化为中 / 后肠球体，进一步形成后肠组织，经过长时间的体外培养后产生 HCO。HCO 经历的转变与在模式生物和人胚胎的结肠发育中观察到的转变类似。基于形态、基因表达和存在的分化细胞类型，HCO 的发育类似胎儿结肠组织。在没有合理的培训和专业知识的情况下，产生 HCO 是一项艰巨的工作。这里，我们描述了将 hPSC 分化为 HCO 的详细方案，包括对分化疑难要点的建议，并讨论了实验设计时需要考虑的注意事项。我们还突出了该系统的主要优点和局限性。

9.1　概　述

在过去的 10 年里，新的类器官模型出现了爆发式增长，这些模型对许多内胚层衍生组织进行 3D 建模，包括小肠、结肠、胃、肝、肺和食管（Bartfeld et al.，2015；Dye et al.，2015；Huch et al.，2015；Jung et al.，2011；McCracken et al.，2017，2014；Munera et al.，2017；Sato et al.，2011；Spence et al.，2011；Trisno et al.，2018）。类器官可以通过患者活检或 hPSC 的定向分化来产生。尽管起始材料存在差异，但大多数类器官模型依赖培养条件，这种培养条件最初是为单个 Lgr5$^+$ 小鼠肠道干细胞生长为类器官而开发的（Sato et al.，2009）。这项开创性的工作有助于从 hESC 中建立小肠、胃、结肠和食管类器官模型。值得注意的是，其他类器官模型已经被开发出来，这些模型允许原始组织生长成含有基质成分的类器官（Neal et al.，2018；Ootani et al.，2009）。

我们之前建立了一个从 hESC 产生 HCO 的方案（Munera et al.，2017）。该方案是基于 Spence 等的工作，他们开发了一种从 hPSC 产生 HIO 的方案（Spence et al.，2011；Tsai et al.，2017）。HCO 是在分化第 7～10 天通过 BMP 信号的瞬时激活来诱导的，这诱导了同源盒基因（*HOX*）的表达，并显示肠管培养物的结肠特性。HIO 和 HCO 的产生对于该领域的研究者来说可能很困难。在本章中，我们描述了一个详细的方案，重点是优化和确认分化过程的各个阶段。此外，我们还简要介绍了基础研究的历史，并讨论了该系统的优缺点。

9.2　人结肠类器官的应用

9.2.1　医疗需求

在疾病负担方面，结肠是胃肠道中受影响最严重的部位。炎症性肠病，包括克罗恩病和溃疡性结肠炎（ulcerative colitis，UC），据估计影响 140 万美国人（Peery et al.，2012）。目前的治疗方案对整个患者群体的效果参差不齐，且往往有严重的并发症。再生医学是一种很有前景的疾病治疗方法。对于炎症性肠病（inflammatory bowel disease，IBD）来说，体外生成结肠组织 HCO 为移植到患者体内提供材料。事实上，这种方法已经在结肠炎小鼠模型中得到了证实，由成体的结肠干细胞产生的结肠类器官能够替代受损的黏膜（Yui et al.，2012）。最近的研究表明，扩增的小鼠胎儿肠源性祖细胞和人类结肠类器官也可以替代受损的结肠黏膜（Fordham et al.，2013；Sugimoto et al.，2018）。基于伦理方面的考虑，人类胎儿肠道并不是可移植材料的理想来源。来自 iPSC 的 HIO 和 HCO 以同基因的方式产生，并且由于它们含有间质，在许多不同的条件下生长旺盛。例如，HCO 在肾包膜中生长和成熟，而胎儿肠源性祖细胞和人类结肠体则不能。这可能是 HCO 中的间质分泌了提高移植后类器官存活率的因子。

结肠类器官可以在更小的范围内模拟人类结肠，这为药物筛选开辟了新的途径。例如，Crespo 等从家族性腺瘤性息肉病（familial adenomatous polyposis，FAP）患者的 iPSC 产生的 HCO 被用于抗 APC 基因种系突变引起的 WNT 信号过度增殖活性的药物测试（Crespo et al.，2017）。该研究结果支持了 HCO 平台在评估结肠、直肠疾病治疗候选药物方面的潜力。

9.2.2 研究需求

影响结肠的疾病数量众多，科学家们试图建立大量的模型来研究这些疾病的分子生理及病理机制。除了动物模型，类器官技术的最新进展彻底地改变了胃肠道上皮（gastrointestinal，GI）在发育和疾病中的研究方式。与缺乏细胞复杂性的二维系统不同，类器官提供了复杂的细胞环境，同时具有细胞间相互作用，包括上皮细胞和间充质细胞的相互作用。该系统不仅在实验上易操作，例如，可以进行 CRISPR 基因编辑、基因过表达以及在培养基中添加生长因子和小分子，也非常适合高通量筛选和建模小鼠中不能获得的某些人类疾病表型（Li et al.，2019；Sanger et al.，2011）。更重要的是，类器官可以由携带特定突变患者的 hiPSC 产生。例如，HCO 是由 FAP 患者的 iPSC 产生的，与野生型类器官相比这些患者的腺瘤性息肉病（adenomatous polyposis coli，APC）基因发生突变，表现出 WNT 信号的上调和上皮细胞的过度增殖（Crespo et al.，2017）。近些年，研究人员将 HCO 与人肠神经嵴源性细胞（enteric neural crest-derived cells，ENCC）共移植到 NOD/SCID 小鼠体内，研究 hedgehog 通路激活对肠神经元成熟的影响。为此，在有 ENCC 的情况下，将肠管球体分化成 HCO，得到的类器官用于分析或者移植到免疫缺陷小鼠肾包膜中。有趣的是，尽管在上皮附近区域观察到神经元分化，但 HCO-ENCC 的体内移植促进了更多的神经嵴（neural crest，NC）成熟，如展示的在黏膜下层和平滑肌层的肌肠区出现了神经元和胶质细胞（Lau et al.，2019）。

HIO 和 HCO 反映了胎儿结肠发育的要素，使它们成为研究人类结肠发育的理想模型。HIO 和 HCO 为肠上皮在发育过程中的区域模式提供了新的见解。例如，研究发现，WNT 和 FGF4 的剂量和接触的持续时间，可以控制肠管球体朝向小肠近端或远端的区域特征（Tsai et al.，2017）。我们之前已经证实，短暂的 BMP-2 处理可以将肠管球体转变为结肠类器官，这些类器官表达与结肠命运相关的 HOX（Munera et al.，2017）。

由此产生的 HCO 表达染色质修饰核蛋白 SATB2（富含特殊 AT 序列结合蛋白 2），并包含结肠特异性杯状细胞和肠内分泌细胞（enteroendocrine cells，EEC）。相比之下，HIO 缺乏 SATB2，表达近端肠道标志物 GATA4 和 PDX1，并包含小肠 EEC 和 Paneth 细胞。

除了研究前后模式的机制外，对 HIO 和 HCO 的研究也揭示了区域特异性的 EEC 的分化，这种罕见的肠上皮细胞内的细胞群形成了最大的内分泌器官，并分泌多种激素，对控制胃肠道的各种生理功能至关重要。Sinagoga 等使用神经生成素 3（neurogenin 3，NEUROG3）诱导系统，能够利用 hPSC 衍生的类器官，确定影响特定 EEC 亚型发育的因子（Sinagoga et al.，2018）。随着类器官领域的快速发展，有关人肠道发育的更多信息尚待揭示。

9.2.3 人结肠类器官的发现

2011 年发表了第一个从 hPSC 中生成 HIO 的方案（Spence et al., 2011）。该方案将 hPSC 分化为 DE，然后添加 FGF4 和 WNT3A 因子，形成肠管球体。HIO 是利用 Clevers 实验室开发的培养条件，对这些球体进行培养产生的，包括将其嵌入 3D 细胞外基质（Matrigel®）中，并在培养基中添加 R-spondin 1、EGF 和 NOG（Sato et al., 2009；Spence et al., 2011）。

至于结肠类器官，我们最近报告了通过 hPSC 直接分化成功产生 HCO，其方式类似于 HIO 的产生，但进行了重要修改。Lau 等成功地采用了这一方案，他们构建了 HCO 来研究 hPSC 来源的人类肠道神经分化（Lau et al., 2019）（详见 9.2.2）。

9.3 分化方案概述

9.3.1 DE

生成 HCO 的第一步是生成单层的 DE。激活素 A 是一种 TGF-β 超家族成员，模拟 NODAL 的作用，被证明可以诱导 hPSC 有效分化为表达 SOX17 和 FOXA2 的 DE（D'Amour et al., 2005；Spence et al., 2011）。激活素 A 处理 3 天（随着血清浓度增加）诱导的基因表达发生变化，类似于脊椎动物原肠胚形成过程中发生的 DE 分化。此外，当移植到 SCID 小鼠的肾包膜下时，DE 细胞产生了表达 CDX2 和 Villin 的肠样组织，以及表达肝细胞特异性抗原（hepatocyte-specific antigen，HSA）的肝样组织。虽然这些结构尚未完全成熟，但这一发现表明 DE 细胞能够分化为前肠和中后肠器官（D'Amour et al., 2005）。

9.3.2 中后肠分化

使用激活素 A 处理 3 天，可产生具有可塑性的 DE，其能够同时分化为前肠和中后肠细胞谱系。在 DE 单层细胞形成 3 天后，用高浓度 WNT 和 FGF4 处理 4 天，可定向诱导中后肠特化。在这段时间内，表现为形态发生过程的肠道标志物 CDX2 的上皮管开始形成。肠管球体是一种 3D 结构，从单层和管中脱离，通常在 WNT3A 和 FGF4 处理后 1～2 天内，介质中出现自由漂浮结构（Spence et al., 2011）。

9.3.3 肠管球体向 HCO 的后向形成模式（第 7～10 天）

如果在小鼠肠道类器官生长条件下培养，中后肠道球体可以发育成肠样组织（McCracken et al., 2011；Sato et al., 2009；Spence et al., 2011）。为了生成 HCO，我们还将肠管球体置于 Matrigel® 液滴中，使其能够 3D 生长，并添加了 EGF 和 BMP-2 的基础肠道培养基。我们发现 3 天时，细胞特化足以将肠管球体分化为结肠类器官（Munera et al., 2017）。BMP 信号的激活诱导 BMP 靶基因表达，如 *MSX2* 和 *HOX*，如 *HOXA13* 和 *HOXD13*。BMP 的处理诱导大多数中后肠球体生长停滞，因此接种大量的中后肠球体对于生成足够的材料进行分析至关重要。细胞分化 3 天后，培养基转换为含有 EGF 的基础胃肠道生长培养基，继续培养 2 周。

9.3.4 传代阶段（第 21 天）

由于 HCO 在成型后的 14 天内显著增长，Matrigel® 层开始降解，HCO 变得聚集。因此，需要在这段时间内传代，以确保类器官的生长和维持。在此期间，球体体积增大，形成假复层纤毛柱状上皮，由未分化间质包裹。在这一阶段，相比于对照（CTRL）类器官和 NOG 处理的 HIO（NOG HIO），后 *HOX* 仍处于高表达水平。

9.3.5 细胞分化（第21～35天）

长时间生长后，HCO 成熟并从假复层柱状上皮向单层柱状上皮转变。第 35 天，观察到结肠特异性细胞类型，如表达结肠富集 MUC5B 的杯状细胞。此外，在诱导表达 NEUROG3 的情况下，HCO 能够产生结肠特异性 INSL5+EEC。体外生成的 HCO 可以移植到免疫缺陷小鼠的肾包膜中，从而使 HCO 进一步成熟，包括隐窝的形成和平滑肌层的发育（Munera et al., 2017）。

生成 HCO 的关键步骤，如图 9-1 所示。

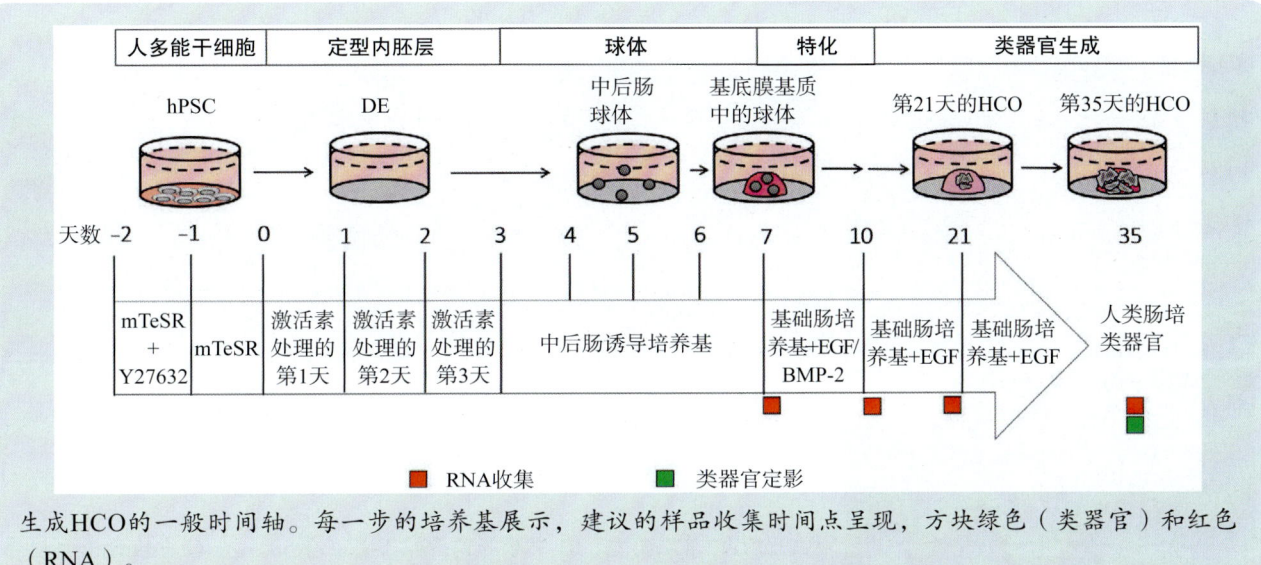

生成HCO的一般时间轴。每一步的培养基展示，建议的样品收集时间点呈现，方块绿色（类器官）和红色（RNA）。

图 9-1　体外生成结肠类器官的方案概述

（1）将 hPSC 铺在 Matrigel 包被细胞培养板上，并在激活素 A 处理的第 1 天添加 BMP-4，经过 3 天分化成 DE（图 9-2）。

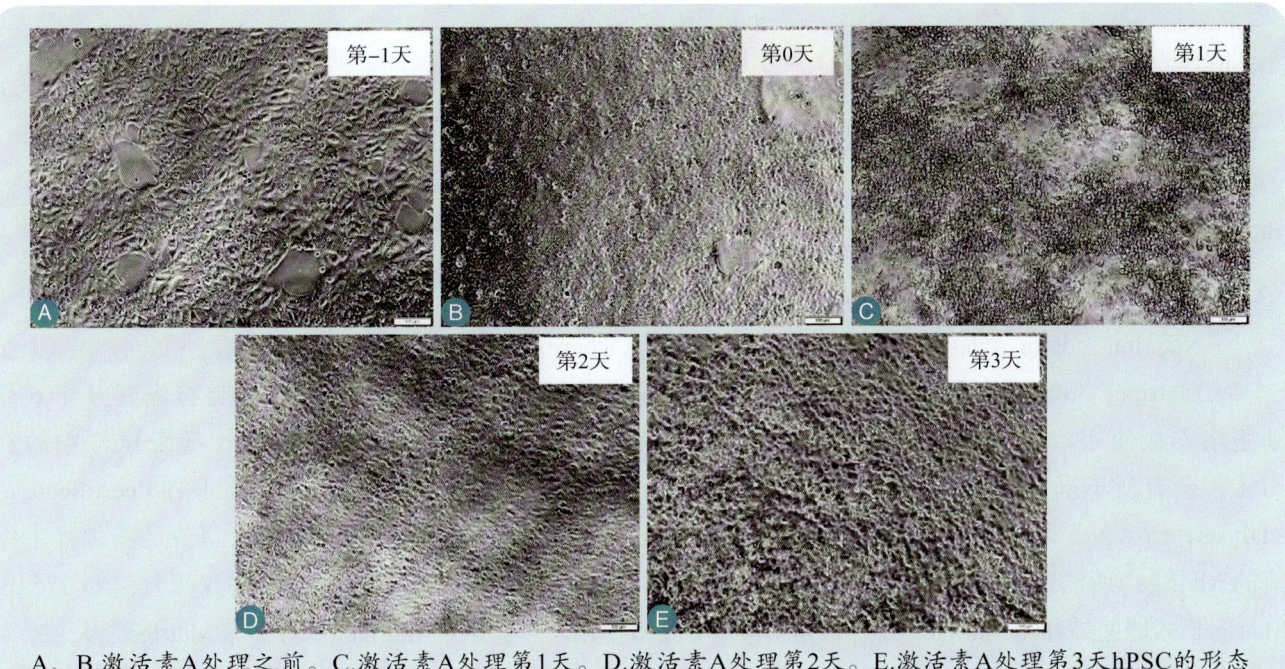

A、B. 激活素A处理之前。C. 激活素A处理第1天。D. 激活素A处理第2天。E. 激活素A处理第3天 hPSC 的形态 标尺=100 μm。

图 9-2　人多能干细胞产生 DE 单层细胞

（2）用 GSK3B 抑制剂 CHIR90221 和 FGF4 处理单层 DE 4 天，产生自由漂浮的中后肠管结构，称为球体（图 9-3）。

（3）球体被置入 Matrigel 泡中，使用 BMP-2 处理 3 天形成 HCO，然后去除 BMP-2，HCO 再培养 11 天。

（4）在第 21 天，HCO 被置入一个新的 Matrigel 泡中，再生长 14 天。在第 35 天收集 HCO，此时类器官表达结肠标志物并包含主要的结肠特异性细胞群（图 9-6），体外生成 HCO 的分步流程，如图 9-1 所示。

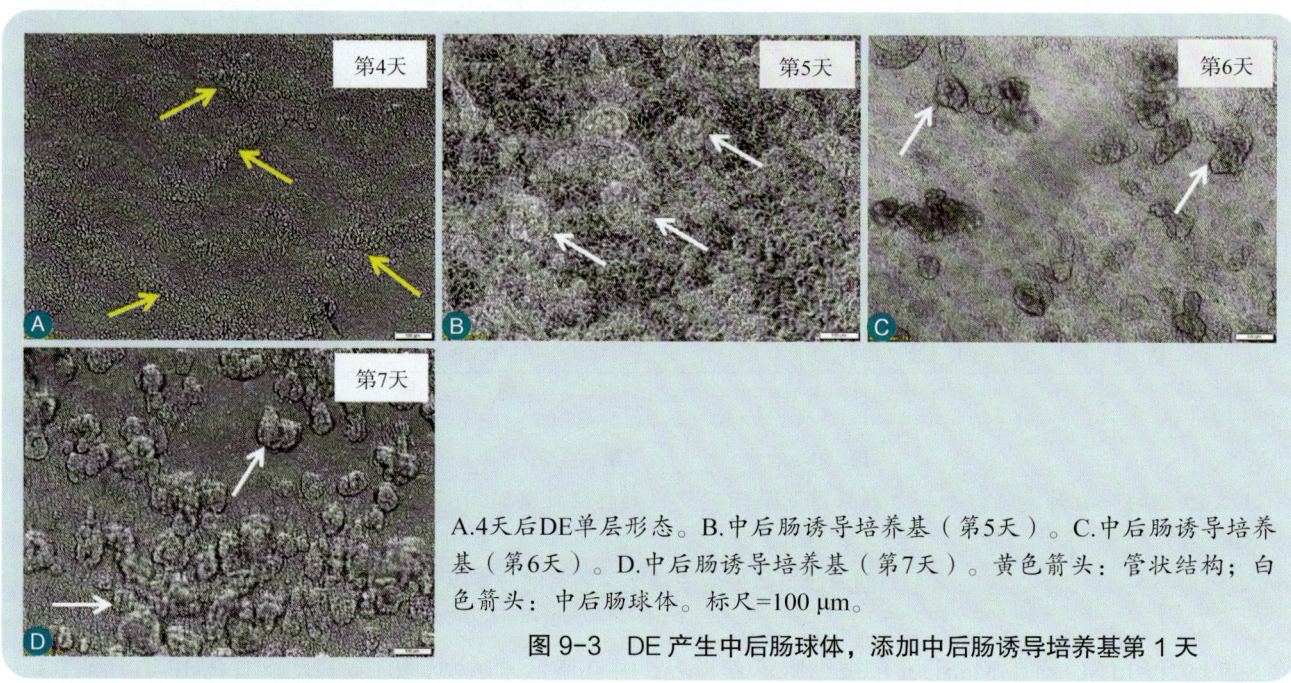

A.4 天后 DE 单层形态。B.中后肠诱导培养基（第 5 天）。C.中后肠诱导培养基（第 6 天）。D.中后肠诱导培养基（第 7 天）。黄色箭头：管状结构；白色箭头：中后肠球体。标尺=100 μm。

图 9-3　DE 产生中后肠球体，添加中后肠诱导培养基第 1 天

9.4　详细方案

hPSC 产生 HCO 的步骤，如图 9-1 所示。

9.4.1　培养板的 Matrigel® 包被

hPSC 使用无饲养层细胞培养，需要使用包被有 Matrigel® 的 6 孔 Nunclon™ 细胞培养板和 mTeSR1 培养基。

9.4.1.1　材料

· Nunclon™ delta 表面组织培养 6 孔板（Nunc）（Thermo Scientific，73520-906）。

· Matrigel® hPSC 基质（Corning，354277）：准备 4×Matrigel® 等分试样以便能够满足 4 个 6 孔细胞培养板使用。由于每批次 Matrigel® 的蛋白质浓度不同，每批次 Matrgel® 在每个等分试样中的确切体积会有所不同；因此，请查看制造商网站上每批次 hPSC 资格 Matrigel® 的分析证书（certificate of analysis，CoA），以找到"稀释因子"，该因子决定了为所需数量的 6 孔或 24 孔板制备足够稀释工作液的 Matrige® 所需的体积。例如，在分析证书上，4×Matrigel® 的体积为 275 μL，这意味着需要 275 μL Matrigel® 才能使稀释的 Matrigel® 工作液足够 4 个 6 孔板使用。为了等分 Matrigel®，将一瓶 Matrigel® 从 -20 ℃ 的冰箱中取出，放在 4 ℃ 的冰上过夜解冻。一旦解冻，旋转小瓶，以确保混合均匀。在小瓶顶部喷上 70% 乙醇，打开前进行消毒杀菌，并放置在通风罩中风干。使用预冷管将冷的 Matrigel® 快速分配到适当大小的等分（275 μL），并立即在 -80 ℃ 下重新冷冻。

- Advanced DMEM 培养基（Gibco，12-491-023）。
- 50 mL Corning 管（Falcon，21008-951）。

9.4.1.2 实验步骤

（1）将 25 mL 冷 DMEM 培养基放入 50 mL Falcon 管中。这足够包被 4 个 6 孔细胞培养板，每个孔包被 1 mL，有少量多余体积，以补偿移液误差。

（2）从 –80 ℃ 的冰箱中取出 Matrigel®，用 70% 乙醇喷洒，然后用 Kimwipe 无尘纸擦干。这一步需要迅速完成。

（3）从 50 mL Falcon 管中取 750 μL 冷 DMEM，加入 Matrigel® 管中，使用移液器上下吹打以解冻和混合 Matrigel®。

（4）将上述混合物转移回 50 mL Falcon 管中并混匀。

（5）取 4 个 6 孔的 Nunclon™ delta 表面细胞培养板，每孔添加 1 mL 上述混匀液。

（6）顺时针和逆时针旋转 2 ~ 3 次培养板，均匀地包被 Matrigel®，确保整个表面铺满。

（7）将完成包被的细胞培养板密封，在室温下放置至少 1 小时。

（8）包被板可在 4 ℃ 下保存 7 ~ 10 天。

（9）在使用保存的包被板之前，将其在室温下放置 0.5 小时。

注：单个细胞进行 24 孔板接种时（详见 9.4.3），这些板也需要用 Matrigel® 包被。包被的过程按照上面列出的包被 6 孔板的步骤执行，但是需要在 50 mL 预冷的 DMEM 中稀释 4 倍的 Matrigel® hESC 混合液。混合后，每孔加入 0.5 mL 混合液到 4 × 24 孔 Nunclon™ delta 表面细胞培养板，与 9.4.1.2 中步骤 6 ~ 9 一样操作。

9.4.2 hPSC 的维持培养

产生中后肠球体的先决条件是在分化和传代间隔方面保持 hPSC 的最优状态。下面的方案描述了维持未分化干细胞的详细程序。

9.4.2.1 材料

- iPSC 72.3（由 Pluripotent Stem Cell Facility at Cincinnati Children's Hospital Medical Center 产生）。

注意：可以使用其他 hESC 或 iPSC 细胞系，但需要针对每个细胞系进行优化。

- Nunclon™ delta 表面细胞培养 6 孔板，涂有 Matrigel®（详见 9.4.1）。
- Fishbrand™ 细胞铲（Fisher，08-100-240）。
- Fishbrand™ 一次性硼硅酸盐玻璃巴斯德移液管（13-678-2D0）。
- MilliporeSigma™ Steriflip™ 无菌一次性真空过滤装置（MilliporeSigma™，SCGP00525）。
- mTeSR1 完全培养基：将 100 mL mTeSR 补充物（Stem Cell technologies，85870）加入 400 mL mTeSR1 培养基（Stem Cell technologies，85870）中，等分于 50 mL 离心管中，以避免污染。保存在 4 ℃ 下备用。
- 中性蛋白酶（Gibco，17105041）：将冻干粉用 DMEM/F-12（Gibco，MT15090CV）重悬至最终浓度 1 mg/mL。用微孔过滤器抽真空过滤灭菌。配制 10 mL（1 mg/mL）溶液，分装后在 –20 ℃ 下保存 6 个月。使用前放置在 4 ℃ 冰箱中过夜。
- Advanced DMEM（Gibco，12-491-023）。

9.4.2.2 实验步骤

（1）将包被 Matrigel® 的 6 孔板放置于组织培养箱内 30 分钟。

（2）同时，在 37 ℃ 水浴锅中预热 mTeSR1、中性蛋白酶和 Advanced DMEM。

（3）检查 hPSC 的细胞密度。当细胞汇合度达到 70%～80% 时，每 4 天传代 1 次，按 1∶8～1∶6 的比例进行常规传代。

（4）手动去除培养板上的任何差异区域。

（5）传代时，先从培养液中抽吸旧培养基，每个孔用 2 mL Advanced DMEM 洗涤 1 次。

（6）吸出 DMEM，每个孔加入 1 mL 中性蛋白酶溶液。

（7）将细胞置于 37 ℃的 5% CO_2 培养箱中，直到细胞克隆边缘开始轻微抬起，但大部分克隆团仍附着在培养板上。克隆边缘通常在 4～5 分钟内开始隆起。

注意：根据 hPSC 细胞系和批次的不同，边缘抬起所需的时间可能会有所不同。在边缘开始提升之前不要刮细胞，否则将导致细胞存活率降低。

（8）在中性蛋白酶孵育期间，将 Matrigel® 从用于分装细胞的 6 孔板中吸出，每孔加入 1.5 mL 预热过的 mTeSR1。

（9）轻轻吸出消化液，并用 2 mL Advanced DMEM 清洗每个孔 3 次。在清洗过程中，将培养液移到孔的边缘，以避免克隆团移位。

（10）第 3 次洗涤后，吸出 DMEM，每个孔加入适量预热过的 mTeSR1［例如，每个孔加入 3.5 mL（每个孔 0.5 mL），1∶6 传代，4.5 mL，1∶8 传代］。

（11）使用无菌细胞铲将克隆团从培养板上分离下来。

（12）用移液枪小心地在盘子底部上下吹打 2～3 次，以帮助分解克隆团。

（13）在显微镜下检查，如果在第一轮吹打后可见细胞大团块，则进一步吹打，并在每次吹打后继续检查团块大小。

（14）轻轻地在新的 Matrigel® 包被板的每孔中加入 0.5 mL 的悬液。

（15）将培养板移至培养箱中，顺时针摇 3 次，逆时针摇 3 次，前后摇 3 次，左右摇 3 次，使团块均匀分布在孔中。

（16）每日更换培养基，观察克隆团的生长情况。

9.4.3　hPSC 单细胞内胚层分化培养

9.4.3.1　材料

· iPSC 72.3（由 Pluripotent Stem Cell Facility at Cincinnati Children's Hospital Medical Center 产生）。

注意：可以使用其他 hESC 或 iPSC 细胞系，但需要针对每个细胞系进行优化。

· Nunclon™ delta 表面组织培养 6 孔板，涂有 Matrigel®（详见 9.4.1）。

· mTeSR1 完全生长培养基（Stem Cell technologies，85870）。

· 细胞消化液（Thermo Scientific，A1110501）：倒入 10 mL 的试管中，在 -20 ℃下保存 6 个月。使用前放置在 4 ℃下过夜。

· ROCKi（Tocris，1254）：在 DMSO 中以 10 mmol/L 重悬并过滤灭菌。分装后在 -20 ℃下保存。

· Nunclon™ delta 表面组织培养 24 孔板（Nunc）（Thermo Scientific，73521-004）。

· 血球计数板（Sigma-Aldrich，Z359629）。

· 50 mL 离心管（Falcon，21008-951）。

· 15 mL 离心管（Falcon，21008-918）。

9.4.3.2　实验步骤

（1）将涂有 Matrigel® 的 24 孔板置于组织培养箱内 30 分钟。

（2）同时将 mTeSR1、细胞消化液和 Advanced DMEM 在 37 ℃的水浴槽中预热。

（3）检查细胞密度（汇合度85%是最理想的），并在开始前去除任何发生分化的区域。

（4）在一个50 mL离心管中，分装13 mL mTeSR，并添加13 μL 1 mmol/L ROCKi（终浓度为10 μmol/L）。ROCKi的加入可以提高细胞存活率。

（5）从6孔板中培养的3~4孔hPSC中抽取培养液，用2 mL Advanced DMEM洗涤1次。

（6）吹吸DMEM，每孔加入1 mL Accutase，将培养板置于5% CO_2、37 ℃培养箱中5~7分钟。用显微镜检查培养板以确保细胞脱落。

（7）用移液器轻轻地移2~3次细胞悬液，以确保任何剩余的团块被分离，并移出仍然附着在平板表面的细胞。

（8）每孔加入2 mL Advanced DMEM，吹吸2~3次。

（9）将细胞转移到15 mL离心管中，然后在室温下以$300 \times g$的速度离心3分钟。

（10）吸取上清液，轻轻重悬于步骤4中的6 mL mTeSR/ROCKi中（从13 mL的50 mL离心管中提取6 mL mTeSR/ROCKi）。

（11）将细胞悬液移回50 mL离心管中（步骤4），通过上下吹打混合均匀。管内的液体总容积应该是13 mL。

（12）使用血球计数板进行细胞计数。

（13）从24孔板的1个孔中吸出Matrigel®。

（14）将细胞悬液和10万~20万个细胞的培养液混合到24孔板中（0.5 mL/孔悬液）。我们建议通过测试每个hPSC细胞系的不同密度（50 000个细胞/孔~300 000个细胞/孔）来优化细胞数。

（15）顺时针摇3次，逆时针摇3次，再重复3次。

（16）在37 ℃、5% CO_2的培养箱中，孵育24小时。

（17）次日将培养基更换为新鲜mTeSR1，在37 ℃、5% CO_2下继续孵育24小时。

（18）进入下一步（详见9.4.4）。

9.4.4　hPSC向定型内胚层分化

9.4.4.1　材料

- hPSC细胞接种于Matrigel®涂层的24孔板中（详见9.4.3）。
- 激活素A（Cell guidance Systems，GFH6-100x10）：在含有0.1% BSA的无菌PBS中以100 μg/mL的浓度配制重组冻干粉。分装到预冷的微量离心管中，并在 −80 ℃下保存。
- 重组人BMP-4蛋白（R&D，314-BP-010）在含0.1% BSA的无菌4 mmol/L HCl中以100 μg/mL的浓度配制重组冻干粉。分装到预冷的微量离心管中，并在 −80 ℃下保存。
- 激活素第1天培养基：在RPMI 1640培养基（Corning，MT10041CV）中添加NEAA（Corning，11140050），在4 ℃下保存。使用时加入激活素A和重组人BMP-4蛋白中，使其终浓度分别达到100 ng/mL和15 ng/mL。
- 激活素第2天培养基：在RPMI 1640基础培养基中添加0.2% FBS vol/vol（Hyclone SH30070.03T）及NEAA，在4 ℃下保存。使用前加入激活素A中，使其终浓度达到100 ng/mL。
- 激活素第3天培养基：在RPMI 1640基础培养基中添加2% FBS vol/vol及NEAA，在4 ℃下保存。使用前加入激活素A中，使其终浓度达到100 ng/mL。

9.4.4.2　实验步骤

（1）配制13 mL激活素第1天培养基：13 mL碱性激活素第1天培养基、13 μL 100 μg/mL激活素 A 和 1.95 μL 100 μg/mL BMP-4，在 37 ℃水浴中为特定日期加热介质。如果可能的话，保持培养基每天新鲜。

（2）从 24 孔板的每个孔中吸取培养基。

（3）每个孔加入 0.5 mL 激活素第 1 天培养基。

（4）将平板置于 37 ℃、5% CO_2 的培养箱中培养 24 小时。

（5）在第 2 天细胞死亡应该是明显的（图 9-2），这是由于培养基中没有血清。

（6）单层会显得稀疏，但细胞集落会扩大。

（7）配制 12.5 mL 激活素第 2 天培养基：12.5 mL 基础激活素第 2 天培养基 +12.5 μL 100 μg/mL 激活素 A，使用前在 37 ℃水浴中加热。

（8）抽吸激活素第 1 天培养基，并在每孔激活素第 2 天培养基中添加 0.5 mL。

（9）24 小时后细胞形成单层，汇合度达 90% ~ 95%。此时仍然会观察到一些细胞死亡。

（10）配制 12.5 mL 激活素第 3 天培养基：12.5 mL 碱性激活素第 3 天培养基和 12.5 μL 100 μg/mL 激活素 A，在 37 ℃水浴中加热。

（11）吸取激活素第 2 天培养基，并在每孔激活素第 3 天培养基中添加 0.5 mL。

（12）24 小时后，观察到极少的细胞死亡，单层细胞应完全融合。中后肠球体生成所需的 DE 单层的形态，如图 9-2E 所示。

注：若加入激活素第 3 天后 24 小时 DE 单层未融合，丢弃重做实验；不进行中后肠分化。

9.4.5 定型内胚层分化为中后肠球体

9.4.5.1 材料

· 前几步生成的单层 DE（详见 9.4.4）。

· 重组人 FGF4 蛋白（R&D systems，235-F4-01M）：用含 0.1% BSA 的无菌 PBS 稀释至 100 μg/mL。使用预冷的微量离心管进行分装。

· CHIR（Reprocell，04000410）：用 10 mmol/L DMSO 稀释，按照 50 μL 分装，在 -20℃条件下避光保存。

· 中后肠诱导培养基：RPMI 1640 培养基（MT10041CV），NEAA（Corning，11140050），2% FBS vol/vol（Hyclone，SH30070.03T），3 μmol/L CHIR 和 500 ng/mL FGF4。

9.4.5.2 实验步骤

（1）准备 25 mL 不含 CHIR 的中后肠诱导培养基，置于 37 ℃水浴中加热。这个体积应该足够 24 孔板使用 2 天。

（2）一旦培养基变热，将 7.5 μL 10 mmol/L CHIR（最终浓度为 3 μmol/L）加入 25 mL 的培养基中，避光混合均匀。

（3）吹吸激活素第 3 天培养基，每孔加入 0.5 mL 中后肠诱导培养基，并将平板置于 37 ℃、5% CO_2 培养箱中。

（4）24 小时后，单层开始出现管状结构（图 9-3A）；吸出旧培养基，添加新鲜的中后肠诱导培养基，在 37 ℃、5% CO_2 培养箱中孵育。

（5）24 小时后，丢弃旧培养基，加入新鲜培养基，然后在 37 ℃、5% CO_2 条件下孵育。

（6）中后肠诱导 3 天后，球体将开始从单层分离并漂浮在培养基中（图 9-3C）。在这个阶段，需要收集和扩增漂浮球体。为了做到这一点，从含有浮动球体的培养皿中收集培养基，放入 15 mL 离心管中，在室温下以 300×g 的速度离心 1 分钟。向管中加入新鲜的中后肠诱导培养基，重新悬浮球体，每孔分配 0.5 mL 含有球体的培养基，置于 37 ℃、5% CO_2 的培养箱中培养 24 小时。

（7）在诱导后 4 天，收集漂浮的球体，并将其铺在 Matrigel® 中生成类器官（详见 9.4.6）。

9.4.6 从中后肠球体产生 HCO

9.4.6.1 材料

- 中后肠球体（详见 9.4.5）。
- Matrigel® 基底膜基质（Corning，354234）。
- Nunclon™ delta 表面组织培养 24 孔板（Nunc）（Thermo Scientific，73521-004）。
- 15 mL Corning 管（Falcon，21008-918）。
- 基础肠道培养基：Advanced DMEM（Gibco，12491015）、B27（Gibco，17-502-048）、N2（Gibco，17-502-048）、15 mmol/L HEPES（15630080）、2 mmol/L L-谷氨酰胺（Corning，A2916801）、100 U/mL 青霉素/链霉素双抗（Gibco，15-140-122）。
- NOG HIO 模式培养基：基础肠道培养基、100 ng/mL EGF 和 100 ng/mL NOG。
- CTRL HIO 模式培养基：基础肠道培养基和 100 ng/mL EGF。
- HCO 模式培养基：基础肠道培养基、100 ng/mL EGF 和 100 ng/mL BMP-2。
- HIO、CTRL HIO 和 HCO 的生长培养基：基础肠道培养基和 100 ng/mL EGF（终浓度）。

9.4.6.2 实验步骤

（1）将 Matrigel® 基底膜基质在 4 ℃下过夜解冻，并将适当体积分装到冰上预冷的微量离心机管中。例如，铺 12 孔板中的中后肠球体需要 750 μL 的 Matrigel®，以确保类器官嵌入的液滴中的 Matrigel® 浓度至少为 75%（表 9-1）。

（2）将分装好的 Matrigel 放在培养盒的冰块上。

（3）在 37 ℃培养箱中加热 Nunclon™ delta 表面组织培养 24 孔板。

（4）准备几个 200 μL 的剪断末端的移液器尖端。

（5）使用 1 mL 的移液管，将所有孔中的浮动球体转移到 15 mL 离心管中，并在室温下以 300×g 的速度离心 1 分钟。

（6）吸取培养基并留下所需的体积：例如 12 孔板，其体积为 240 μL（表 9-1）。

（7）切下 P1000 移液器的尖端并将球体转移到置于冰上的 Matrigel 管中。

（8）调整移液器至 700 μL，通过反复吹打重悬球体和 Matrigel® 3～5 次。

表 9-1 铺板所需的 Matrigel®/球体体积

	Matrigel（μL）	球体混悬液（μL）
12孔板	750	240
6孔板	375	120

（9）使用剪好的 200 μL 移液器尖端，将 60～65 μL 球体和 Matrigel® 混合物添加到 24 孔板的每个孔的中心，形成 Matrigel® 液滴。配制球体时，用尖端触碰孔底，在配制混合物时轻轻提起。

（10）轻轻地将平板转移到 37 ℃的培养箱中并孵育 5 分钟。

（11）把盘子倒置，再孵育 20 分钟。这有助于 Matrigel® 液滴保持稳定。

（12）一旦 Matrigel® 凝固，添加 0.5 mL HCO 模式培养基，并在 37 ℃、5% CO_2 下孵育 3 天。为了

排除意外，我们还建议做6孔模式NOG HIO和HIO介质。

（13）72小时后，吹吸培养基，加入0.5 mL HCO生长培养基，在37 ℃、5% CO_2下孵育。

（14）每2～3天更换一次培养基，直到第21天。

9.4.7　第21天HCO的分裂

9.4.7.1　材料

- Fisherbrand™ 6 cm 透明盖培养皿（Fisher，FB0875713A）。
- 第21天的HCO（详见9.4.6）。
- Matrigel® 基底膜基质（Corning，354234）。
- Nunclon™ delta 表面组织培养24孔板（Nunc）（Thermo Scientific，73521-004）。
- HIO、CTRL HIO和HCO的生长培养基：基础肠道培养基和100 ng/mL EGF。

9.4.7.2　实验步骤

（1）由于类器官的生长和扩增，Matrigel® 在第21天几乎完全被降解。这一阶段需要传代，以确保在第35天收集HCO时保持合适的3D生长状态。

（2）切下1 mL移液管尖端以使HCO通过尖端而无任何损伤。同时，切掉一些200 μL的移液管尖端。

（3）在37 ℃培养箱中孵育24孔板中的细胞。

（4）使用移液管尖端轻轻地刮拭每个孔中含有类器官的Matrigel® 液滴。

（5）用移液器将Matrigel® 类器官吸打几次来分解Matrigel®。

（6）将混合物转移到含有2～3 mL Advanced DMEM的直径6 cm的培养皿中，如果需要，使用无菌镊子将类器官彼此分离。在分离类器官时，注意不要损伤它们的上皮。

（7）使用200 μL带尖端的移液器，将分离的HCO收集到1.5 mL管中。尽可能以最小的体积转移类器官。

（8）根据所需孔的数量调整类器官的体积（表9-1）。

（9）使用切下尖端的P1000移液器将类器官转移到一个装满Matrigel® 的1.5 mL管中。

（10）通过反复吹打液体进行混合，要避免产生任何气泡。

（11）使用200 μL移液器尖端将60～65 μL类器官-Matrigel® 混合物板移到24孔板的每个孔中，以创建每个孔含有5～10个类器官的Matrigel® 液滴。在移液过程中，首先吸取类器官，然后是Matrigel®，因此在分配混合物时，类器官在Matrigel® 液滴的顶部。

（12）将培养板在37 ℃下孵育5分钟。

（13）将培养板倒置，孵育20分钟。

（14）加入0.5 mL HCO生长培养基，在37 ℃、5% CO_2下孵育。

（15）当培养基变黄时，通常每2～3天更换一次培养基，直到第35天。

9.4.8　结肠类器官的特征

- 一般来说，在第35天收集HCO进行qPCR和免疫荧光检测。

9.4.8.1　实时PCR

9.4.8.1.1　材料

- Nucleo Spin®RNA（Takara，740955.250）（也可使用其他RNA分离试剂盒）。
- SuperScript™ VILO™ cDNA Synthesis Kit（Thermo，11-754-250）。

- 来自 Integrated DNA Technologies，Inc.（IDT）的引物列于表 9-2。
- Biorad CFX96 Touch 实时 PCR 检测系统。（可使用其他 qRT-PCR 系统）。

表9-2 引物列表

基因	引物
PPIA（CphA）	前引物：CCCACCGTGTTCTTCGACATT 后引物：GGACCCGTATGCTTTAGGATGA
HOXD3	前引物：CACCTCCAATGTCTGCTGAA 后引物：CAAAATTCAAGAAAACACACA
HOXA13	前引物：GCACCTTGGTATAAGGCACG 后引物：CCTCTGGAAGTCCACTCTGC
HOXD13	前引物：CCTCTTCGGTAGACGCACAT 后引物：CAGGTGTACTGCACCAAGGA
MSX2	前引物：GGTCTTGTGTTTCCTCAGGG 后引物：AAATTCAGAAGATGGAGCGG

9.4.8.1.2 实验步骤

注：以下步骤1、4、6、7描述了我们的标准方法。可以使用其他的 RNA 分离试剂盒、反转录试剂盒和 qRT-PCR 设备，但需要优化。

（1）按照产品说明书中的说明制备 RNA 裂解缓冲液。

（2）从包含 Matrigel® 类器官的 24 孔板中吸取液体。

（3）24 孔板每 2 孔添加 350 μL 裂解缓冲液。

（4）使用 1 mL 移液器吹打 Matrigel®，通过反复吹打使类器官重悬。全速涡旋 5 秒，确保类器官完全悬浮在裂解缓冲液中。将样本保存在 -80 ℃的裂解缓冲液中，直至准备好分离 RNA。

（5）将样品在裂解缓冲液中解冻 10 分钟，以最大速度涡旋 10 ~ 15 分钟，使类器官完全溶解。

（6）根据产品说明书分离 RNA，并将 RNA 样本在 -80 ℃下保存，直到准备进行下一步。

（7）按照产品说明书，使用 SuperScript 试剂盒将 700 ~ 1000 ng 的 RNA 逆转录成 cDNA。

（8）使用表 9-2 中列出的引物，按照制造商的描述在 CFX96 Real-TimePCR 机上进行 qPCR。

（9）计算每个样本中每个基因的 ddCT，并进行 t 检验，以发现组间的显著差异。

9.4.8.1.3 qPCR预期结果

在第 10 天和第 21 天，HCO（BMP-2 处理）的 *HOXA13*、*HOXD13* 和 *MSX2* 相对于未处理的 HIO（NOG HIO）和 CTRL 类器官显著增加（图 9-4 显示了从第 10 天和第 21 天开始的类器官中 *HOX* 基因和 *MSX2* 相对表达量与第 10 天开始的对照类器官相比）。相反，*HOXD3*，一个 *BMP-2* 抑制基因，在 HCO 中显著低于 NOG HIO（图 9-4）。*MSX2*、*SMAD* 的直接靶点，随着 *BMP-2* 的激活而增加，并且在第 10 天 HCO 中显著升高，但随后下降（图 9-4）。

9.4.8.2 类器官固定

9.4.8.2.1 材料

- 冰冷的 PBS，pH=7.4。
- 细胞恢复液（Coring，354253）。
- 冰冷的 4% PFA 溶液。

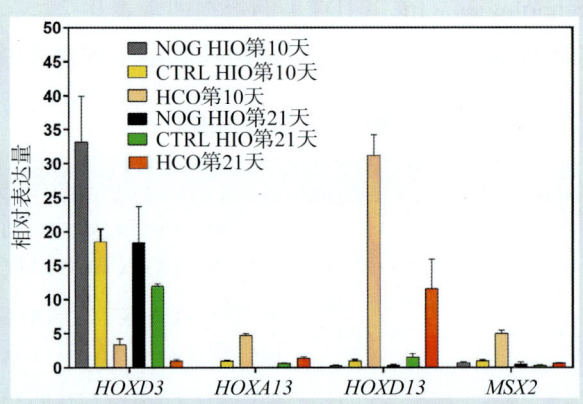

从NOG HIO、CTRL类器官样体和HCO中分离RNA,分别在第10天和第21天进行。使用先前描述的方法进行qPCR,针对每组相对于第10天的对照器官样体计算了*HOX*和*MSX2*基因的相对表达量。

图 9-4 *HOX* 和 *MSX2* 基因在人结肠和肠道类器官样体中的表达

9.4.8.2.2 实验步骤

(1)从 24 孔板的每个孔中吸取培养基并添加 0.5 mL 冷的 PBS。

(2)切掉 1 mL 移液器尖端,通过反复吹吸将类器官从 Matrigel® 中分离出来。

(3)将类器官转移到 15 mL 离心管中。

(4)步骤 4 ~ 8 设计用于在类器官固定之前移除 Matrigel®。在离心管中加入 14 mL 冰 PBS,倒置 5 次,轻轻混合。

(5)允许类器官通过重力沉降,这可能需要 2 ~ 3 分钟。

(6)抽吸 PBS,加入 1 mL 冰冷的细胞复苏液。

(7)将离心管置于冰上,在旋转平台上轻轻摇晃 10 ~ 15 分钟。

(8)类器官应该下沉到底部,表明 Matrigel® 已完全消化。

(9)向离心管中加入 15 mL 冰冷的 PBS。

(10)抽吸 PBS,加入 1 mL 冰冷的 4% PFA,将类器官在冰上固定 30 ~ 60 分钟。

(11)向离心管中注入 14 mL 冰冷的 PBS,并将离心管水平放置在 4 ℃的摇摆平台上过夜。

(12)次日,将 PFA/PBS 溶液妥善处理,用 15 mL 冰冷的 PBS 清洗 1 次。

(13)将样品保存在冰冷的 PBS 中并放置在 4 ℃环境下。类器官可以这样保存长达 1 个月。

9.4.8.3 免疫荧光染色

9.4.8.3.1 材料

· 1% BSA 溶液。

· PBST。

· 5% 正常驴血清(Jackson ImmunoResearch Lab,017-000-121)。

· Murray's Clear 溶解(也称为 BABB):1 : 2 苯甲酸苄酯和苯甲醇。

· Fishbrand™ B 类透明玻璃螺纹小瓶,附有瓶盖(Fisher,03-338B)。

· μ-Slide 2 孔(Ibidi,80286)。

9.4.8.3.2 实验步骤

(1)用 1% BSA 填充 1.5 mL EP 管,置于旋转平台上 1 小时。这一步对于防止类器官黏附在管壁上很重要。

(2)将保存在 PBS 中的 3 ~ 5 个类器官转移到预涂膜管中,加入 1 mL PBST。

(3) 将试管放置在摇摆平台上，在 4 ℃下过夜，使类有机物透化。

(4) 室温下用 PBST 制备的 5% 驴血清封闭类器官 6～8 小时。

(5) 吸出封闭液。小心不要吸出类器官。

(6) 在 4 ℃的摇摆平台上，将类器官与一抗直立放置在管架中孵育过夜。每 100 μL 类器官使用 250 μL 抗体溶液（最多 5 个类器官）。不要水平放置试管，否则它们会变干。

(7) 在室温下，在旋转平台上用 PBST 清洗 3 次，每次 20～60 分钟。

(8) 在摇摆平台上，将类器官与二抗在 4 ℃下孵育过夜。

(9) 室温下在旋转平台上用 PBST 洗涤两次，每次 20 分钟。

(10) 在室温下，在旋转平台上用 PBS 洗涤 1 次，每次 20 分钟。

(11) 室温下在旋转平台上用 100% 甲醇洗涤 3 次，每次 20 分钟。

注意：在此步骤中，类器官可以在 4 ℃的甲醇中保存 1 个月。

(12) 将类器官放入玻璃管中，加入 2 mL Murray's Clear，并在黑暗中至少澄清 1 小时。

注意：

1) 也可以在室温下于黑暗中在 Murray Clear 中孵育样品过夜。

2) 也可以使用其他清除方法，但我们通常使用 Murray Clear。需要优化其他方法。

(13) 将类器官转移到 Ibidi 成像室中，并加入 Murray's Clear，直到类器官被淹没。

(14) 在共聚焦显微镜上成像。

注意：因为在整个安装方案中，整个类器官被染色，一些抗体和 DAPI 无法完全穿透类器官，可能需要优化方案。

9.4.8.3.3 整体组织预期效果

对于成像，我们建议使用 10 倍物镜对整个类器官进行 Z-堆栈。一些类器官的直径为 600～1000 μm，因此验证打算使用的显微镜是否有能力成像如此厚的结构是很重要的。通过使用 E-钙黏蛋白（CDH1）等上皮染色标记，整个封片图像将显示 HCO 的萌芽形态（图 9-5）。整片或薄切片染色（详见 9.4.8.4）应证明 SATB2 在第 35 天在 HCO 中高表达，而 NOG HIO 和 CTRL HIO 中不表达（图 9-6C、图 9-6D）。杯状细胞标志物 MUC2 也应该在 HCO 中大量存在，但仅在 NOG 和 CTRL HIO 中的稀有细胞中表达（图 9-6E、图 9-6F）。CDH17 应在 NOG HIO、CTRL HIO 和 HCO 中表达。近端肠道标志物 ONECUT1 和 PDX1 在 HCO 中不表达，但在 NOG HIO 中非常丰富（Munera et al., 2017）。

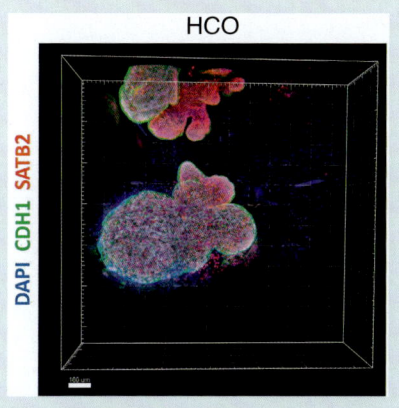

35 天类器官的结肠标志物 SATB2（红色）、CDH1（绿色）和 DAPI（蓝色）的整体免疫荧光染色，这些类器官是用 BMP-2（HCO）对肠管球体进行 3 天处理后产生的。比例尺 =100 μm。

图 9-5　HCO 的整体免疫荧光染色

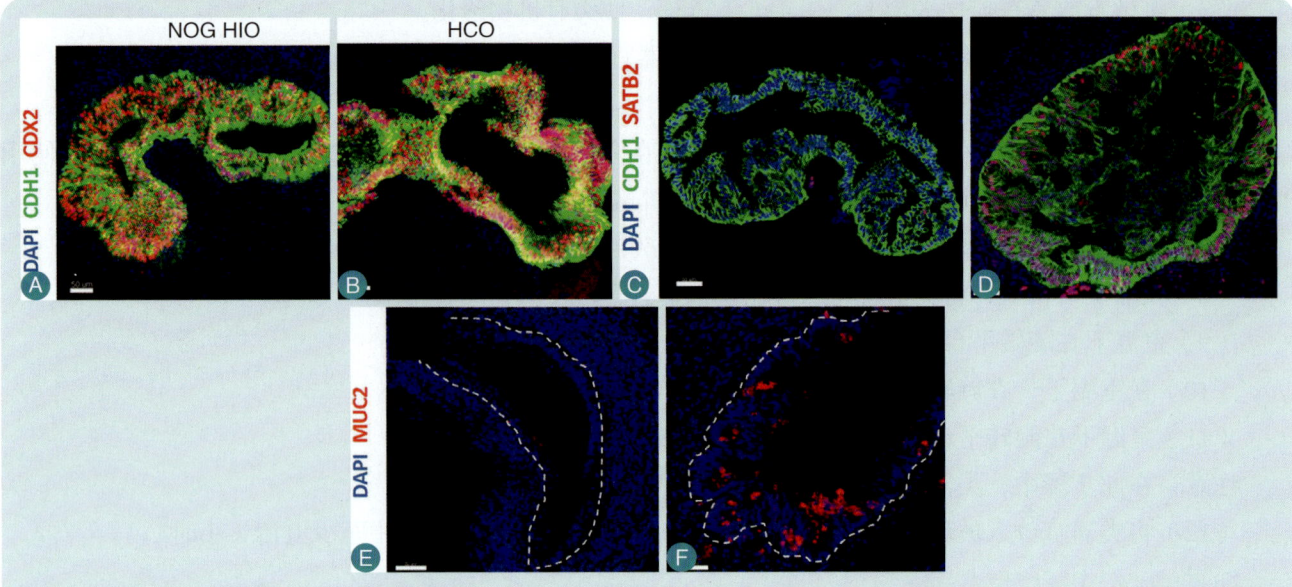

A、B.用NOG（NOG HIO）或BMP-2（HCO）处理肠管球体3天后，对第35天的肠上皮标志物CDX2（红色）、上皮标志物CDH1（绿色）和DAPI（蓝色）进行了免疫荧光染色。C、D.NOG HIO和HCO的结肠标志物SATB2（红色）、CDH1（绿色）和DAPI（蓝色）的免疫荧光染色。E、F.NOG HIO和HCO的杯状细胞标志物MUC2（红色）和DAPI（蓝色）的免疫荧光染色。虚线表示上皮细胞（比例尺=50 μm）。

图9-6　通过免疫荧光染色确定人类肠道和结肠类器官的特征

9.4.8.4　组织切片的免疫荧光染色

9.4.8.4.1　材料

- 在PBS中制备的30%蔗糖溶液。
- 基础模具（Fisher，22-363-552）。
- PBST。
- 5%正常驴血清（Jackson ImmunoResearch Lab，017-000-121）。
- Tissue-Tek O.C.T.组织包埋剂（VWR，25608-930）。
- Leica切片机。
- ImmEdge™疏水性阻隔笔（Vector Laboratories，101098-065）。
- Fluoromount-G® 封片安装介质（VWR，100241-874）。
- DAPI（Sigma-Aldrich，D9542）。
- 一抗和二抗，如表9-3所示。

表9-3　一抗和二抗列表

抗体	来源	目录	稀释比
兔抗CDX2	Cell Marque	EPR2764Y	1∶100
鼠抗CDX2	BioGenex	MU392-UC	1∶300
兔抗SATB2	Cell Marque	EP281	1∶100
山羊抗E-钙黏蛋白	R&D systems	AF648	1∶400
兔抗MUC2（替换为Santa Cruz，sc15334）	Cloud Clone	PAA705Hu01	1∶100
Alexa Fluor 647驴抗鼠	Thermo	A31571	1∶500

续表

抗体	来源	目录	稀释比
Alexa Fluor 546驴抗鼠	Thermo	A10036	1∶500
Alexa Fluor 488驴抗兔	Thermo	A21206	1∶500
Alexa Fluor 488驴抗山羊抗体	Thermo	A11055	1∶500

9.4.8.4.2 方法

（1）将 0.5 mL 保存在 PBS 中的有机体转移到一个 15 mL 的试管中，并注入 30% 蔗糖溶液。确保类器官没有附着在管壁或管帽上。

（2）将试管放置在 4 ℃摇摆平台上过夜。类器官最初会漂浮在 30% 蔗糖溶液中，但当它们达到平衡时会下沉。

（3）将有机体转移到模具中，吸出蔗糖溶液。

（4）将 O.C.T 加入模具中，同时避免产生气泡。

（5）将块状物在室温下放置 30 分钟至 1 小时。

（6）在乙醇－干冰浴中闪冻 10 分钟。

注意：不要把乙醇弄到模具的顶部或 O.C.T 上。

（7）将有机体保存在 –80 ℃下过夜，然后在 Leica 冷冻切片机上进行切片。

注意：器官块在切片前可在 –80 ℃下保存数月。在开始免疫荧光染色（步骤 8）之前，将切片保存在 –80 ℃的玻片盒中。

（8）在装有 PBST 的 Coplin 瓶中清洗玻片 10～15 分钟，然后用 PBS 清洗 1 次，时间为 3 分钟。

（9）用 Kimwipe 无尘纸擦干载玻片，避免嵌入组织，然后用真空吸出组织周围的缓冲液。

（10）用 ImmEdge 疏水性阻断笔在组织周围画圈，并让它干燥约 10 分钟。

（11）用在 PBST 中稀释的 5% 正常驴血清（donkey serum，NDS）在室温下封闭载玻片 30 分钟。

（12）吸出 NDS，加入一抗，并在 4 ℃下孵育过夜。

（13）吸出一抗，用 PBST 洗涤载玻片 3 次，每次 5 分钟。

（14）加入在 PBST+5% NDS+DAPI 中稀释的二抗，避光并在室温下孵育 1.5～2 小时。

（15）倒出缓冲液和抗体混合物，用 PBST 冲洗载玻片两次，用 PBS 冲洗 1 次，每次 5 分钟。

（16）用 Kimwipe 无尘纸擦干载玻片，避开组织，然后用真空吸出组织周围的缓冲液。在纸巾上留一些缓冲液，这样它就不会变干。

（17）加入 Fluoromount-G 并将盖玻片放在载玻片上。小心不要引入气泡。

（18）在成像前，让载玻片在黑暗的室温下干燥至少 2 小时。

9.4.8.4.3 预期结果

详见 9.4.8.3.3。

9.5 统计分析

- 为了便于统计，从不同传代次数的 hPSC 中各生成至少 3 批类器官。
- 用 qPCR 计算各基因的 ddCT，以 PPIA（Cph A）为管家基因，以 EGF 处理组为对照。
- 采用 Student's t-test 进行统计分析，计算并比较各自的 P 值。

9.6 hPSC 衍生人结肠类器官的利弊

hPSC 衍生人结肠类器官的利弊，如表 9-4 所示。

表9-4　hPSC 衍生人结肠类器官的利弊

优势	劣势
（1）该方法生成的HCO同时含有肠上皮和间叶组织 （2）任何具有细胞培养专业知识的人都可以生成类器官 （3）不需要特殊设备，所有补充剂和生长因子均可从普通供应商处购买	（1）与二维培养模型相比较耗时 （2）偶尔球体生成会失败 （3）不同iPSC株系的成球能力存在差异（详见9.7）

9.7 故障排除和优化

故障排除和优化，如表 9-5 所示。

表9-5　故障排除和优化

难题	解决办法
DE诱导效果差	（1）调整细胞密度（非常重要） （2）优化BMP-4浓度 （3）在进行DE分化之前，从hPSC中去除任何已经分化了的集落 （4）保护细胞免受热休克 （5）如果可能的话，在每一次分化时使用新鲜的生长因子 （6）有时改变细胞系可能会引起DE生成的变化，因此有必要进行优化
加入后肠诱导培养基后，单层膜破裂	（1）这可能是由于最初的DE分化效率低下造成的。如果所有孔都出现这种情况，则应丢弃平板并首先优化DE分化步骤 （2）这可能是在移入培养基时造成的。将培养基加在孔的侧面，而不是直接加在中心，因为这可能会破坏单层膜
低球体数	这可能是由于初始DE分化效率较差所引起的。见上文
类器官在第21天分裂后生长为二维而非3D	（1）当类器官被分配并通过Matrigel®移动到培养皿底部并黏附在组织培养塑料上时，就会发生这种情况。在传代的同时，丢弃所有附着在塑料上并在二维中生长的类器官 （2）避免Matrigel®在4℃下长期保存
类器官在3D中生长，但在第35天缺乏SATB2的表达	（1）建议在第10天通过qPCR评估*HOXA13*和*HOXD13*的表达水平，以确保BMP-2在适当模式。HCO中这两个基因的水平通常是HIO的10～20倍 （2）模式生长因子可能不具有活性。重复实验并使用新解冻分装好的生长因子或新购买的生长因子

9.8 结　论

结肠类器官是基础科学和转化研究的一个有前景的模型。本章的目的是为读者提供一种精准的、最新的体外成功生成 HCO 的方法。遵循这个过程，具有组织培养经验的人能够成功生成类器官，并能够使用免疫荧光染色和 qPCR 对其进行验证。目前的实验方案解决了在类器官生成的每个步骤中所面临的主要问题，并提供了克服这些困难的方案。

参考文献

扫码查看

第十章
人脑类器官的单细胞基因组分析

Sabina Kanton[a], Barbara Treutlein[a,b], J. Gray Camp[c,d,*]

[a] Department of Evolutionary Genetics, Max Planck Institute for Evolutionary Anthropology, Leipzig, Germany
[b] Department of Biosystems Science and Engineering, ETH Zürich, Basel, Switzerland
[c] Institute of Clinical Ophthalmology (IOB), University of Basel, Basel, Switzerland
[d] Department of Ophthalmology, University of Basel, Basel, Switzerland
[*] 通信作者电子邮箱地址：grayson.camp@iob.ch

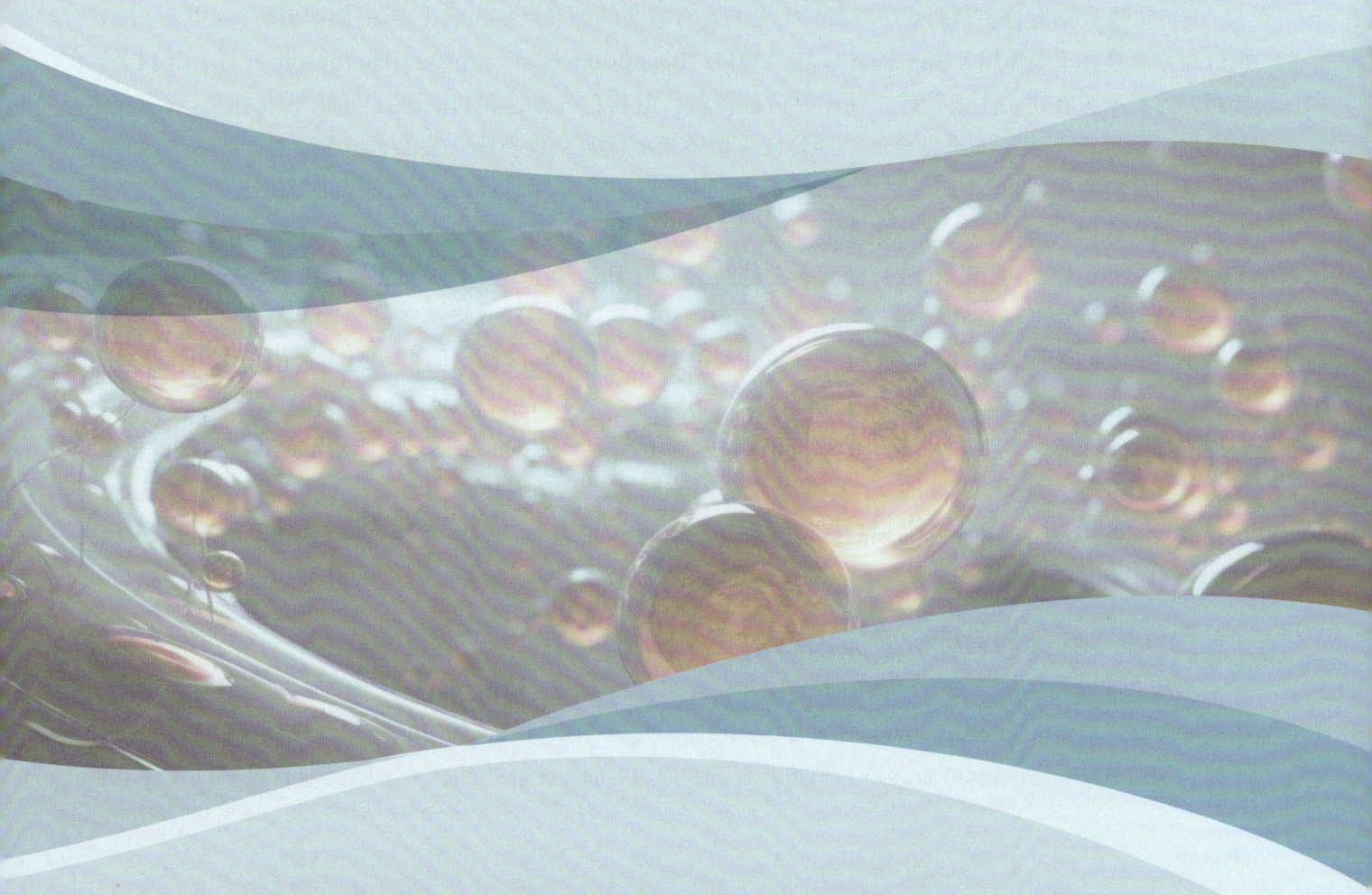

摘　要

早期大脑发育的研究在过去主要依赖于初级发育脑组织或二维细胞培养模型。近年来，干细胞衍生的 3D 细胞培养体系称为脑类器官，该体系可在各个方面准确地再现早期大脑的发育。此外，结合能够将神经发育障碍患者的成纤维细胞或血液细胞重编程为 iPSC，在个性化细胞培养模型中研究特定患者大脑发育开辟了新途径。研究脑类器官内单细胞的转录组和调控是了解发育过程中细胞类型特异性特征和瞬时状态的重大进展，并能将这种状态与其背后的调控关系更为清晰地联系起来。本章中，我们描述了如何从类器官细胞悬液中生成单细胞 RNA-seq 和 ATAC-seq（染色质转座酶可及性的高通量测序技术）数据，并着重介绍了通过在一次实验中重复来减少批次效应的方法。另外，我们概述了基本数据处理、分析的策略，以纠正批次效应、解释类器官的变异性、整合基因表达和开放染色质数据。

10.1　概　述

10.1.1　脑类器官是一种研究早期脑发育的模型

研究人类大脑发育在阐明皮层发育异常及与发育有关的神经系统疾病（如孤独症和精神分裂症）的发病机制方面具有重要作用（Birnbaum et al., 2017; Buchsbaum et al., 2019; Tebbenkamp et al., 2014）。然而，这类研究在过去主要依赖于使用原位脑组织，但其在可得性和功能研究方面大大受限。或者使用二维细胞培养模型模拟人类发育的早期阶段，但该模型的复杂性有限。复杂的 3D 模型，即脑类器官，能在更加真实的 3D 环境中研究早期脑发育（Kadoshima et al., 2013; Lancaster et al., 2013）。生成人脑类器官通常有两种方法：一是将多能干细胞（可以生成身体中的任何细胞类型）诱导形成一层称为神经上皮的干细胞，该层可以分化成神经元。在神经上皮的形成过程中，不添加任何额外的形态因子，可使一个大脑类器官中生成多个区域，包括前脑、中脑、后脑、视网膜、海马和脉络膜丛细胞（Lancaster et al., 2013; Renner et al., 2017）。这种自我分化模式为了解大脑区域如何自我组织和相互作用提供了可能。有文献报道称区域和批次变异是此种类器官培养的一大障碍（Kanton et al., 2019; Quadrato et al., 2017; Renner et al., 2017）。因此，使用预模式将细胞诱导到特定的大脑区域，作为一种替代策略被引入。这些方案旨在通过使用，例如 3D 打印生物反应器来减少培养基消耗，或通过添加生长因子来促进后期培养过程中的类器官成熟，从而提高细胞的重复性和成熟度（Lancaster et al., 2017; Qian et al., 2016; Velasco et al., 2019）。

10.1.2　脑类器官研究及其潜在的医学应用

各种方案制备的脑类器官已被用于模拟和研究多种神经发育障碍性疾病。例如，脑类器官已被用于研究皮质畸形，如小头畸形（Lancaster et al., 2013）、大头畸形（Li et al., 2017）、无脑回畸形（Bershteyn et al., 2017; Iefremova et al., 2017）和神经元异位症（Klaus et al., 2019）。脑类器官还有助于建立孤独症等神经疾病模型（Mariani et al.，2015）。此外，通过比较人类类器官和黑猩猩、猕猴等灵长类动物的类器官，人类类器官已被证明是用于阐明人类大脑发育特征的有用模型（Kanton et al.，2019；Otani et al.，2016；Pollen et al.，2019）。这些检测到的差异可能是人类发育后期特定认知能力的基础或最终转化为人类特有的认知能力。另外，脑类器官已被用于研究寨卡病毒感染（Dang et al.，2016；Garcez et al.，2016；Qian et al.，2016）和双酚 A 暴露（Qian et al.，2016）对脑发育的影响。

10.1.3　脑类器官使用的实验注意事项

通常，对来自多个个体细胞系的多个批次进行研究，以解释个体间和批次间差异导致的异质性。将血液或皮肤（成纤维细胞）等容易获取的组织细胞重新编程为 iPSC，为分析多个个体的基因组提供了可能性（Okita et al.，2013；Takahashi et al.，2006）。此外，细胞系储存库（如 HipSci）的引入（Kilpinen et al.，2017）使在相同条件下研究大量重编程的 hiPSC 成为可能，并提供了进一步的信息，如外显子组和基因组数据（Streeter et al.，2017），从而将基因型与表型差异联系起来。通常，为了减少类器官培养中的批次效应，我们建议平行培养来自相似代数的不同细胞系的类器官，并使用相同的试剂，从而降低试剂批次引起的差异。Matrigel 通常用于植入发育中的类器官，其成分的变化（如蛋白质浓度）可能会造成批次效应。

10.1.4　利用单细胞基因组方法分析细胞状态

自从单细胞转录组技术出现以来（Tang et al.，2009），该领域以令人惊讶的速度发展，可以分析数千个细胞，从而揭示复杂组织中的细胞类型和细胞状态。早期的研究需要手动分离单个细胞（Tang et al.，2009），而基于板和阀门的微流控技术（如 Smart-seq2、MARS-seq 和 Fluidigm C1 平台）（Jaitin et al.，2014；Picelli et al.，2013；Treutlein et al.，2014）增加了研究细胞数量的功能，使得每个实验可以研究数百个或数千个细胞。基于微滴技术的微流控平台，例如 InDrop 和 Drop-seq（Klein et al.，2015；Macosko et al.，2015），通过将细胞包裹和物理隔离在纳升级的液滴中，使得单次实验可以高灵敏地分析数千个细胞。商用的基于微滴技术的微流控平台（例如 10×Genomics；ddSEQ™ Bio-Rad；Zheng et al.，2017）使得单细胞测序数据集激增。

除了转录组，还可以使用 ATAC-seq 方法来分析单个细胞的染色质可及性图谱。ATAC-seq 依赖于一种过度活跃的 Tn5 转座酶，该酶优先剪切染色质开放区域，这些区域通常与 DNA 的调控区域相关（Buenrostro et al.，2013）。计算工具可用于识别匹配片段的基因组区域，这些区域对应潜在的活性启动子、增强子、绝缘子和其他类型的调控区域。该方法也适用于单细胞，以揭示细胞类型特异性的基因表达调控模式（Buenrostro et al.，2015；Cusanovich et al.，2015）。

主要的国际联盟正在努力对人体的所有细胞类型进行转录组和染色质可及性图谱的分析（Regev et al.，2017），有望提供健康和疾病情况下人体器官细胞组成的详细全景图。最终，这些信息对于从健康和病理条件下精确获得的干细胞衍生类器官模型至关重要（Camp et al.，2019；Camp et al.，2017；Camp et al.，2018；Miller et al.，2020）。

10.2　分化方案概述

单细胞 RNA-seq 和 ATAC-seq 数据是由基于微流控技术的 10×Chromium Single cell 3'测序平台生成的。该平台是人类细胞图谱计划中广泛使用的测序技术平台（Regev et al.，2017）。这里我们使用了先前已发表的能产生大脑不同区域脑类器官的实验方案（Lancaster et al.，2014）。本章假定读者将参考这些详细的方案生成脑类器官，并重点描述从同一类器官细胞悬液中生成高质量的单细胞 RNA-seq 和 ATAC-seq

数据的方法。此外，我们概述了基本的数据处理、分析和策略，以校正批次效应，解释类器官的变异性，并整合基因表达和开放染色质数据。

10.3 从脑类器官生成单细胞测序数据

类器官需要经过数月培养才能成熟，而每次单细胞基因组实验的费用都很昂贵。因此，制备最佳的细胞悬液至关重要（图 10-1），它通常用于分析不同条件、批次、细胞系和个体的多个类器官。本节，我们将描述我们的经验，即将来自不同个体的类器官汇集到相同的细胞悬液中，然后将细胞包裹在微滴中进行单细胞标记和测序，从而生成单细胞转录组和染色质可及性数据（图 10-2）。

10.3.1 脑类器官解离成单细胞悬液

10.3.1.1 试剂和材料

10.3.1.1.1 试剂

- HBSS，不含钙和镁（–/–）（Sigma，55021C）。
- HBSS，含钙和镁（+/+）（Sigma，55037C）。
- 神经组织解离试剂盒（Papain，P）（Miltenyi Biotec，130-092-628）。
- DNaseI，RNAse-free（NEB，M0303S）。
- Percoll（Sigma，P4937）。
- HEPES（10× 溶液：1.5 mol/L NaCl，35 mmol/L KCl，10 mmol/L $MgCl_2$，20 mmol/L $CaCl_2$，100 mmol/L HEPES）。
- 0.4% 台盼蓝（Thermo Fisher，T10282）。
- DNA 高灵敏度检测试剂盒（Agilent，5067-4626）。
- 单细胞试剂盒［如 Chromium Single Cell 3' Reagent Kit（v3）］（Chromium Single Cell ATAC-seq Kit）。

10.3.1.1.2 耗材

- 20 µmol/L 预分离过滤器（Miltenyi Biotec，130-101-812）。
- 30 µmol/L 预分离过滤器（Miltenyi Biotec，130-041-407）。
- FlowMi® 细胞筛网 40 µm（Merck，BAH136800040-50EA）。
- 5 mL Eppendorf 离心管（Eppendorf，0030119487）。
- Countess™ 细胞计数板（Thermo Fisher，C10228）。

10.3.1.1.3 常规实验物品

- 反应管/离心管（无菌；1.5 mL、2 mL、15 mL）。
- 无菌枪头。
- 培养皿，53 mm（TPP，93060）。
- 手术刀。

10.3.1.1.4 实验设备

- 水浴槽。
- 水平转子离心机。
- 明场或相差显微成像系统。

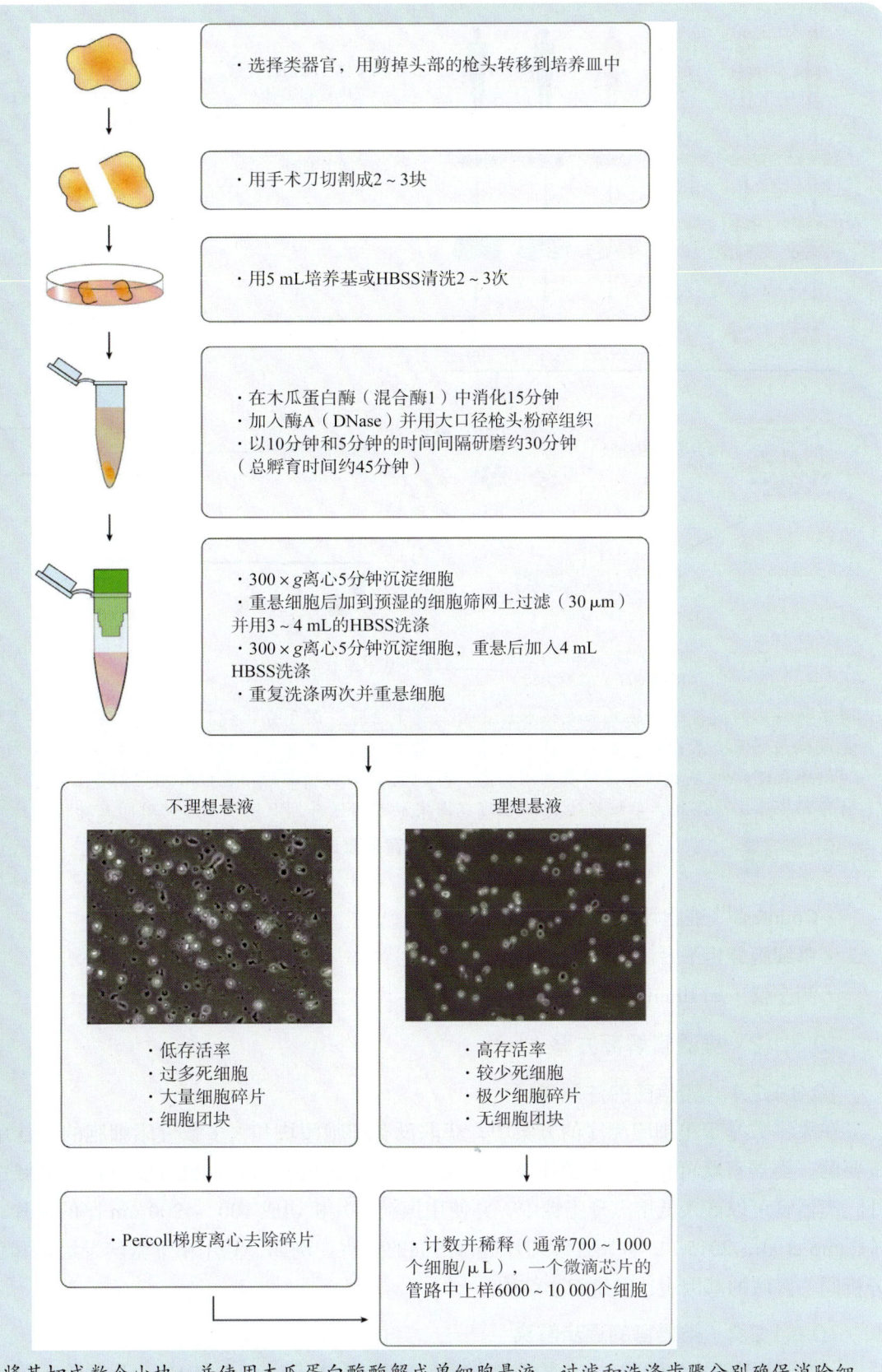

选择脑类器官，将其切成数个小块，并使用木瓜蛋白酶酶解成单细胞悬液。过滤和洗涤步骤分别确保消除细胞团块和去除消化酶。在进行转录组或表观基因组分析之前，根据细胞悬液的质量，可能需要进行额外的步骤，如Percoll梯度离心去除死细胞和多余的碎片。

图 10-1 脑类器官解离的实验概述

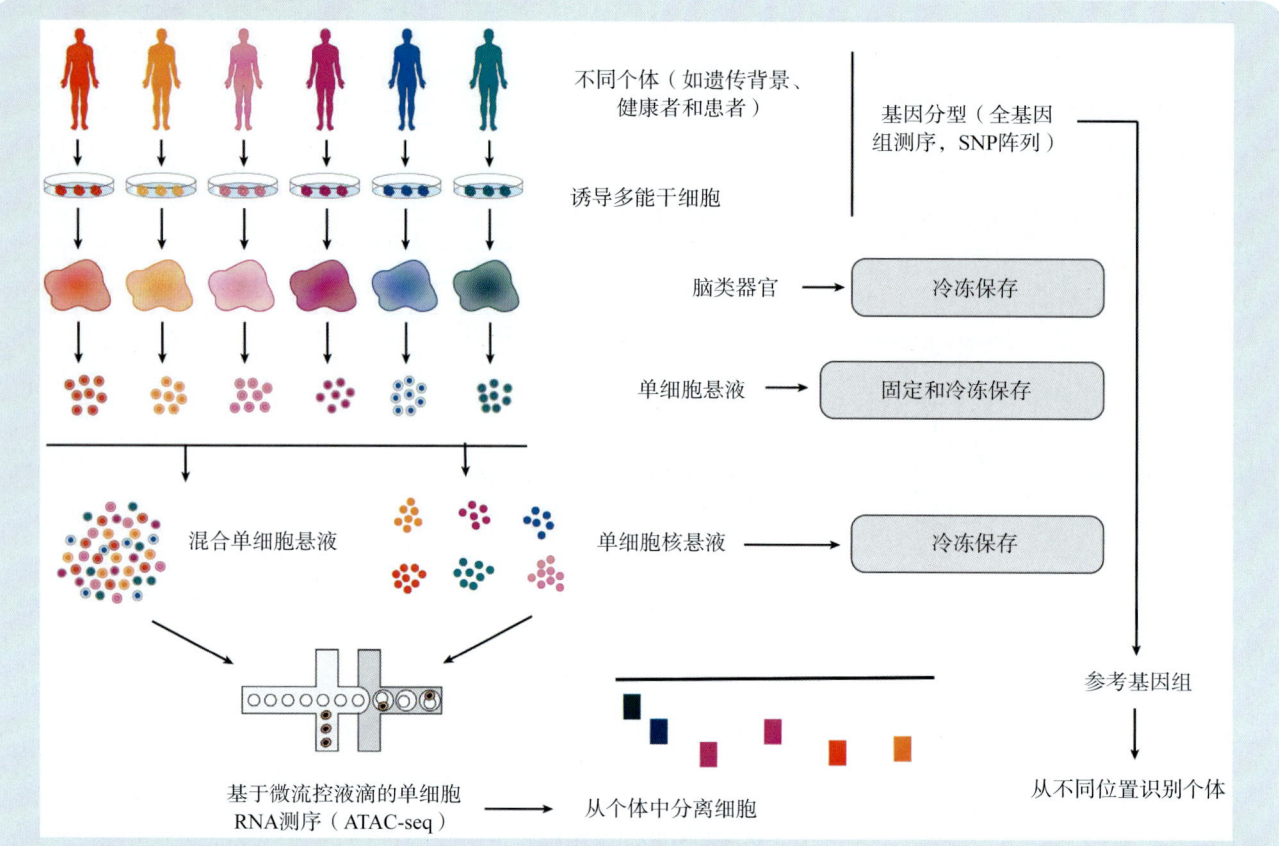

图 10-2　脑类器官多重通量分析的实验概述

- Countess™ 细胞计数仪（Thermo Fisher）。
- 单细胞分析平台（如 10×Chromium）。
- 测序仪（如 Illumina Hiseq 2500）。

10.3.1.2　类器官解离方案

10.3.1.2.1　实验前的注意事项

在大多数基于单细胞测序的方案中，获取没有细胞团块和大多数健康细胞的最佳单细胞悬液是至关重要的。类器官既可作为一个整体解离后以获得多个区域的信息，也可以对特定区域进行显微切割。此外，类器官可以嵌入低熔点琼脂糖中，并使用振动切片机切成 100～200 μm 厚的薄片，以解析特定区域（Camp et al., 2015），并用连续切片进行不同的分析，例如，利用单细胞转录组学和免疫组化染色整合分析同一区域的基因表达和组织学结构。

10.3.1.2.2　类器官的逐步解离

（1）使用剪掉尖端的 1 mL 枪头将类器官转移到含有 5 mL Diff-VA（分化液+维生素 A）类器官培养基（Lancaster et al., 2014）或 HBSS（+/+）的培养皿中。

注：使用无菌剪刀剪掉枪头尖端，例如使用前用 70% 乙醇（V/V）擦拭。

（2）用手术刀将较大的类器官切成几小块（2～4 块），在培养皿中以画圈方式轻轻清洗，以去除类器官中心潜在的坏死细胞。这个过程重复 3 次［使用 HBSS（-/-）］，再将类器官转移到一个

2 mL EP 管中，移除剩余的 HBSS。我们通常不会在解离前进一步切割类器官，但这可能是加速解离的一种方法。

（3）使用 P——基于木瓜蛋白酶的组织酶消化方法解离类器官。取 50 μL P 加入 1900 μL 缓冲液 X 中，37 ℃预热 15 分钟，制成酶混合物 1。将整个酶混合物 1（较小类器官的加入体积减半）加入类器官中，在 37 ℃的水浴中孵育 15 分钟。

（4）用 20 μL 缓冲液 Y 和 10 μL 酶 A 混合后制成酶混合物 2（DNAse 混合物），加入反应体系中。首先用宽孔枪头研磨类器官碎块（20×），然后用 P1000（1 mL 尖端）将类器官碎块分解成更小的组织碎块。

（5）将组织碎块分别用 P1000 和 P200 移液管将细胞从培养皿中分离出来，分别在 37 ℃下孵育 10 分钟和 5 分钟直到溶液混浊，肉眼无法观察到组织块或聚集物。根据类器官的大小和培养时间，酶孵育的时间也有所不同。

注：在解离过程中取少量悬液（1 ~ 10 μL），在明场或相差显微镜下观察，以评估悬液中碎片、死细胞和团块的数量。理想的细胞悬液含有很少的团块，90% 以上存活率的健康细胞和极少的碎片（图 10-1）。长时间的组织孵育会导致死亡和凋亡的细胞增加，因此我们通常先将孵育时间定为 10 分钟，并逐渐缩短到 5 分钟，直到溶液混浊，肉眼无法观察到组织块或聚集物。由于类器官的大小和年龄不同，酶孵育的时间也不同。

（6）将组织分离成单细胞后，使用 30 μm 细胞滤网过滤剩余的团块，方法是用 HBSS（–/–）预湿滤网，加入细胞，用 HBSS（–/–）清洗试管，然后加入 HBSS 将细胞洗涤并过滤到 5 mL EP 管中（或 15 mL 离心管中）。

注意：对于单个类器官，我们推荐使用 5 mL EP 管，因为它适合我们推荐的体积，并且管的高度和管底的形状方便小体积清洗和重悬，以便获得更小的类器官的细胞沉淀。

（7）将细胞在 300×g 的速度下离心 5 分钟，吸出上清液，可用 500 μL HBSS（–/–）重悬细胞。如果细胞悬液中仍有团块，可以用 20 μm 细胞过滤器过滤并重复此过程。

（8）将 4 mL HBSS（–/–）加入细胞团中重悬细胞，以 300×g 的速度离心 5 分钟，以去除剩余的酶 A 和木瓜蛋白酶，再重复洗涤两次。

注：用于单细胞 RNA-seq 和单细胞 ATAC-seq 的细胞使用上述方法进行解离得到。

10.3.1.3 单细胞悬液的质量控制和常见问题

将细胞沉淀用 HBSS（–/–）重悬。如果仍有团块残留，且细胞悬液体积很小，则可以直接将枪头连接到过滤器（Flowmi®）去除组织团块。台盼蓝染色后用 Countess™ 细胞计数板（Thermo Fisher）或血细胞计数板计数细胞。

细胞的存活率应 > 85%。如果细胞的存活率不达标，可以用 Percoll 梯度离心法来清除碎片并富集活细胞。将 HBSS（–/–）与不同体积的 Percoll 混合 [Percoll 用 10×HEPES 溶液（100 mmol/L）稀释至 1×HEPES]：125 μL Percoll 溶液 +1 mL HBSS（溶液 1）；188 μL Percoll 溶液 +1 mL HBSS（溶液 2）；250 μL Percoll 溶液 +1 mL HBSS（溶液 3）；将溶液 3、溶液 2 和溶液 1（各 1 mL）依次缓慢分层加入 5 mL 离心管中。将重悬的细胞悬液轻轻加至梯度液的上层，以 300×g 的速度离心 5 分钟后，碎片会分布在最上层，健康细胞则沉淀于管底。如果类器官非常成熟（> 4 个月），并且含有复杂的树突状神经元，或者由于其他原因在悬液中存在大量细胞碎片，可能需要这一步骤。

解离过程中在溶液中额外加入 DNA 酶 I（1∶2000 稀释），可以避免形成细胞团块。然后用 4 ~ 5 mL HBSS 重悬细胞，以 300×g 的速度离心 5 分钟，洗掉 DNA 酶 I。该洗涤过程应重复两次，以确保从悬液中去除 DNA 酶 I。

使用木瓜蛋白酶进行解离，并在37 ℃下孵育，我们发现它在解离过程中对细胞有效且温和。也有使用其他方法解离组织的，如利用所谓的嗜冷蛋白酶，在低温（6 ℃或更低温度）下解离组织，以避免可能产生的应激样转录特征（Adam et al., 2017；O'Flanagan et al., 2019）。我们先前也使用过Accutase消化液解离细胞，可以产生类似于木瓜蛋白酶的效果，但我们还没有系统地比较过各种解离酶对类器官的作用和影响。

10.3.1.4 其他实验注意事项和替代方法

10.3.1.4.1 来自不同个体的多路合成类器官

为了减少解离和单细胞实验引入的批次效应，最好是在一次10× 单细胞转录组中分析来自不同个体iPSC的多个类器官，理想的条件是在一份单细胞悬液中。为了实现这一目标，来自不同iPSC的类器官单细胞悬液应平行解离，稀释到相同的细胞浓度，并以等体积混合，加载到10× 微流控芯片上（图10-2）。由于细胞来自不同iPSC的类器官，可以根据基因组中的差异位点（单核苷酸多态性，SNPs）进行计算分析回溯来源的细胞系。这些SNPs可以从全基因组测序数据或RNA-seq数据中推断出来，也可以从SNP阵列中分析出来，或者像HipSci等细胞系库一样作为公开资源获取（Kilpinen et al., 2017）。对于使用10× Genomics平台的单细胞RNA-seq，我们通常在微流控芯片的一个通道上加载10 000个细胞。如果每个细胞系有更多的细胞需要分析，则可以用多个通道加载同一细胞悬液进行分析。原则上，汇集细胞悬液并将它们放在一起分析应有助于减少测序结果中的批次效应。

10.3.1.4.2 从冰冻组织中分离单个细胞核

成熟神经元很难从过熟的类器官或脑组织中分离出来，单细胞核转录组和表观基因组测序可作为一种替代方法（Lake et al., 2018）。理想情况下，类器官或脑组织使用液氮或干冰浴快速冷冻，但我们已经从−80 ℃保存10年的灵长类动物脑组织中获得了高质量的数据（Kanton et al., 2019）。多数情况下，来自单个细胞核的数据与单细胞数据有很好的相关性（Bakken et al., 2018），使得一次实验中分析更多的类器官成为可能，并灵活地规划单个细胞核实验和汇集来自不同iPSC的类器官细胞核。此外，细胞核分析可能会减少因解离产生的对转录特征的负面影响，剩余的细胞核可以再次冷冻保存以供将来实验使用。然而，需要注意的是，与单细胞转录组数据相比，使用单个细胞核检测到的基因数更少（Bakken et al., 2018；Kanton et al., 2019），并且可能引入某些细胞类型丰度的偏差。

10.3.1.4.3 解离细胞的保存

类器官解离产生的剩余单细胞悬液可以使用甲醇（Alles et al., 2017；Denisenko et al., 2019）和DMSO（Denisenko et al., 2019；Guillaumet-Adkins et al., 2017；Wohnhaas et al., 2019）等进行固定和低温保存，并在更方便的时候（准备好合并多个类器官解离后的细胞）进行分析。然而，并不是所有固定的细胞或细胞核在解冻后均能恢复活力，这就造成了潜在的细胞损失。我们和其他人仍在努力确认用新鲜、冷冻或低温保存的细胞和细胞核测序的异同。

10.3.1.5 单细胞ATAC-seq

用于scRNA-seq的同一高质量单细胞悬液，也可以进行scATAC-seq。一些方法，如基于液滴的微流控体系，使用10× 和混合/切分（split-and-pool）方法（Cusanovich et al., 2015）来分析数千个细胞，需要将细胞核作为实验的输入参照。这些细胞核可以从新鲜或冷冻的组织材料中分离出来，为了实现这一目标，已经发表了多种方案（Habib et al., 2016；Lake et al., 2016）。解离的细胞核经过大量转座酶处理，然后被包裹在含有细胞特异性条形码的凝胶珠的油滴中。包裹处理后，转位的DNA从细胞核中释放出来，并与凝胶珠中的寡核苷酸结合，产生具有细胞特异性条形码的单链DNA分子。再将DNA从液滴中释放出来，通过批量处理引入测序接头和文库条形码，生成用于测序的文库。

10.3.1.6 高通量测序

测序工作在 HiSeq 或 NovaSeq 等标准的 Illumina 测序平台上进行。测序使用安捷伦 DNA 高灵敏度分析法评估测序文库的大小分布和浓度。为降低 flowcell 测序反应器造成的潜在批次效应，10×RNA-seq 文库包含的类器官悬液混合物可在多个通道汇集并测序（例如，3 个文库中每个文库包含 5 个类器官的细胞，可以以相同比例汇集，并在一个 flowcell 的多个通道上进行测序）。这也适用于如果测序后每个细胞的读取数太低而对文库进行重新测序。根据我们的经验，每个细胞的 60 000 个 reads 足以识别类器官中的细胞类型。如果在多次测序运行中，每个细胞的 reads 在不同库之间有很大差异，那么可能建议对映射读取进行子采样（如在 10×Genomics 软件 CellRanger 中实现），以实现已测序细胞 reasds 数的平衡。对于 ATAC-seq 10× 数据，单个细胞核的建议读取深度为 25 000 万个 reads。

10.4 类器官 scRNA-seq 数据的基本分析

数据分析是一个迭代的过程，有无数的方法来探索和获得高维 scRNA-seq 和 scATAC-seq 数据集。在这里，我们将讨论一些通常用于评估质量、降维、整合数据、识别细胞类型、投射细胞，并从脑类器官的 scRNA-seq 数据中重建分化轨迹的基本策略（图 10-3）。

10.4.1 数据处理和质量控制

为了分析单细胞转录组和表观基因组图谱，所得到的测序数据需要进行质量控制和文库多路复用，然后将读取的数据与各自的参考基因组对齐。高通量单细胞 RNA-seq 数据生成使用 10×Chromium 平台，这些功能集成在细胞管道，包括将 bcl 文件转换为 fastq 文件，映射（使用 STAR 校准器）（Dobin et al., 2013）、定义有效细胞并生成用于分析下游每个基因和细胞的计数矩阵。

如果多个个体被合并，则需要使用下面描述的一种解复用策略，将细胞条形码分配给首先衍生出 iPSC 系的个体。如果不能明确地分配个体，这也有助于识别潜在的双重性。为了根据基因组的遗传变异进行去多重化，已经设计了一些方法，这些方法需要基因变异/基因型，如 demuxlet（Kang et al., 2018）或选择利用基因型信息，但也可以推断基因型的数据，如 Vireo（Huang et al., 2019）或 scSPLIT（Xu et al., 2019）。

除了使用自然遗传变异使细胞去多重化，细胞悬液还可以使用附着在抗体上的标记寡核苷酸进行标记（Stoeckius et al., 2018）或 MULTI-seq 中使用的脂质标记指数（McGinnis et al., 2019；McGinnis et al., 2019）。用于标记序列的行为类似于来自细胞的 mRNAs，因此通过细胞条形码进行标记，允许将细胞条形码分配给来自不同细胞悬液的标记序列。此外，DoubletFinder（McGinnis et al., 2019；McGinnis et al., 2019）或 Scrublet（Wolock et al., 2019）等多种计算工具已经被引入，从数据集中检测、删除双偶可能导致识别组织中不存在人工中间细胞类型。

除了从数据集中检测和删除双态或多重态，还应该基于质量指标进一步过滤。对于高质量的类器官数据，我们执行初始过滤步骤来检测至少 500 个基因，通常不超过 6000 个基因。此外，我们删除了显示超过 5% 计数分配给线粒体基因的细胞，因为线粒体的比例高可能表明细胞不健康或质量低。根据数据的质量和所使用的类器官，10% 的较不严格的截止点也可能是一个可行的选择（Osorio et al., 2020）。这些初始过滤步骤是在第一个数据分析步骤之前执行的，以使用聚类来识别细胞类型。在接下来的分析中，额外的细胞群表明由于不兼容的标记基因重叠或低质量细胞作为离群集群造成的双细胞可能需要从数据库中删除，以确保所分析的细胞高质量，或者，过滤参数可以根据既往的数据集中学习到的数据和知识进行调整。

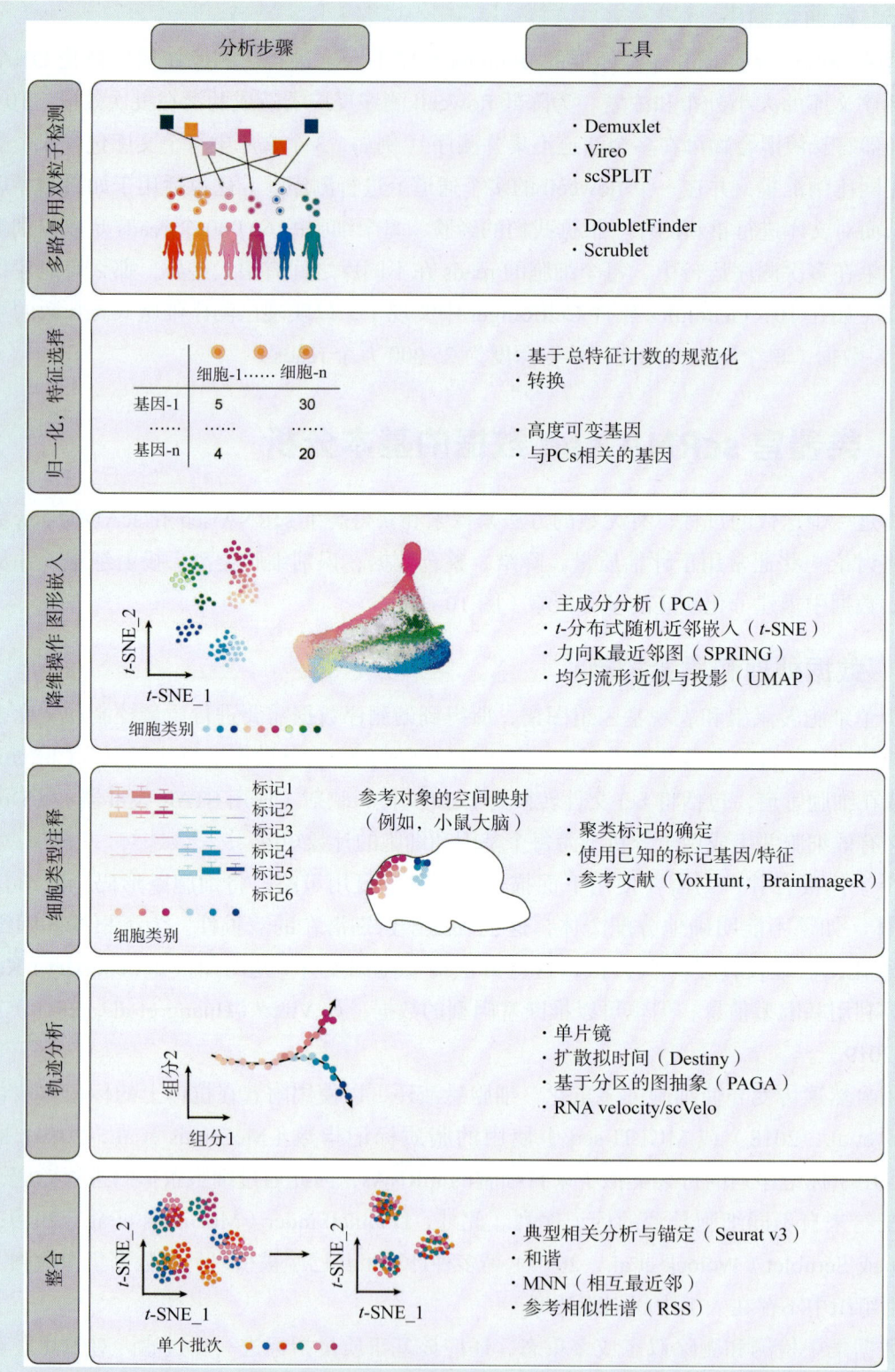

分析来自大脑类器官的单细胞RNA-seq数据的主要计算步骤和工具。在测序和基本处理步骤之后,样品被多路复用,并去除双链。数据被归一化,并选择特征进行进一步的降维,如主成分分析(PCA)。为了将高维数据可视化到二维空间中,可以使用t-SNE、力向kNN图或UMAP进行图嵌入。集群的识别使用了Louvain社区发现算法。细胞类型可以根据已知的标记基因或无偏倚的聚类标记基因检测来识别。此外,参考数据,如大量RNA-seq数据或小鼠脑区的投射数据,有助于将细胞分配到类器官中可能发生的不同区域。例如,为了推断发育轨迹和分配拟时间,可以使用Monocle或扩散图谱。为了校正批次效应,可以在上述分析之前整合来自不同实验或个体的数据。

图10-3 分析脑类器官单细胞RNA-seq数据的主要计算步骤和工具

因为在许多情况下，scATAC-seq 数据更加稀疏，基因组中的区域通常只覆盖一个或两个 reads（Buenrostro et al., 2015），基于个体基因组中不同位点的解复用可能取决于诊断位点的总数和在一个实验中所描述的个体之间的多样性。

10.4.2　数据归一化和进一步处理

为了说明技术差异，如测序深度差异可能导致基因检测的不同，因此在进一步分析之前，通常对单细胞原始 UMI 计数（转录计数）的数据进行标准化处理。已经实施了不同的方法来实现这一目标，例如，在 Seurat 软件包中（Satija et al., 2015；Stuart et al., 2019），最常使用的是每个单元格中特征计数的总数乘以缩放因子和对数变换。但是，已经引入了基于模型使数据归一化的其他方法。例如，在 Seurat 的 sctransform 软件包中实现的 vst（方差稳定变换，Hafemeister et al., 2019）。

此外，在进一步分析之前，通常会对数据进行缩放，以平衡下游分析中不同基因的贡献。在此过程中，技术效应可以回归，例如线粒体转录物贡献的百分比或 UMI 在数据集中的不均匀分布，可能会对进一步的分析和聚类产生负面影响。我们通常会对检测到的 UMI 和线粒体转录物数量的影响进行回归，然而，根据数据集的不同，这是没有必要的。因此，我们建议在不考虑这些变量影响的情况下先进行聚类，并将其与回归结果进行比较，以决定哪种方法对当下的数据更有效。

10.4.3　降维和图嵌入

单细胞 RNA-seq 数据是高维的，测量了数千个基因的表达水平。因此，对于进一步的分析，如聚类和细胞类型识别，需要提取有意义的特征来降低数据集的复杂度并处理数据中的冗余。为了识别有意义的特征（如基因）进行降维（在低维空间上投影高维数据）并生成嵌入，可以采用不同的方法。例如，许多方法从识别数据集中的高变异基因开始，以减少构建嵌入和重构轨迹的特征数量。低表达基因往往表现出更高的变异性，因此单纯基于变异来选择基因可能会导致选择低表达的基因，而这并不一定代表有意义的生物学变异。因此，使用均差比最高的基因已经是一种常用的方法（如 Seurat 的使用）来定义用于第一次降维的高变基因，如 PCA。还引入了其他使用广义线性模型来解释基因检测率的方法，以选择进一步降维的特征（Hafemeister et al., 2019）。例如，可以通过使用图形来识别应该合并的主成分（principal components，PC），它显示了每个 PC 所解释的方差，并通过添加更多的 PC 来确定最小方差的 PC 阈值。

将高维数据嵌入到二维空间中最流行的方法之一是 t- 分布随机近邻嵌入（t-distributed stochastic neighbor embedding，t-SNE），它将相似的细胞彼此靠近，而不相似的细胞分组在更远的位置。该方法已广泛用于单细胞转录组分析（Amir et al., 2013；Van et al., 2008），以可视化不同的细胞类型。最近引入的另一种嵌入和可视化方法是一致流形逼近和投影（uniform manifold approximation and projection，UMAP）（Becht et al., 2018）。根据我们的经验，使用 t-SNE 或 UMAP 对数据解释的影响相对较小，两种方法提供的结果相似，但特定的设置在两种情况下都可能产生影响。由于运行时间较短，UMAP 在分析具有上万个细胞的大数据集时非常有用。此外，由于 UMAP 试图保留数据的全局结构，因此在器官体中经历分化的细胞等发育动力学可能比 t-SNE 中更真实地被表示出来，t-SNE 可能会将相似的细胞状态表示为不同的簇（Becht et al., 2018）。

除两种最常用的可视化降维方法外，还可以使用其他算法。例如 SPRING，它使用细胞的 kNN 图的力导向布局来可视化数据（Weinreb et al., 2018）和 PHATE（Moon et al., 2019），它嵌入了基于扩散概率的细胞之间的信息距离。不同的降维方法有不同的优缺点。例如，t-SNE 适用于具有不同细胞群的样本。为了使发育轨迹可视化，SPRING 等其他方法可能以更真实的方式捕捉发育转变。

10.4.4 细胞聚类、细胞类型识别和注释

细胞聚类通常是分析单细胞 RNA-seq 数据的必要步骤。它通过基于转录相似性的细胞集落将细胞分组来解决细胞的异质性问题。通常认为，一个细胞集落中的细胞是相对均质的，一般具有相同的细胞类型或细胞状态。为了增强信号和降低计算成本，通常对降维后的结果进行聚类处理，其中 PCA 是进行初始降维最常用的方法之一。原则上，所有可用的聚类方法都是适用的，包括但不限于分层聚类、k-均值聚类、贝叶斯聚类等。然而，在实际应用中，由于许多 scRNA-seq 数据中的细胞数量庞大，因此主要使用基于图的聚类方法，如用于群落检测的 Louvain 法（在 Seurat 中也有应用）。该算法使用 k 个近邻网络作为输入，其中数据中每个单元格与 k 个最邻近的单元格相连，基于初始降维（例如，PCA）定义单元格之间的距离。然后，该算法寻找一组细胞，同一组内的细胞之间呈现密集的连接，而不同组内的细胞之间只有稀疏的连接或没有连接，并将这些细胞组视为群落或细胞集落。

细胞聚类通常是在识别构成聚类的细胞类型/状态之后进行的。为了实现这一目标，可以使用无偏标记基因识别方法，将每个聚类与所有其他聚类进行比较，结合检测率和倍数变化，识别一个聚类中相对于其他聚类显著富集的基因。细胞集落间差异表达基因的显著性可以通过 Wilcoxon 检验或其他方法[DESeq2（Love et al.，2014）和 MAST（Finak et al.，2015）]进行评估。为了进一步获得使用上述方法无法轻易区分相似簇的分辨率，这些细胞集落可以直接与另一个细胞集落进行比较，以检测更细微的基因表达差异，从而进行细胞类型识别。通过使用基因本体（gene ontology，GO）术语分析等方法分析特定细胞集落/富集的基因集，可以获得更多的信息来解释细胞集落中的细胞类型/状态（Huang da et al.，2009）。

在先前的类器官研究中（Camp et al.，2015；Lancaster et al.，2013；Pollen et al.，2019；Quadrato et al.，2017），描述的已知标记基因或在研究原代组织（Camp et al.，2015；Nowakowski et al.，2017；Pollen et al.，2015）时鉴定的已知标记基因，可用于辅助鉴定类器官中主要的细胞类型和区域。为了更准确地分配参考数据中已知细胞类型的相似性，可以使用标记基因的组合来计算一个包含标记基因集而不是单个标记的分数。这些细胞类型的特征可以从其他类器官或原代组织数据集（如 Allen Brain Atlas 中人类 Brain Span RNA-seq 数据）的注释 scRNA-seq 或批量 RNA-seq 数据集中获得。现有数据集还可以用作计算已知细胞类型相似性分数（基于相关性的度量）的参考，从而进一步辅助注释细胞类型。为了指导初步解析，我们从多个大脑区域中整理出一套常用的细胞状态标记基因（图 10-4）。

例如，将单细胞图谱与人类发育中的大脑参考图谱数据相关联（例如，BrainSpan，https://www.brainspan.org/）来计算参考相似度谱（reference similarity spectrum，RSS）（Kanton et al.，2019），或参考成分分析（Li et al.，2017），也可以帮助将类器官细胞定位到发育脑的前脑、中脑或后脑等区域（Kanton et al.，2019）。此外，将单细胞数据映射至空间参考数据的方法中，如 Allen Brain Atlas 小鼠原位杂交图谱（Zeisel et al.，2018），即 VoxHunt 技术（Fleck et al.，2020），或映射至人类基因表达数据，即 BrainimageR 技术（Linker et al.，2019），有助于进一步识别细胞最相似的脑区和发育时间点。

如果已知的不应该在同一细胞类型中（例如，较成熟细胞的祖细胞标记和神经元标记，不同区域特征的标记基因信号）检测到的标记基因伴随着较高的 UMI 和基因检测，特别是在较小的离群簇中，这表明尚未使用上述其他方法过滤掉二倍体。这些结果可以使用 DoubletFinder（McGinnis et al.，2019；McGinnis et al.，2019）、Double-tDecon（DePasquale et al.，2019）或 Scrublet（Wolock et al.，2019）等用于双重检测的专用软件进一步证实。

对于描述各种不同细胞类型的数据集，例如类器官的多个区域，执行包括所有细胞的初始聚类，有助于在所有数据上识别主要细胞类别。为了进一步剖析更细微的细胞类型，可以提取这些细胞并进行如上所述的额外聚类、细胞类型识别和注解。这种方法有助于我们进一步研究中脑/后脑来源细胞的异质

性，这些细胞在类器官中构成了一个相当异质的群体，并且使用所有细胞的统一聚类来描述可能很复杂（Kanton et al., 2019）。

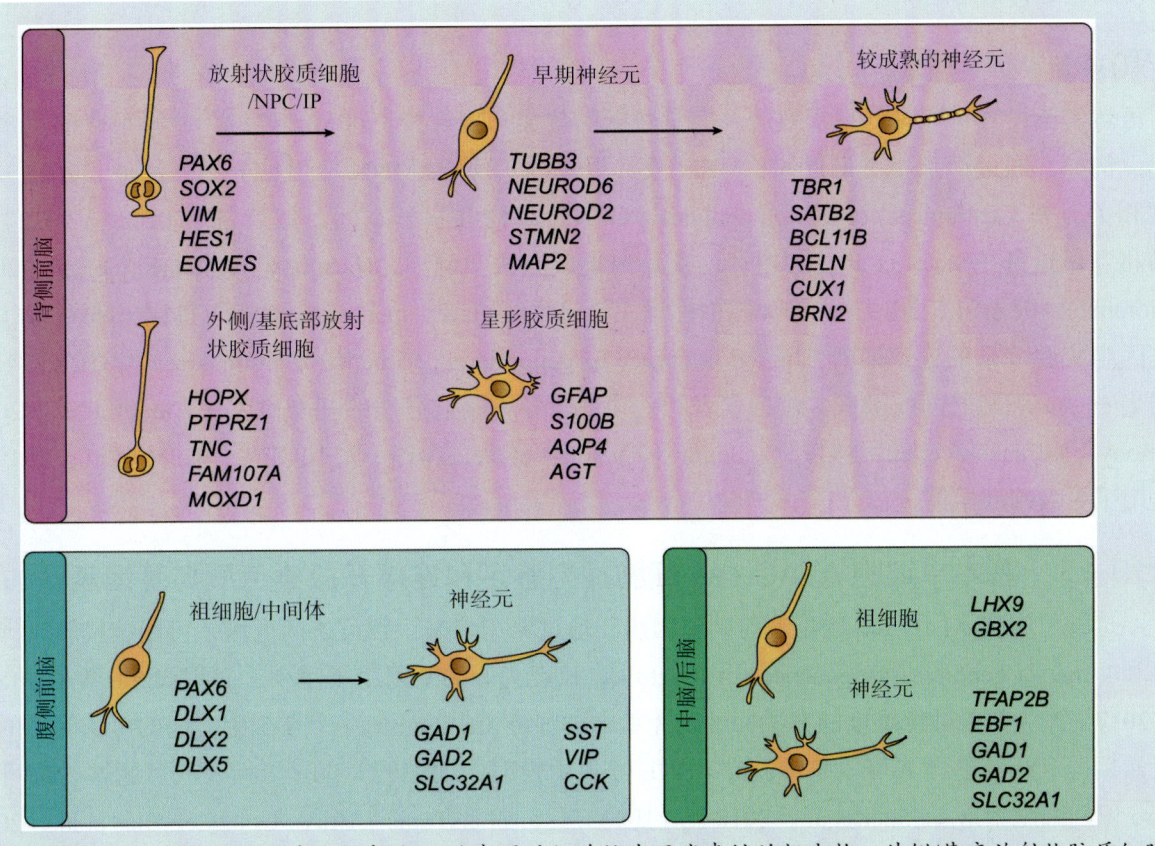

对不同分化阶段的背侧和腹侧前脑和中脑/后脑来源的细胞给出了代表性的标志物。外侧/基底放射状胶质细胞的标志物来自Pollen等（2015）。FOXG1的表达可用于识别具有前脑特征的细胞。值得注意的是，脑类器官的区域构成与细胞类型比例会因其培养周期及分化方案的不同而存在差异。NPC：神经祖细胞；IP：中间祖细胞。

图 10-4　脑类器官来源的单细胞中辅助细胞类型分配的标记基因 RNA-seq 数据

10.4.5　轨迹重构

发育组织中的细胞可处于不同的分化阶段。因此，祖细胞、中间祖细胞和早期出生和成熟的神经元可以同时存在，但代表分化轨迹上的不同点。为了重建轨迹，可以根据重叠基因的表达模式在所谓的拟时间中对细胞进行排序。已经引入了不同的框架来重建分化轨迹并分配拟时间，例如使用非线性降维的扩散拟时间（Destiny 软件包）（Angerer et al., 2016；Haghverdi et al., 2016）。另一种常用的方法是Monocle，它也是最先引入的沿伪时间轨迹对细胞进行排序的（现在的 Monocle 3），它可以通过将图映射到无监督或半监督特征选择的降维空间来重建分支轨迹。Monocle 还可以识别具有分支特异性表达模式的基因，剖析发育分支的内在逻辑，并定义偏离正常发育轨迹的细胞类型的基因表达特征，如受疾病影响的细胞（Qiu et al., 2017）。

如果要映射更复杂的拓扑结构，如一个类器官内多个区域的多样化，那么在 PAGA（Partition-based graph abstraction，基于分区的图抽象）中实现的聚类和轨迹推断的组合可能是一个有趣的方法来重新描述谱系分支（Wolf et al., 2019）或 MERLoT，目的是重建复杂的谱系树（Parra et al., 2019）。此外，通过使用 RNA 速度（Velocito；La Manno et al., 2018）或 scVelo（Bergen et al., 2019）分析剪接和未剪接的

RNA，可以推断发育过程的方向性，因为未剪接的转录本将是未来表达的转录本，从而可以预测细胞的下一个状态。计算轨迹重建方法是产生关于潜在生物过程假设的有效方法。然而，为了揭示因果关系和验证计算机推断的轨迹，需要应用额外的方法，如通过细胞条形码（详见 McKenna et al., 2019）和分子记录对细胞进行谱系追踪。

10.4.6 数据集成

虽然实验设置可以降低批次效应，但是数据的集成和批次校正可是必要的，并且可以通过多种方法实现。例如，通过识别相互最近邻（MNN 或其更快的实现 fastMNN）（Haghverdi et al., 2018）或使用典型相关分析（canonical correlation analysis，CCA）重构共享子空间，然后基于 Seurat v3 软件包中实现的相互最近邻（Stuart et al., 2019），或其他集成方法［例如，Harmony（Korsunsky et al., 2019）、Scanorama（Hie et al., 2019）、聚类相似性谱（cluster similarity spectrum，CSS）集成（He et al., 2020）和基因组实验关系的连锁推断（linked inference of genomic experimental relationships，LIGER）］在不同数据集中寻找细胞之间的锚点。最近发表的一项比较各种集成方法的基准研究（Tran et al., 2020）推荐 Harmony（Korsunsky et al., 2019）、Seurat v3（Stuart et al., 2019）和 LIGER（Welch et al., 2019），它们适用于更大的数据集。

10.4.7 基本单细胞 ATAC-seq 细胞类型鉴定和连接开放染色质与基因表达的差异

一旦将单细胞 ATAC-seq 数据映射到基因组，通过调用峰来识别可访问区域，可以扫描转录因子结合基序和 k-mers（genomic subsequences of length k，长度为 k 的基因组子序列）。用 chrom-VAR（Schep et al., 2017）作为降低数据维度的方法，可以计算出这些特征中的任何一个在细胞之间的可访问性的显著差异。然后，利用这些差异可以将细胞在 *t*-SNE 嵌入中投射，细胞的 *t*-SNE 坐标及其可达性轮廓可以使用 Cicero 识别细胞集落（Pliner et al., 2018）。其他工具，如 cisTopic（Bravo Gonzalez-Blas et al., 2019）、Signac 作为 Seurat 软件包（https://github.com/timoast/signac）或 epiScanpy（Danese et al., 2019）的一部分也实现了类似的功能。为了在基于 ATAC-seq 的聚类中识别细胞类型，可以使用标记转录因子的转录因子基序富集或在已知标记基因启动子处的可及性。

一个开放的染色质峰可通过最近的转录起始位点与潜在的调节基因联系起来。通过基因组测序得到的交叉序列差异，序列变异可与开放和封闭的染色质联系起来，从而与潜在的基因表达变化联系起来。为了整合转录组和表观基因组数据来研究基因表达的调控逻辑，可以采取不同的方法。例如，可以将单细胞 ATAC-SEQ 数据映射到使用 Seurat 基于转录组特征鉴定的细胞类型上（Stuart et al., 2019）。此外，基于单细胞 ATAC-seq 数据的细胞类型聚类已经使用单核转录组数据（Lake et al., 2018）进行了细化，从而有助于将开放染色质变化与基因表达差异联系起来。

10.5 结论和展望

类器官培养方案的进一步发展，以实现更低的批次间变异和更可靠的区域规范和成熟，将有助于使用单细胞转录组学和表观基因组学更准确地以单细胞分辨率模拟健康和疾病中的大脑发育。此外，单细胞方法的进展现在允许在同一细胞中联合测量转录组和表观基因组（Cao et al., 2018；Chen et al., 2019），以更直接的方式将基因表达和调控联系起来。不同数据类型的多模式获取，如基因表达和基因组信息（Dey et al., 2015；Macaulay et al., 2015）、基因和蛋白表达（Stoeckius et al., 2017）、甲基化和染色质结构（Li et al., 2019），甚至同一细胞中的基因表达、DNA 甲基化和染色质可及性（Clark et al., 2018），为获得细胞类型、细胞类型转换及其潜在调控逻辑的整合视图打开了一扇门。然而，值得注意的是，在单个细胞中分析许多模态目前面临着高单细胞成本，并可能出现相对稀疏和冗余的数据（Zhu et al.，2020）。

随着更多计算工具的应用，可以处理成千上万个细胞组成的数据集，并允许实现稳健的整合，对来自多个研究的类器官数据进行分析，将有助于我们了解常见的和方案特定的基因表达动力学，并将有助于我们对原代组织数据和类器官来源的数据进行广泛比较。将这些与导致基因表达差异的个体特异性遗传变异或空间分辨数据整合起来进行剖析，如细胞-细胞相互作用，有助于进一步拓宽类脑器官在研究脑早期发育和脑发育疾病方面的应用，并将允许从多组学角度研究脑类器官的发育。

致 谢

我们感谢 Zhisong He 和 Michael James Boyle 对手稿提出的宝贵意见。该项目由 Chan Zuckerberg Initiative DAF（Grant CZF2017-173814）、Silicon Valley Community 基金会、欧洲研究理事会（Anthropoid-803441，J. G. C.；Organomics-758877，B. T.）和 Swiss National Science Foundation（项目号：310030_184795，J. G. C）资助。S. K. 得到了 Boehringer Ingelheim Fonds 和 Max Planck Society 的支持。

参考文献

扫码查看

第十一章
从人诱导多能干细胞产生脊柱腹侧类器官

Jin-Hui Hor[a,b], Shi-Yan Ng[a,c,d,e,*]

[a] Institute of Molecular and Cell Biology, A*STAR Research Entities, Singapore
[b] Department of Biological Sciences, National University of Singapore, Singapore
[c] Yong Loo Lin School of Medicine (Physiology), National University of Singapore, Singapore
[d] The Third Affiliated Hospital of Guangzhou Medical University, Guangzhou, China
[e] National Neuroscience Institute, Singapore
[*] 通信作者电子邮箱地址：syng@imcb.a-star.edu.sg

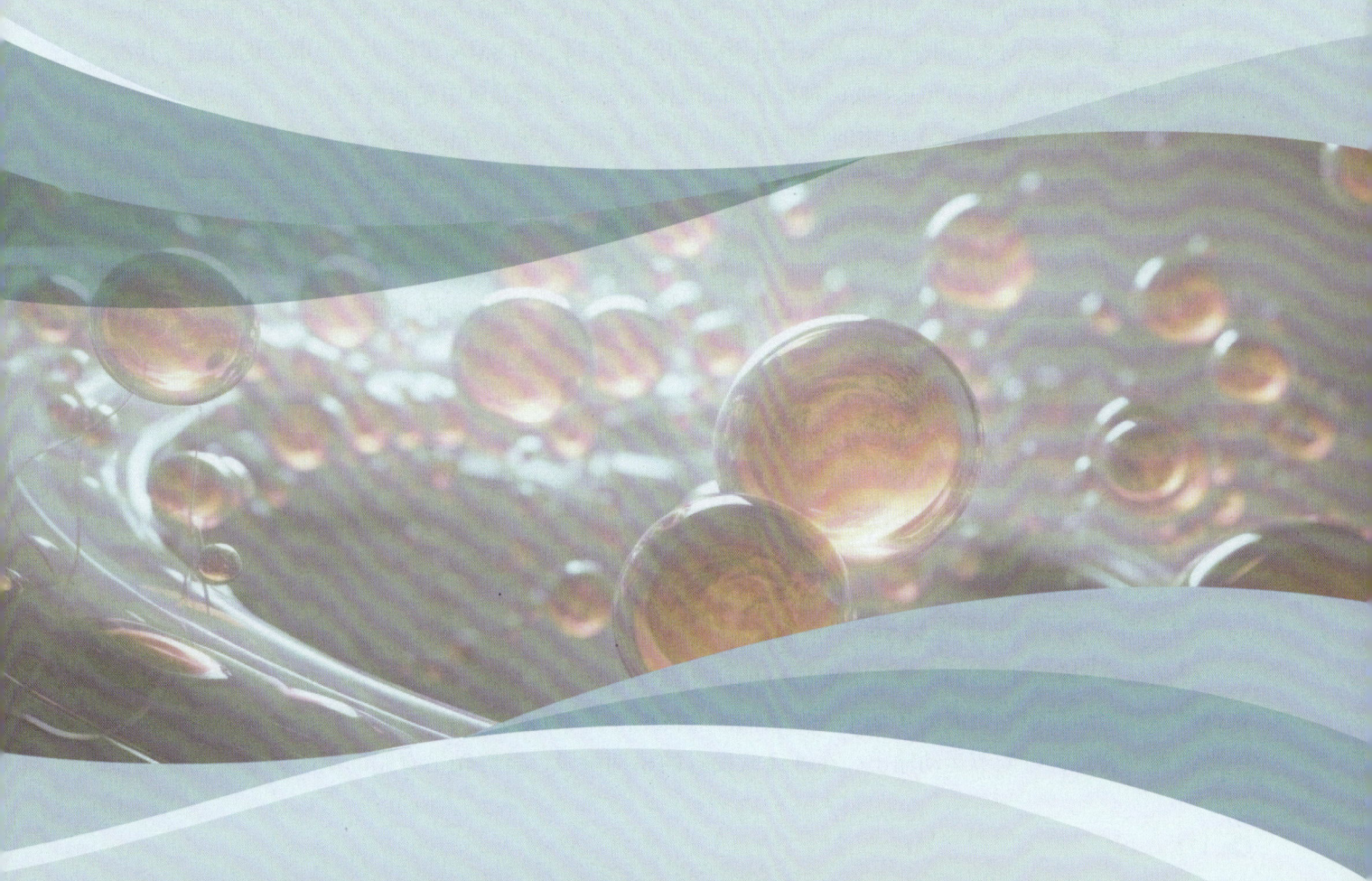

> **摘 要**
>
> 随着 hPSC 技术的进步，利用 hPSC 定向分化为 3D 脊髓类器官培养、模拟人类脊髓的独特微环境和细胞结构已成为现实。类器官可以作为重要的细胞工具模拟脊髓性肌萎缩症和肌萎缩侧索硬化症等脊髓发育和运动神经元疾病。本章中，我们描述了 hPSC 生成脊柱类器官的详细步骤和方法、优点和局限性，以及技术和设计方面的注意事项。

11.1 概 述

神经类器官是 3D hPSC 衍生的体外培养系统，目前已用于研究神经发育过程和神经退行性病变。有自体组织特性的神经类器官产生了与人脑非常相似的多种细胞类型和细胞结构（Lancaster et al.，2013）。研究表明，神经类器官能够再现传统二维培养中未检测到的成熟和晚发型疾病表型（Choi et al.，2014；Jo et al.，2016）。

脊髓是控制运动的中枢神经系统的一部分。运动神经元分布在脊髓的腹侧角灰质部分。脊髓性肌萎缩症（spinal muscular atrophy，SMA）和肌萎缩侧索硬化症（amyotrophic lateral sclerosis，ALS）是两种最常见的运动神经元疾病，分别影响儿童和成人。为了在体外产生运动神经元，多能干细胞可以在标准的二维组织培养皿上通过神经诱导、模式化和小分子成熟分化为运动神经元（Du et al.，2015）。然而，二维培养的诸多局限性限制了它们在疾病建模中的应用。首先，细胞培养皿中缺乏对于后脑和颈椎运动神经元衍生至关重要的头尾轴模式，这对于下运动神经元疾病，如 SMA 建模是一个重要的缺陷。其次，对功能性神经元和突触成熟至关重要的神经胶质细胞在多数二维培养皿中是缺失的。

因此，我们在 Lancaster 等使用的培养系统的基础上进行改进，并由 hPSC 生成了脊髓类器官（Hor et al.，2018）。这些 3D 脊髓腹侧类器官能够再现脊髓神经，且已被证实是模拟运动神经元疾病的有用工具。本章的重点是详细描述一种可以从 hPSC 中产生腹侧脊髓类器官的直接、成熟的方案（Hor et al.，2018）。该方案要求使用专门的旋转烧瓶和旋转平台来扩增细胞和促进器官的形成（Hor et al.，2018；Lancaster et al.，2013）。除此之外，我们还将继续讨论脊柱类器官的优势和局限。

11.2 脊髓的发育

在中枢神经系统发育过程中，神经板内陷、闭合形成神经管，神经管最尾部形成脊髓。这里涉及一个完全同步的高度有序的过程，以产生多种神经亚型。在整个脊髓发育过程中，细胞外信号在协调不同神经元亚群沿头尾轴和背腹轴的区域化方面发挥着重要作用（图 11-1A）。

11.2.1 脊髓的背腹分布

脊髓是感知和传递不同刺激（如疼痛、触摸、温度和肌肉运动）的主要中枢。这是由沿背腹轴的感觉神经元和运动神经元组成的功能单元实现的。脊髓的一半被称为后角，可介导和整合传感器输入，另一半被称为前角，可调节运动输出。在神经管发育的早期阶段，背腹轴沿脊髓的组织是基于高度调控的神经模式。由神经管的脊索和底板产生的音猬因子直接沿脊髓腹侧排列，BMP 和 Wnt 信号则来自顶板，沿脊髓背侧排列形成背腹侧轴（Dickinson et al.，1995；Garcia-Castro et al.，2002；Liem et al.，1995）（图 11-1B）。

运动神经元和中间神经元位于脊髓中央灰质，感觉神经元的细胞体位于背根神经节，其突起向外周和脊髓投射。脊髓的后角有背根神经节感觉神经元的投射，由 5 个离散的平行层组成，称为板层（Ⅰ、Ⅱ、Ⅲ、Ⅳ、Ⅴ）。特定板层参与接收输入信号。例如，触觉由背侧内部板层（Ⅲ、Ⅳ、Ⅴ）传导，而痛觉和温度觉则由浅层板层（Ⅰ、Ⅱ）传导（Caspary et al.，2003）。后角的层状组织由 6 个有丝分裂后的背侧中间神经元（dI1 ~ dI6）组成，可以根据不同的同源结构域转录因子进行区分（图 11-1C）。例如，Math1 在与顶板（dI1）相邻的背侧中间神经元中表达，Neuogenin 1（Ngn1）和 Ngn2 在 dI2 中表达，Mash1 通常在组成 dI3 ~ dI5 的背侧中央神经元中表达（Gowan et al.，2001）。在早期神经管发育过程中，背侧中间神经元 dI1 ~ dI3 将向腹侧迁移，形成深后角（第Ⅳ ~ Ⅴ层）。背侧中间神经元 dI4 和 dI5 亚群通过横向迁移进一步分布在背角深部。随着神经管的继续发育，不同的晚期后代群体（dI4 和 dI5）开始向脊髓背角的浅层（Ⅰ和Ⅱ）迁移，形成痛觉感受区域（Caspary et al.，2003）。然而，背侧中间神经元起源与背神经管内位置之间的相关性仍知之甚少。

背侧神经管模式是由顶板上的 BMP 诱导的，它促进了背侧神经细胞的分化。先前的研究表明，在顶板中表达的 BMPs 仅负责确定一个背侧中间神经元种群（dI1）（Lee et al.，1998）。Wnt 信号也与背侧神经模式有关，Wnt 信号的减弱导致 dI1 ~ dI3 的表达减少，而 dI4 的表达并不减少，这表明 Wnt 信号可能参与了 dI4 和更多背侧神经元之间的命运选择（Muroyama et al.，2002）。到目前为止，BMP 和 Wnt 信号之间的关系仍然不清楚。由于背侧神经发育是一个复杂的过程，目前关于背腹轴内的背角发育是否仅由一个特定分子诱导仍存在争议。

在脊髓腹侧角内，神经祖细胞分为 5 个腹侧祖结构域（p0、p1、p2、pMN、p3），主要产生腹侧中间神经元亚型 V0 ~ V3 和运动神经元（Davis-Dusenbery et al.，2014）（图 11-1B）。由神经管的底板产生的音猬因子提供了特定转录因子表达的腹侧结构信息。音猬因子基因下游的转录因子可分为两类：Ⅰ类蛋白和Ⅱ类蛋白（图 11-1C）。音猬因子基因激活Ⅱ类蛋白，包括 Nkx6.1、Nkx6.2、Olig2 和 Nkx2.2，它们反过来抑制Ⅰ类蛋白（Dbx1、Dbx2、Pax6 和 Irx3）的表达（Alaynick et al.，2011；Briscoe et al.，2000；Jessell，2000）。这两种交叉抑制活动在 5 个腹侧祖区域之间产生了明显的边界。例如，pMN 和 p3 之间的边界分别由 Pax6 和 Nkx2.2 的表达来区分。此外，pMN 结构域内 Olig2 的表达调节 Ngn2 的表达，导致神经祖细胞退出细胞周期，并诱导末端 MN 转录因子（Hb9、Isl1/2 和 Lhx3）促进 MN 成熟（Novitch，Chen et al.，2001）。

综上所述，一个简单的形态发生模型不能解释和证明后角神经病变。在腹侧神经模式下，音猬因子信号是导致前角形成的主要原因，但对于后角不同中间神经元亚型之间的发育和迁移还需要进行更多的研究。

11.2.2 脊髓的前尾图

脊髓内的神经回路能够产生基本运动行为的运动输出和信号冲动。在发育过程中，腹侧的运动神经元沿着头尾轴形成特定的亚型，并与身体的不同部位形成不同的网络。沿着脊髓的头尾轴和背腹轴有 5 种主要的运动神经元柱状结构：膈运动柱（phrenic motor column，PMC）、神经节前柱（pregan-glionic column，PGC）、下轴运动柱（hypaxial motor column，HMC）、中位运动柱（median motor column，MMC）和侧位运动柱（lateral motor column，LMC）（Dasen et al.，2009；Kanning et al.，2010）（图 11-1D）。每一列都有统一的轴突投影模式，例如，MMC 分布在支配轴向肌的头尾轴；PMC 局限于脊髓的颈区，并与横膈膜相连；PGC 横跨胸段和腰段，支配肾上腺交感神经链神经节和嗜铬细胞；HMC 只存在于胸椎段，与体壁和沿岸间肌相连；LMC 位于臂段和腰段，支配肢体的背侧和腹侧区域（Caspary et al.，2003）（图 11-1D）。

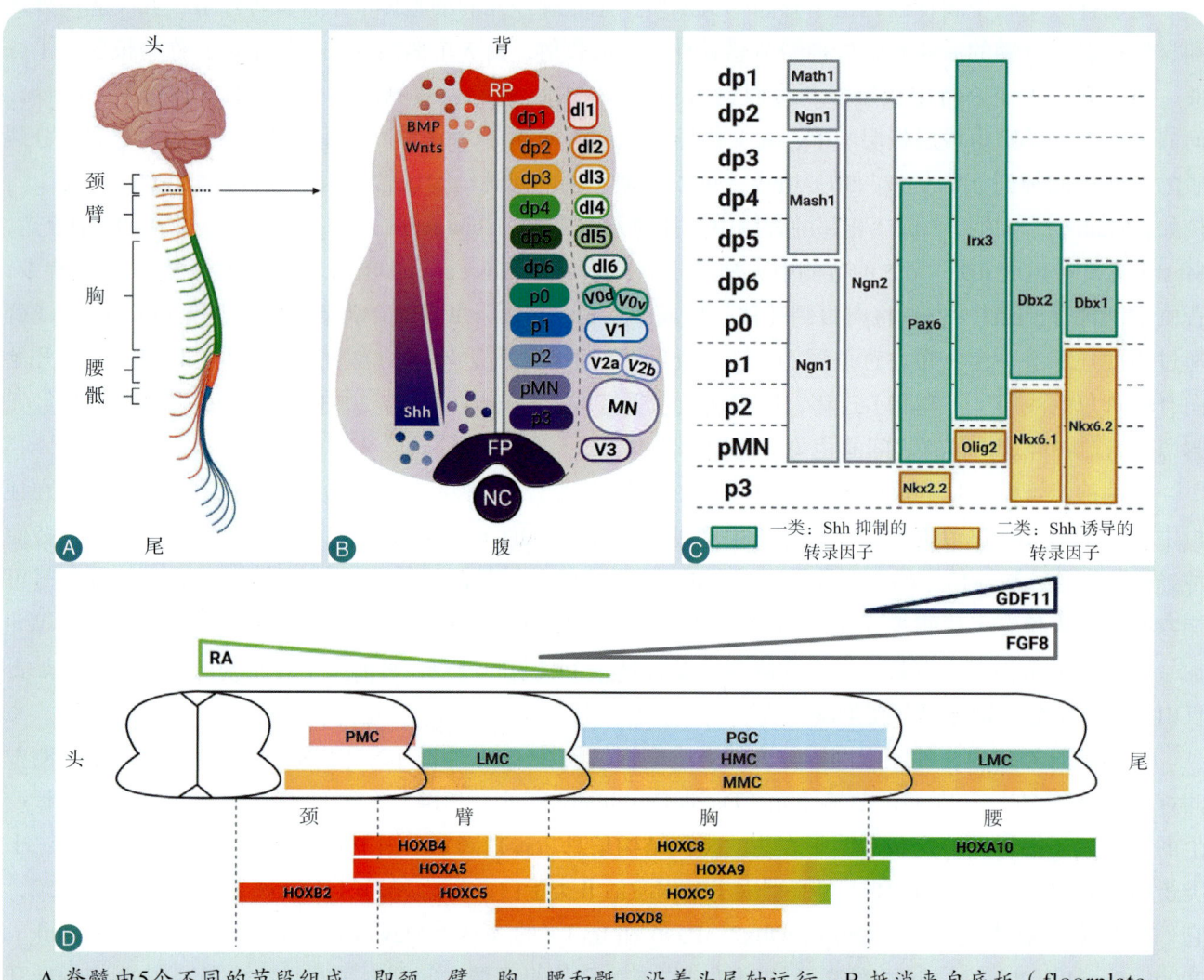

A.脊髓由5个不同的节段组成，即颈、臂、胸、腰和骶，沿着头尾轴运行。B.抵消来自底板（floorplate，FC）和脊索（notochord，NC）分泌的Shh的梯度，以及来自顶板（roofplate，RF）的BMP/Wnts信号，沿背腹轴（dI1~V3）产生神经祖细胞的浓度依赖性分化。C.6个有丝分裂后背侧中间神经元可以通过不同的同源域转录因子（Math1、Ngn1/2、Mash1）进行区分。超音hedgehog基因下游的转录因子可分为两类：一类为Nkx2.2、Olig2、Nkx6.1、Nkx6.2；另一类为Pax6、Irx3、Dbx2、Dbx1。D.腹角运动神经元沿头尾轴获得特定的亚型，形成5种主要的运动神经元柱状特征。沿头尾轴的神经祖细胞也由RA、生长分化因子11和FGF8调控。来自时空梯度的信号由HOX基因整合，提供了沿头尾轴的神经细胞的区域特征。HOX1基因在喙部表达最多，HOX13基因在尾部表达最多。

图 11-1　细胞外信号沿着头尾轴和背腹轴协调不同神经元亚群的分区

神经祖细胞沿脊髓形成头尾轴的过程受不同信号分子的精细时空梯度的影响（图 11-1D）。为了沿头尾方向构建神经管的结构模式，高浓度 RA 主要在脊髓与后脑、以及前脑与后脑的分界形成中发挥起始作用（Liu et al.，2001）。FGF 和生长分化因子 11（growth differentiation factor 11，GDF11）通过对抗 RA 在脊髓中的作用而产生更多的尾侧脊髓细胞类型。研究表明，GDF11 突变小鼠胸椎扩张，腰椎尾侧移位，尾部截断，提示 GDF11 在细胞增殖分化中的重要性（Liu，2006；Mcpherron et al.，1999）。

来自 GDF11、TGF-s 和 TGF-β 的信号由 HOX 转录因子整合，这些转录因子为运动神经元提供了沿头尾轴的区域识别。*HOX* 基因有 4 个染色体簇（*HOXA*、*HOXB*、*HOXC*、*HOXD*），每个簇由 13 个旁系同源 *HOX* 基因组成（*HOX1*～*HOX13*）（Pearson et al., 2005）。*HOX* 基因在空间和时间上与其染色体组织一致，其中 *HOX1* 基因在喙部表达最多，*HOX13* 基因在尾部表达最多。*HOX* 基因的表达对于提供运动神经元柱状特征和肌肉神经支配很重要，例如，*HOX4*～*HOX8* 基因在身体的肱区表达，*HOX8*～*HOX9* 负责支配胸椎神经层，*HOX10*～*HOX11* 在腰椎区表达（Dasen et al., 2009）（图 11-1D）。例如，小鼠 *HOXC9* 基因突变导致胸椎 PGC 和 HMC 运动神经元丢失，同时观察到肱 LMC 扩张（Jung et al., 2010）。

11.3 脊髓类器官的应用

11.3.1 医疗需求

作为中枢神经系统的一部分，脊髓是一个控制运动的高度复杂的结构。脊髓运动神经元位于脊髓的前角，其功能是控制外周效应肌肉（Stifani, 2014）。

ALS、SMA 和脊髓损伤（spinal cord injury，SCI）等疾病常导致成熟脊髓运动神经元变性或丧失。在渐冻症患者中，FDA 批准的药物利鲁唑和依达拉奉可延长患者平均寿命 2～3 个月，但不能促进运动神经元再生（Miller et al., 2002；Rothstein, 2017）。对于 SMA，诺西那生钠和 Zolgensma 是 FDA 批准的治疗方法，其疗效的研究仍在进行中（Mendell et al., 2017；Ottesen, 2017）。脊髓损伤通常会导致一些不可治愈的损伤，脊髓损伤患者通常需要在专门的脊柱外科室进行长期康复治疗。综上所述，目前还没有有效的治疗方法来防止脊髓的退行性变或促进脊髓运动神经元的再生。

11.3.2 研究需求

在脊髓发育过程中，数千种转录调控因子协调反应，导致表型和空间上不同的神经亚群沿着背腹轴和头尾轴发育。多年来，在产生属于后脑或颈部亚型的同质运动神经元培养方面，将多能干细胞导向脊髓运动神经元培养的有效方案已经建立（Du et al., 2015）。这些培养缺乏头尾模式，这给研究神经退行性疾病带来了困难，如 SMA，其中腰椎运动神经元对患者的影响最大。因此，定向脊髓–运动神经–腰痛亚型的方案通常将形态 GDF11 引入培养物中。已引入 GDF11 的培养基可以实现相对一致的低运动神经元培养，但同样不能模拟脊髓的头尾模式（Lippmann et al., 2015）。

除了运动神经元，其他神经元亚群，如背侧和腹侧中间神经元、感觉神经元和星形胶质细胞也存在于脊髓内。这些细胞类型已被发现与运动神经元疾病的发病机制和进展相关（Jablonka et al., 2006；McGivern et al., 2013；Thirumalai et al., 2013；Verheijen, 2017）。研究表明，在 SMA 小鼠模型中，中间神经元的胞体体积较小，运动神经元中观察到 VGLUT1 突触减少，这表明脊髓中间神经元可能在 SMA 中发挥病理作用（Thirumalai et al., 2013）。近年来，通过优化 iPSC 定向分化的实验方案，研究者已成功实现 V2a 中间神经元（Butts et al., 2017）、星形胶质细胞（Krencik et al., 2011）和少突胶质细胞（Keirstead et al., 2005）等脊髓神经亚群的高效富集。然而，这些培养物对特定的脊髓神经元亚群高度富集，并且无法涵盖存在于各种脊髓神经元亚群体之间的复杂细胞相互作用，这些细胞相互作用最终有助于形成功能性脊髓神经元。

11.3.3 脊髓类器官的发展

神经类器官可以模拟人类的神经发育和神经退行性疾病（Lancaster et al., 2013）。旋转生物反应器的使用有助于营养更好地吸收，并在形成类器官时增强神经上皮样区域的生成。类器官是从神经上皮样区增殖、分化和迁移的 3D 培养物，已显示出一定的成熟度和功能，并涵盖了人类大脑的细胞类型和结构（Lancaster et al., 2013）。

近年来，三个不同的研究小组分别进行了 3D 培养，能够囊括脊髓运动单位的某些方面。利用来自 hiPSC 的运动神经元，产生了神经类器官，并能够形成功能轴突束，在微设备上进行电活动（Kawada et al., 2017）。通过定向分化，类器官可以模仿人类脊髓组织的产生脊髓背侧、中间和腹侧球形结构（Ogura et al., 2018）。这些球体由不同的脊髓神经元亚类组成，它们在 3D 培养中形成多个祖细胞结构域。来自 hiPSC 的腹侧脊髓类器官能够形成富含神经祖细胞的自组织神经上皮区。对腹侧脊髓类器官的进一步表征揭示了由功能性肢体神经支配的运动神经元和其他神经元亚群组成的运动回路（Hor et al., 2018）。当与肌管一起培养时，这些腹侧脊髓类器官也能够形成神经肌肉连接和肌管收缩，显示了这些类器官的功能（Hor, et al, 2018）。此外，在没有添加外源性 GDF11 的情况下，这些腹侧脊髓类器官的内在模式在类器官中产生头侧和尾侧脊髓细胞类型，这表明 3D 微环境促进了头尾轴的形成（Hor et al., 2018）。

脊髓类器官也概括了运动神经元疾病（如 SMA）的病理学特征（Hor et al., 2018）。SMA 是影响儿童的最常见的运动神经元疾病，其临床表型为脊髓运动神经元死亡和骨骼肌失神经支配，严重时导致患者瘫痪和死亡。通过时间进程分析，SMA 腹侧脊髓类器官显示出类似的神经发生模式，并且能够形成与健康对照组相似的运动神经元，这表明 SMA 患者的运动神经元形成没有受损。有趣的是，脊髓腹侧类器官中的 SMA 运动神经元形成后迅速退化，模拟了 SMA 的细胞特征。总之，脊髓类器官是建模和理解脊髓发育和运动神经元疾病的工具。

11.4 分化方案概述

本章我们详细介绍了通过改进前面描述的培养系统，hiPSC 向腹侧脊髓类器官分化（Hor et al., 2018; Lancaster et al., 2013）（图 11-2）的过程。我们还将描述表征腹侧脊髓类器官的方法，包括对不同神经元亚型的免疫荧光染色。值得注意的是，该方案仅限于来自脊髓腹侧的细胞，而不是来自脊髓背侧的细胞。脊髓类器官将成为研究人员了解脊髓发育和退行性变相关疾病的重要资源和细胞工具。分化方案的步骤如下。

（1）hiPSC 分离成单细胞，在低附着板上诱导形成胚状体，诱导 SOX1[+]/Nestin[+] 神经前体细胞 10 天。

（2）胚状体被包裹在基质液滴中，在神经条件培养基中放置 4 天。

（3）将这些 Matrigel 液滴转移到旋转瓶中进行脊髓类器官扩张，诱导 ISL1[+]/ChAT[+]/FOXP1[+] 肢体支配运动神经元、Calbindin[+] 中间神经元和 S100β[+] 星形胶质细胞分化。

11.5 详细方案

11.5.1 干细胞分化为脊柱类器官

本章概述的方案将在 96 孔 U 型底低附着培养板中生成 3D 脊髓细胞聚集物。

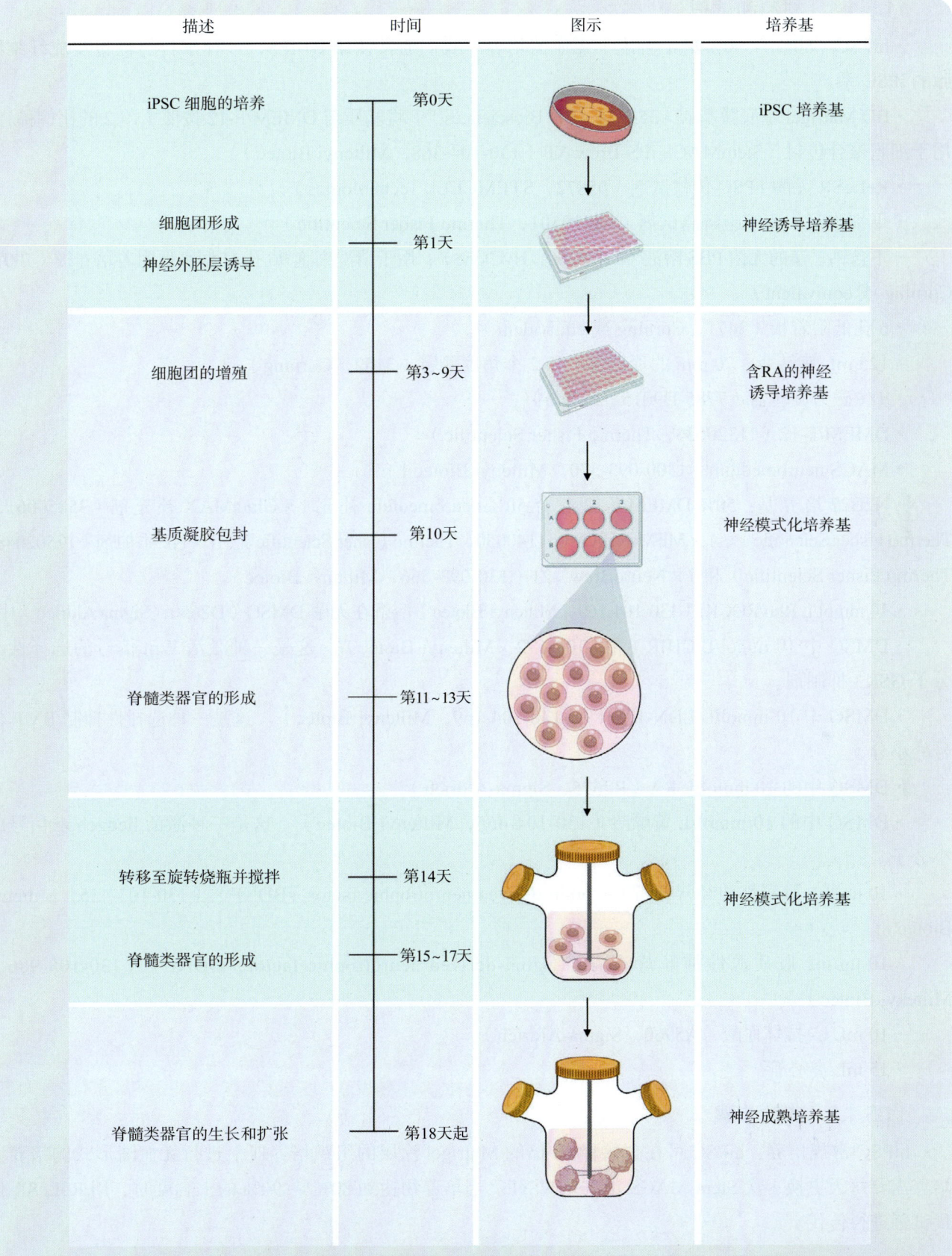

从第1~9天，细胞聚集物在含有神经诱导培养基的96孔U型底低附着板中扩增。第10天，细胞聚集物被包裹在6孔低附着板上的基质凝胶中。然后用神经模式化培养基将被包裹的细胞聚集物模式化趋向腹侧方向。第14天将包裹的脊髓类器官转移到旋转瓶中，并从第18天开始进一步保存在神经成熟培养基中。

图11-2 流程先在96孔U型底低附着板中生成和神经诱导来自hPSC聚集物

11.5.1.1 材料和试剂

- hiPSC（80%～90% 的汇合度）无血清培养。我们通常使用 BJ-iPS，一种来自男性包皮成纤维细胞的 iPSC 系。
- BD Matrigel 基底膜基质（354234，BD Biosciences）。将基质与 DMEM/F-12 按照 1：2 的比例稀释，用于细胞聚合包封。StemMACS iPS-Brew XF（130-104-368，Miltenyi Biotec）。
- ReLeSR 无酶 hPSC 传代试剂（05872，STEMCELL Technologies）。
- 干细胞凝固酶细胞解离试剂（A1110501，Thermo Fisher Scientific）。
- 不含钙、镁的无菌 PBS 溶液（SH30256，HyClone），用于清洗细胞 96 孔 U 型底低附着培养板（7007，Corning 或 equivalent）。
- 6 孔低附着板（3471，Corning 或 equivalent）。
- 125 mL 旋转瓶，70 mm 的顶部盖子和 2 个角度侧臂（3152，Corning）。
- 9 位磁力旋转器（7785-D9015，Bellco）。
- DMEM/F-12（11320033，Thermo Fisher Scientific）。
- MACS neuromedium（1300-093-570，Miltenyi Biotec）。
- N2B27 培养基：50% DMEM/F-12 混合 50% neuromedium 补充 1×GlutaMAX 补充剂（35050061，Thermo Fisher Scientific）、1×MEM-NEAA（11140050，Thermo Fisher Scientific）、1×N2 添加剂（17502048，Thermo Fisher Scientific）和 1×NeuroBrew®-21（130-093-566，Miltenyi Biotec）。
- 10 mmol/L Rho/ROCKi（130-104-169，Miltenyi Biotec）溶解在无菌 DMSO（D2650，Sigma Aldrich）中。
- DMSO 中 10 mmol/L CHIR（130-104-172，Miltenyi Biotec）。这是一种激活 Wnt 信号的选择性小分子 GSK3 抑制剂。
- DMSO 中 10 mmol/L LDN-193189（130-104-169，Miltenyi Biotec）。这是一种选择性抑制 BMP 信号的小分子。
- DMSO 中的 10 mmol/L RA（R2625，Sigma-Aldrich）。
- DMSO 中的 10 mmol/L 黄嘌呤（130-104-465，Miltenyi Biotec）。这是一种激活 hedgehog 信号的小分子。
- 10 μg/mL 脑源性神经营养因子（brain-derived neurotrophic factor，BDNF）（130-103-435，Miltenyi Biotec）。
- 10 μg/mL 胶质源性神经营养因子（glial-derived neurotrophic factor，GDNF）（130-108-986，Miltenyi Biotec）。
- 10 mL L-抗坏血酸（A5960，Sigma-Aldrich）。
- 15 mL 离心管。

11.5.1.2 实验步骤

hiPSC 常规培养：hiPSC 可在含稀释 30 倍的 Matrigel 涂层的组织培养皿上进行无血清形式的培养。培养需要每天更换 1 次 Stem MACS iPS-Brew XF。当培养物达到 80%～90% 的汇合度时，用 ReLeSR 传代试剂进行传代。

11.5.1.2.1 第1天：制备单细胞悬液并形成细胞聚集体

hiPSC 在电镀当天应达到 80%～90% 的汇合度。不建议从过度融合的培养皿开始，因为这会影响细胞活力，也可能导致细胞自发分化。形成细胞聚集体的最佳细胞密度取决于所使用的细胞系，建议测试不同的接种密度。

（1）从含有 hiPSC 的 10 cm 培养皿中吸出培养基，并用 5 mL/板的 PBS 简单清洗。吸出 PBS 并在每板中加入 2 mL Accutase。

（2）37 ℃下孵育 20 分钟。轻拍板使细胞分离成小团块。如果细胞没有分离，则增加孵育时间，直到细胞分离。但孵育时间不要超过 30 分钟。

（3）加入 8 mL/板的 PBS 以解离细胞，并用 10 mL 血清学移液器将细胞悬液转移到 15 mL 离心管中。

（4）室温下以 1000 r/min 离心 3 分钟。

（5）小心地吸出上清液，并用 6 mL N2B27 培养基重悬细胞沉淀。

（6）用 40 μm 过滤器过滤细胞悬液，用血细胞计数板进行细胞计数。

（7）在 96 孔 U 型底低附着培养板（神经诱导培养基）的每个孔中，将 30 000 个活细胞接种于 100 μL 含有 5 μmol/L ROCKi、4.25 μmol/L CHIR 和 0.5 μmol/L LDN-193189 的 N2B27 培养基中。ROCKi 在单细胞电镀过程中可提高细胞存活率。

注意：建议的细胞密度是一个起点，因为某些 hiPSC 细胞系可能需要更低或更高的密度，应进行相应的优化。

（8）室温下以 1000 r/min 的转速将 96 孔 U 型底附着培养板中的细胞离心 3 分钟。

（9）在光学显微镜下观察。细胞应该聚集在孔的底部。

（10）将 96 孔 U 型底低附着培养板置于含 5% CO_2、37 ℃的培养箱中孵育两天。

11.5.1.2.2　第3天：添加RA使培养物腹侧化

（1）在光学显微镜下检查培养板。这些细胞应在 96 孔板底部形成一个明显的圆形细胞簇。

（2）小心地吸出培养基，而不干扰细胞簇的生长。在孔中留下约 20 μL 培养基，以防止从孔中吸出细胞簇。

（3）在 96 孔 U 型底低附着板的每孔中分别加入 100 μL 含 1 μmol/L RA、4.25 μmol/L CHIR 和 0.5 μmol/L LDN-193189 的 N2B27 培养基。

（4）将 96 孔 U 型底低附着板置于含 5% CO_2、37 ℃的培养箱中孵育过夜。

（5）第 4~9 天：在神经诱导培养基中培养脊髓 EBs：每隔 1 天更换 1 次含 1 μmol/L RA、4.25 μmol/L CHIR 和 0.5 μmol/L LDN-193189 的 N2B27 培养基。由于神经祖细胞的扩张，圆形细胞簇的大小将开始增加。

11.5.1.2.3　第10天：脊髓类器官的Matrigel包膜

（1）在不干扰类器官的情况下，尽可能多地吸出培养基。

（2）在含有类器官的每个孔中加入 15 μL 浓缩的 Matrigel。

（3）用 P200 移取 15 μL Matrigel-类器官，并转移到低附着 6 孔板上。Matrigel 液滴在转移到板上时不应扩散，6 孔低附着板的单孔中最多可容纳 20 个液滴。

（4）让 Matrigel-类器官在含 5% CO_2、37 ℃的培养箱中凝固 2 小时。

（5）2 小时后，倾斜 6 孔低附着板，以确保 Matrigel-类器官已经凝固。

（6）在不干扰 Matrigel 液滴的情况下，小心地从 6 孔低附着板的一侧用 2 mL 含 1 μmol/L RA 和 1 μmol/L Purmorphamine 的 N2B27 培养基填充每个孔，以进行神经模式化。

（7）将 6 孔低附着板置于含 5% CO_2、37 ℃的培养箱中孵育过夜。

11.5.1.2.4　第11~13天：在神经模式培养基中培养脊髓类器官

每隔 1 天更换 1 次含 1 μmol/L RA 和 1 μmol/L 黄嘌呤的 N2B27 培养基。将培养基添加到孔的一侧，以防止 Matrigel 液滴解离。

11.5.1.2.5　第14天：将Matrigel包裹的类器官转移到旋转瓶中进行扩增

（1）在不吸出培养基的情况下，用细胞刮刀小心地刮掉 Matrigel 液滴。

（2）用 25 mL 血清吸管将培养基中的 Matrigel 液滴转移到 125 mL 旋转瓶中。

（3）将含 1 μmol/L RA 和 1 μmol/L Purmorphamine 的新鲜 N2B27 培养基注满旋转瓶，至终体积为 50 mL。

（4）将旋转瓶置于磁力旋转器上，确保磁力旋转器的转速为 40～50 r/min，以防止 Matrigel 液滴解离。

（5）将旋转瓶置于含 5% CO_2、37 ℃ 的培养箱中再孵育 4 天。

11.5.1.2.6　第18天及以后：在神经成熟培养基中培养脊髓类器官

（1）倾斜烧瓶，让脊髓类器官沉淀在烧瓶底部。

（2）小心地从旋转烧瓶中吸出培养基，并在烧瓶中留下约 2 mL 培养基。

（3）加入 50 mL 含 10 ng/mL BDNF、10 ng/mL GDNF 和 200 μmol/L 抗坏血酸的 N2B27 培养基。

（4）每周更换 1 次含 10 ng/mL BDNF、10 ng/mL GDNF 和 200 μmol/L 抗坏血酸的新鲜 N2B27 培养基。

（5）脊髓类器官可以生长到 60 天甚至更久。

脊髓类器官分化的最佳条件取决于所使用的多能干细胞系的种类。最重要的方面之一是起始细胞密度。不同的细胞系可能需要不同的细胞密度以获得最佳的脊髓类器官分化。用于包裹的 Matrigel 浓度也具有关键作用。稀释后的 Matrigel 在培养箱中不会凝固，这可能导致细胞聚集体从 Matrigel 上解离。使用相同的试剂来源或批次可以提高跨不同细胞系和实验中脊髓类器官形成的重现性。

11.5.2　脊髓类器官免疫荧光分析

免疫荧光用于识别脊髓类器官内不同的神经元种群，以证实 3D 神经元分化成功。以下方案描述了第 42 天脊髓类器官的免疫荧光染色，所述脊髓类器官被固定并以 10 μm 厚度冷冻切片（图 11-3）。

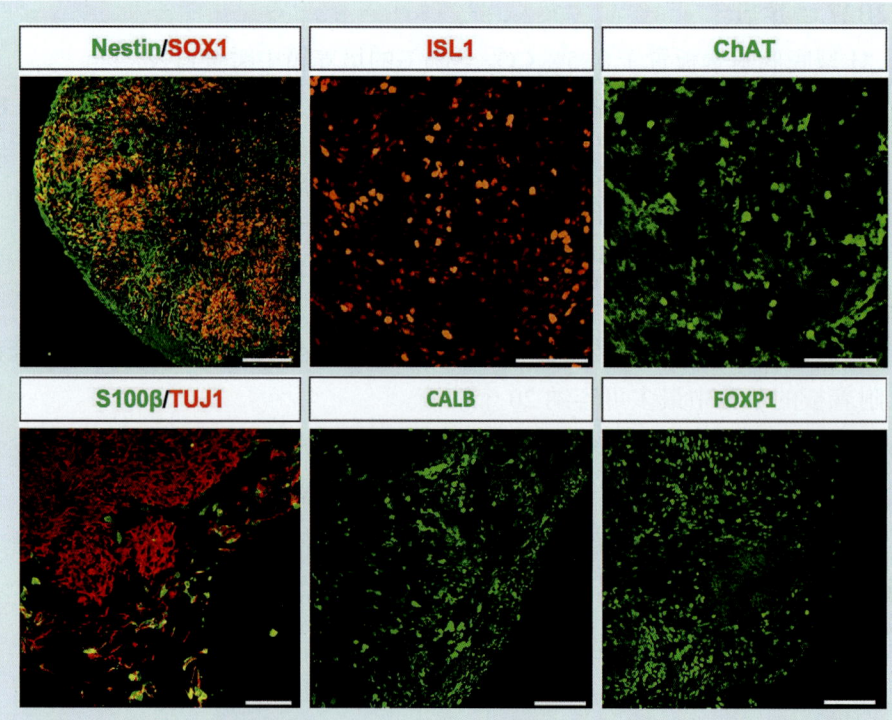

神经祖细胞被 SOX1（红色）和 Nestin（绿色）标记。运动神经元被 ISL1（红色）或 ChAT（绿色）染色。S100β（绿色）和 TUJ1（红色）的共染色显示脊髓类器官中存在星形胶质细胞。CALB 染色的 Renshaw 细胞（绿色）和 FOXP1$^+$ 的肢体支配神经元（绿色）也可见于脊柱腹侧类器官。比例尺 =100 μm。

图 11-3　脊髓腹侧类器官由不同类型的脊髓细胞组成

11.5.2.1 材料和试剂

- 无甲醇的 PFA，16% 水溶液（28908，Thermo Fisher Scientific）。
- 葡萄糖（BIO-1090，1st Base）。
- Triton X-100（161-0407，BioRad）。
- 不含钙、镁的无菌 PBS 溶液（SH30256，HyClone）。
- FBS（10082147，Thermo Fisher Scientific）。
- BSA，组分 V，pH=7.0（BSA-1S，Capricon Scientific）。
- DAPI 核酸染色剂（D1306，Thermo Fisher Scientific）。
- 检测用交叉吸附二抗：驴源抗体偶联 Alexa Fluor 荧光染料（Thermo Fisher Scientific）。
- 封片介质（H-1000，Vector Laboratories）。
- 1.5 mL 离心管。
- 疏水笔。
- 载玻片和盖玻片。

11.5.2.2 溶质

使用封闭缓冲液：1×PBS、5% FBS 和 1% BSA。

11.5.2.3 实验步骤

（1）用 PBS 1∶3 稀释新鲜的 16% PFA，得到 4% 的溶液。

（2）用 25 mL 移液器将 2~3 个脊柱类器官从旋转瓶转移到 1.5 mL 离心管中。

（3）从 1.5 mL 含有类器官的离心管中取出所有培养基，加入 500 μL 4% 的 PFA。

（4）在 4 ℃下将试管在滚筒上旋转过夜，确保整个类器官的同等固定。

（5）去除 4% 的 PFA，用 500 μL 15% 的蔗糖（作为冷冻保护剂）平衡类器官。

（6）在 4 ℃下将试样在滚筒上旋转过夜，保证整个类器官的平衡。

（7）除去 15% 蔗糖，用 500 μL 30% 蔗糖浸泡类器官。

（8）在 4 ℃下，在滚筒上旋转试管过夜，保证整个类器官的平衡。

（9）将蔗糖平衡的脊柱类器官包埋在 O.C.T. 化合物中。最多 5 个类器官可以放置在一个 10 mm×5 mm 的低温模具中。确保整个类器官被覆盖并避免产生气泡。然后，在含有异戊烷和干冰的混合物干冰浆中冷冻。

（10）使用低温恒温器，可将包埋的类器官以 10~15 μm 的厚度进行冷冻切片。此后，冷冻切片应在 -80 ℃下保存。

（11）免疫荧光染色时，用冰冷的 PBS 清洗冷冻切片。PBS 和其他溶液应小心添加到切片中，以防止类器官切片从载玻片上脱落。

（12）除去 PBS，让载玻片风干 5 分钟。

（13）使用疏水笔在类器官切片周围绘制一个疏水屏障。

（14）为了渗透类器官，将类器官切片置于 0.5% Triton X-100 中孵育 20 分钟。

（15）除去 0.5% Triton X-100，并用冰冷的 PBS 替代。重复 1 次，总共进行两次 PBS 洗涤。

（16）去除 PBS 并添加封闭缓冲液。将载玻片在湿化箱中室温下孵育 1 小时。

（17）去除封闭缓冲液，并向载玻片中加入一抗（在封闭缓冲液中稀释的一抗）。不同的抗体可以同时使用，只要它们是在不同的物种中产生的，以防止交叉反应。将载玻片在 4 ℃的湿化箱中孵育过夜。以下试剂可用于标记脊髓类器官内发现的不同神经元群：

1）SOX1（ab87775，Abcam，1∶1000）。
2）Nestin（ab22035，Abcam，1∶1000）。
3）ISL1（ab109517，Abcam，1∶1500）。
4）ChAT（AB144P，Merck，1∶80）。
5）S100β（SAB1402349，Sigma，1∶4000）。
6）TUJ1（801202，Biolegend，1∶2000）。
7）Calbindin（ab11426，Abcam，1∶1000）。
8）FOXP1（MAB45341，R&D Systems，1∶1000）。

（18）去除一抗，加入冰冷的 PBS 洗涤 5 分钟。吸出 PBS，重复两次，总共用 PBS 洗涤 3 次。

（19）去除 PBS，加入二抗（物种特异性二抗和 0.1 μg/mL DAPI 在封闭缓冲液中稀释）。

（20）室温下避光孵育 90 分钟。

（21）去除二抗，加入冰冷的 PBS 冲洗 5 分钟。吸出 PBS，重复两次，总共进行 3 次 PBS 洗涤。

（22）除去 PBS，让载玻片风干 5 分钟。

（23）用固封剂和盖玻片密封载玻片。使用固封剂密封时，应防止产生气泡。玻片已经准备好，可以进行成像。

（24）成像可以在共聚焦显微镜或荧光显微镜上进行。

第 42 天在玫瑰花结构和不同腹侧特异性神经元群中发现的神经前体细胞是脊髓类器官分化成功的标志。

11.6 技术和设计考虑因素

11.6.1 改进空间

正如我们所讨论的，目前脊髓类器官的细胞结构确实存在一定的局限性，如缺乏背侧亚型和清晰的喙突轴。例如，将 Shh 激动剂 SAG 加入培养物的腹侧，从而将神经祖细胞转移到脊髓的腹侧角。如上所述，BMP 信号通路是脊髓背侧亚型形成所必需的。因此，有可能在 BMP 信号通路和 Shh 信号通路之间产生一个梯度，以允许脊柱器官内的背侧和腹侧亚型共存。另一种可能是将背侧类器官与腹侧类器官融合。研究表明，背侧和腹侧类前脑组织的融合能够产生背腹侧轴，该轴可以模拟前脑的复杂相互作用（Bagley et al.，2017）。

在不添加 GDF11 的情况下，腹侧脊髓类器官能够产生在传统二维培养中未检测到的尾部细胞类型，这表明 3D 微环境中的细胞-细胞相互作用在促进尾部命运中发挥作用（Hor et al.，2018）。事实上，转录组学分析表明，脊髓类器官中存在 GDF11 的表达，而在二维培养体系中不存在，这表明 3D 微环境促进了 GDF11 的表达并诱导细胞向尾端分化。然而，目前该脊髓器官缺乏明确的头尾轴系统，导致其臂部、胸部、腰部节段的空间定位难以确定。

11.6.2 技术方面

在使用 iPSC 生成腹侧脊髓类器官时，需要考虑一些技术方面的问题。将 iPSC 分化为腹侧脊髓类器官需要数周的时间，每批次之间或细胞系之间可能不同。尽管使用几乎相同的条件，也有可能在第 1 周而不是第 2 周看到成功分化为脊髓类器官。iPSC 的多能性在形成腹侧脊髓类器官中起着重要作用，因此检查经常使用的细胞系的多能性是明智的选择。在腹侧脊髓类器官中发现的细胞类型是暂时的。例如，可以在更早的时间点观察到神经玫瑰花结构的存在，并且随着类器官的成熟，神经玫瑰花结构减少。我们建议进行时间点分析，以确保所用 iPSC 系的腹侧脊髓类器官分化成功。对于所有的类器官研究，亲缘关系很重要，必须注意不要从单一的分化中得出结论。在疾病建模中，同基因对照有利于比较类器官的分化效率、细胞组成和细胞结构。此外，类器官不能在不失去细胞结构和细胞组成的情况下冷冻保存或传代。类器官的荧光成像最好在类器官染色后立即进行，以防止信号的逐渐丢失或样品的光漂白。彻底清洗一抗与二抗有助于减少切片上的伪影。建议冷冻切片厚度为 10 ~ 15 μm，以确保荧光显微镜正确成像。

11.7 结 论

脊髓类器官与 iPSC 技术相结合是疾病建模和治疗发现的重要工具。由 iPSC 生成的腹侧脊髓类器官可以重建脊髓腹侧角的细胞结构和功能成分。尽管可能存在批次与批次、细胞系与细胞系之间的差异，但腹侧脊髓类器官可以产生令人兴奋的结果，并概括了脊髓类器官的发育和模拟神经退行性疾病的过程。随着脊髓类器官领域逐渐引起人们的兴趣，我们希望本章中描述的生成腹侧脊髓类器官的详细方法有助于理解脊髓发育和模拟运动神经元疾病。

致 谢

这项工作得到了生物医学研究委员会和分子与细胞生物学研究所（A*STAR）的支持。JHH 是 National University of Singapore（生物科学系）研究生奖学金获得者。

参考文献

扫码查看

第十二章
人多能干细胞来源的视网膜类器官分化

Clarisse M. Fligor[a], Kang-Chieh Huang[a], Sailee S. Lavekar[a], Kirstin B. VanderWall[a], Jason S. Meyer[b,c,d,*]

[a] Department of Biology, Indiana University-Purdue University Indianapolis, Indianapolis, IN, United States
[b] Department of Medical and Molecular Genetics, Indiana University School of Medicine, Indianapolis, IN, United States
[c] Department of Ophthalmology, Glick Eye Institute, Indiana University School of Medicine, Indianapolis, IN, United States
[d] Stark Neurosciences Research Institute, Indiana University School of Medicine, Indianapolis, IN, United States
[*] 通信作者电子邮箱地址：meyerjas@iu.edu

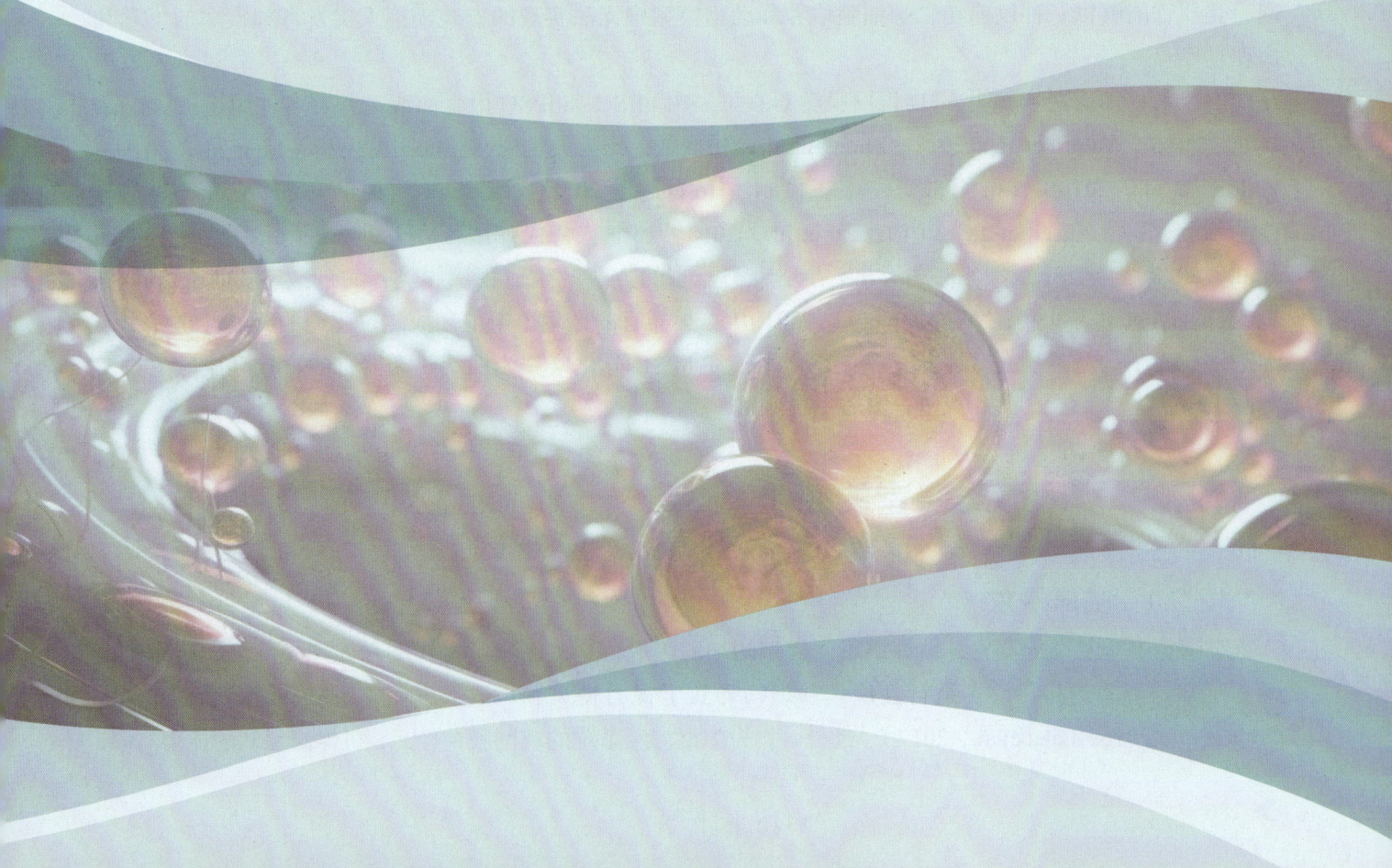

摘 要

hPSC 具有分化为包括视网膜在内的任何细胞类型的显著能力。将这些细胞分化为视网膜类器官，现在可以使用 hPSC 来模拟人类视网膜的时空发育，其中视网膜祖细胞产生整个视网膜细胞库，首先分化为视网膜神经节细胞，最后分化为成熟的光感受器、双极细胞和 Müller 胶质细胞。重要的是，视网膜类器官自组装成层状结构，再现了人类视网膜的分层，视网膜神经节细胞层为内层，光感受器层占据外层。这种类器官技术为人体组织的发育和疾病建模提供了可能，也为高通量药物筛选和细胞替代疗法等转化应用提供了途径。然而，视网膜类器官的分化需要一些专业知识，不同的策略方法产生不一致的结果。在本章，我们详细描述了一种成熟且相对简单的方法来产生视网膜类器官。

12.1 概 述

hPSC 具有分化为包括视网膜细胞在内的任何体细胞的能力（Lamba et al., 2006；Meyer et al., 2009；Osakada et al., 2008）。在过去的几年中，许多研究都致力于阐明从 hPSC 分化为视网膜细胞的机制，包括人类视网膜发育时空组织的 3D 视网膜类器官（Meyer et al., 2011；Nakano et al., 2012；Zhong et al., 2014）。由于其 3D 组织，视网膜类器官允许直接的细胞–细胞和细胞–基质相互作用，从而产生具有人体生物生理反应的细胞（Hallam et al., 2018；Sinha et al., 2016；Zhong et al., 2014）。因此，视网膜类器官能够以一种以前在二维细胞培养和动物模型中无法实现的方式模拟人类发育和疾病的生理和病理过程。

近年来，多篇文献表明，3D 视网膜类器官可以由 hESC 和 iPSC 衍生而成，并有多种用途（Volkner et al., 2016；Wahlin et al., 2017；Zhong et al., 2014），作为人类视网膜的实验模型（Lu et al., 2019；Volkner et al., 2016），可用来研究疾病机制（Ho et al., 2018；Xu et al., 2018），以及用于药物筛选的细胞来源（Aasen et al., 2019；Xu et al., 2018）和细胞替代疗法（McLelland et al., 2018；Singh et al., 2018）。然而，不同的分化方案在培育类器官的方法及生成视网膜类器官的效率方面各不相同（Capowski et al., 2019；Mellough et al., 2019）。类器官的产生、组成和成熟过程中的异质性是整个干细胞领域面临的基本挑战。在此，我们将详细描述 hPSC 分化培养为视网膜类器官的直接且成熟的方案（图 12-1）。

12.2 视网膜类器官的应用

12.2.1 临床需求

眼睛是一个复杂的器官，由许多不同类型的细胞组成，这些细胞负责探测和处理光信息，从而实现视觉感知。不幸的是，许多退行性疾病和损伤导致了视力丧失和（或）失明（Benowitz et al., 2010；Crair et al., 2016；Laha et al., 2017）。此外，作为中枢神经系统的视网膜神经元，机体修复其的能力有限，无法产生新的视网膜神经元。根据世界卫生组织的数据,世界上至少有22亿人受到视力障碍和失明的影响(Bourne et al., 2017)。目前的治疗旨在减缓视网膜变性,需要新的策略方案保护和恢复疾病造成的视力受损患者的视力。

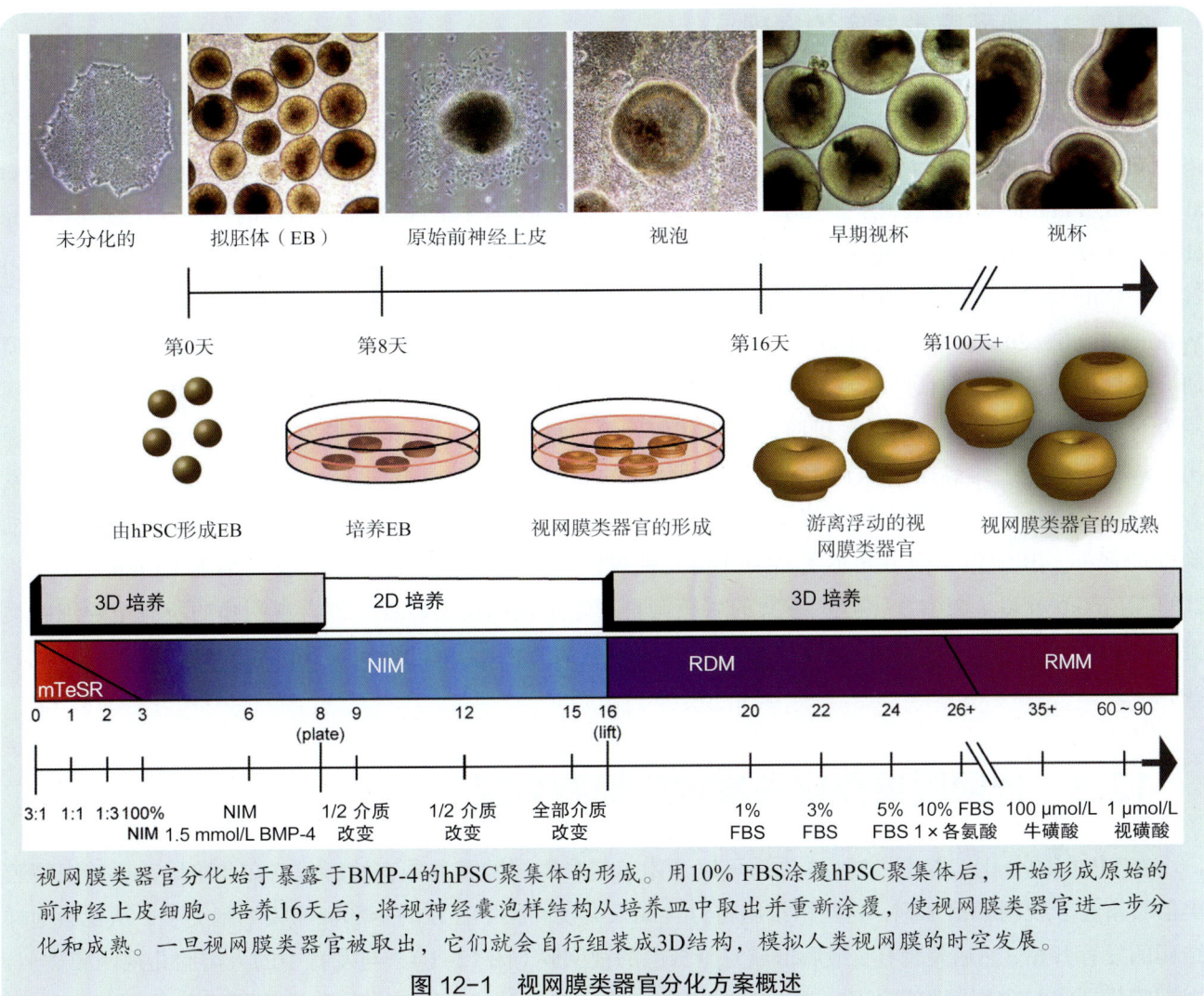

视网膜类器官分化始于暴露于BMP-4的hPSC聚集体的形成。用10% FBS涂覆hPSC聚集体后,开始形成原始的前神经上皮细胞。培养16天后,将视神经囊泡样结构从培养皿中取出并重新涂覆,使视网膜类器官进一步分化和成熟。一旦视网膜类器官被取出,它们就会自行组装成3D结构,模拟人类视网膜的时空发展。

图 12-1 视网膜类器官分化方案概述

12.2.2 研究需求

基于hPSC的视网膜分化方案的出现,极大提高了包括3D视网膜类器官的分化、细胞发育、疾病建模到临床相关细胞的生成等研究的可能性(Aparicio et al., 2017; Mazerik et al., 2018)。视网膜类器官再现了人类视网膜的主要细胞和分子过程,使我们能够研究早期人类视网膜细胞的分化过程(Gonzalez-Cordero et al., 2017; Meyer et al., 2009; Phillips et al., 2014)。除研究这些细胞如何相互作用、产生有组织的视网膜样组织外,视网膜类器官还可用于体外视网膜疾病模型的研究(Meyer et al., 2011; Oner, 2018)。当携带来自患者样本或通过基因编辑引入潜在的人类疾病的突变基因时,其衍生的视网膜类器官都可进行体外疾病建模,以研究遗传变异如何影响生物反应(Deng et al., 2018; Parfitt et al., 2016)。

视网膜类器官的产生为检验以前仅限于动物模型或二维细胞培养的假说提供了机会。虽然这两种方法对视网膜研究都是无价的,但人类细胞在基因上与普通实验动物,甚至其他灵长类动物不同(Aasen et al., 2019; Nakano et al., 2012; Osakada et al., 2008)。此外,许多药物研发依赖于简化的二维培养系统,这些系统不能准确地反映体内复杂的细胞结构和生理学功能(Duval et al., 2017)。由于这些差异,利用动物模型或二维细胞培养研究的疾病可能无法可靠呈现，药物也可能会产生不同的治疗效果。因此，获得一种稳健可靠的视网膜类器官分化方案可能有助于初级药物筛选，为人类生物学提供有价值的见解，并有助于弥补动物研究和人体试验之间的差距。

12.2.3 视网膜类器官的发现

从 hPSC 中分化类器官的能力源于先前研究人员的多项基础研究。继 1998 年发现 hESC 的分化能力（Thomson et al., 1998）及 2007 年对 hiPSC 的描述后（Takahashi et al., 2007；Yu et al., 2007），许多研究证明了这些细胞分化为视网膜谱系的能力（Lamba et al., 2006；Meyer et al., 2009；Osakada et al., 2008；Parameswaran et al., 2010）。随后，多个实验室描述了视网膜类器官培养的各种分化过程（Chen et al., 2016；Gonzalez-Cordero et al., 2017；Hallam et al., 2018；Maekawa et al., 2016；Nakano et al., 2012；Ohlemacher et al., 2015；Parfitt et al., 2016；Reichman et al., 2014, 2017；Singh et al., 2015；Volkner et al., 2016；Wahlin et al., 2017；Zhong et al., 2014），这些方案在很大程度上是基于这两项研究前期的研究，它们证明了视网膜类器官分化培养的原理，这些视网膜类器官的分化培养与人类视网膜发育时经历的视网膜形成的关键阶段极为相似。第一种方案由 Gamm 实验室（Meyer et al., 2011）提出，该方案基于二维黏附培养到 3D 自由浮动培养的 hPSC 视网膜诱导方案。此后不久，Sasai 实验室发表了一项 SFEBq（胚状体样快速聚集的无血清培养）培养技术的重要方案，该技术形成了一个双层细胞壁的视杯，其中包含许多光感受器和其他几种视网膜神经元，以及 Müller 胶质细胞（Eiraku et al., 2011；Eiraku et al., 2011）。这些方案的后续调整产生了视网膜类器官，包含视网膜的所有主要细胞类型，能恰当地分层，也包含具有外部光敏能力的圆盘状光感受器（Nakano et al., 2012；Zhong et al., 2014）。

12.3 视网膜类器官内发现的细胞类型

在 hPSC 的分化培养中，2～3 周后可以开始鉴定早期视网膜类器官的形成。在此阶段，原始视网膜类器官富集了视网膜祖细胞，这些祖细胞将分化成人类视网膜中存在的全部视网膜细胞类型，从视囊泡样结构的发育开始，然后是视杯，最后形成完全分层的视网膜（图 12-1）。与发育中的人类胎儿视网膜类似，视网膜类器官包含视网膜祖细胞、视网膜神经节细胞、二级神经元、感光细胞和视网膜色素上皮（Collin et al., 2019）。虽然有研究观察到视网膜类器官上视网膜色素上皮（retinal pigmented epithelium, RPE）的发育，但它只是偶尔出现，而且不是与感光细胞相关的单层排列。视网膜类器官中出现视网膜细胞类型的顺序反映了视网膜发育过程的保守性，从视网膜神经节细胞开始，其次是水平细胞和无长突细胞，成熟的光感受器和双极或 Müller 神经胶质细胞是最后分化的细胞类型（Collin et al., 2019；Fligor et al., 2018；Lu et al., 2019；Phillips et al., 2018）。因此，hPSC 能够自发形成类似于人类胎儿组织的分层视网膜组织，并以适当的空间排列方式包含大量视网膜细胞。

先前的研究已经阐述了对视网膜形成重要的信号通路，如 BMP-4 对视网膜类器官的影响（Chichagova et al., 2019；Ueda et al., 2018）。结果表明，短期使用 BMP-4 有力地促进了早期神经视网膜分化，使 hPSC 来源的视网膜类器官产量稳定（>80%）（Kuwahara et al., 2015）。为此，可在分化第 6 天后将 BMP-4（1.5 nmol/L；55 ng/mL）添加到培养基中（Capowski et al., 2019；Kuwahara et al., 2015）。随后在第 9 天和第 12 天将培养基稀释 1 倍（图 12-1）。当使用 BMP-4 处理培养物时，特定细胞类型的分化发生在较早的时间点。虽然理想的 BMP-4 浓度可能因细胞系而异，但 BMP-4 的短暂添加能使困难细胞系增加视网膜类器官的产量（Capowski et al., 2019）。

12.3.1 视网膜神经节细胞

RGCs作为视网膜的主要输出神经元，由复杂的树突、轴突组成，接收来自视网膜上游电路的输入，但也包含大直径的轴突，这些轴突从眼睛向外延伸并进入大脑（Erskine et al., 2014；Herrera et al., 2017）。RGC轴突形成视神经，能够将视觉信号传递到距离眼睛几厘米远的突触后（Ellis et al., 2016；Hertz et al., 2014）。不幸的是，主要是由于其复杂的结构和功能，人们对视网膜类器官中RGCs的发育和成熟缺乏了解。然而，视网膜类器官已被证明能够在其中产生RGC层（Fligor et al., 2018）。

在发育过程中，视网膜神经元的出现以高度保守的时间序列发生，其中视网膜祖细胞分化为各种视网膜细胞类型（Meyer et al., 2009；Phillips et al., 2014；Zhong et al., 2014）。这种发育在体外也是保守的，从分化5周后出现的第一种细胞类型RGC开始（Fligor et al., 2018；Zhong et al., 2014）。随着发育的持续，RGC的数量逐渐增加，分化6周后形成明显的RGC层（Fligor et al., 2018）。RGC作为视网膜的投射神经元，可以通过BRN3、ISLET1和RBPMS等特异性标志物进行识别（Fligor et al., 2018）。

12.3.2 光感受器

光感受器在视觉转导中发挥至关重要的作用，因为它们负责光信号的检测和转导（Osakada et al., 2008）。这些光敏细胞由独特的结构组成，包括内部和外部节段及足突，这些结构可以处理光信息（Gonzalez-Cordero et al., 2017）。在发育过程中，光感受器是视网膜形成后期出现的细胞类型，尤其是构成视网膜大多数感光器的杆状光感受器（Osakada et al., 2008；Phillips et al., 2018）。视网膜类器官模拟这种发育，产生具有参与接收和传输视觉信息的基本结构的光感受器（Browne et al., 2017；Hallam et al., 2018；Wahlin et al., 2017；Zhong et al., 2014）。

与体内发育类似，光感受器的发育是一个相对缓慢的过程，在视网膜类器官分化50天后，形态学上可识别的CRX阳性光感受器开始出现（Fligor et al., 2018）。在这个早期阶段，光感受器开始与RGC形成一个单独的层，可以看到它们迁移到视网膜类器官顶端的位置。这些细胞的发育和功能及基本过程模拟了在体内观察到的发育时间轴。在培养的70天内，恢复蛋白阳性的光感受器位于类器官的顶端区域，与其他细胞类型明显分层（Fligor et al., 2018）。在接下来的几个月里，这些视网膜类器官中不断产生更多的光感受器，漫长而缓慢的分化过程需要大约6个月才能完成（Ovando-Roche et al., 2018）。

为了促进光感受器的发育和成熟，将血清、牛磺酸和RA在后期添加到培养基中（Zhong et al., 2014）。补充这些因子的培养基可产生红视蛋白–阳性光感受器、S-视蛋白–阳性光感受器和M/L-视蛋白阳性光感受器，这些光感受器表达与光转导相关的各种蛋白质（Zhong et al., 2014）。在视网膜类器官长达200天的分化培养过程中，视网膜类器官周围可培育出外节（图12-1）。除了新生的外节，视网膜类器官还包含其他外核层样结构，如发育良好的内节、连接纤毛及与双极细胞的突触连接（Deng et al., 2018；Gonzalez-Cordero et al., 2017；Mellough et al., 2019；Volkner et al., 2016；Zhong et al., 2014）。此外，视网膜衍生的光感受器可以表现出电生理特征，其中一部分细胞对光刺激有反应，这让人想起体内发现的光敏感受器（Hallam et al., 2018；Reichman et al., 2017）。

12.4 分化方案概述

该方案旨在将视网膜类器官分化的多项改进方案汇总为一个连贯的描述方案，方便世界各地的科学家更好地研究视网膜类器官。此外，还将讨论基本方法和问题排除技巧，以确保视网膜类器官形成的一致性和可靠性。该方案适用于hESC和hiPSC，由于单个干细胞系是可变的，可能需要进行细微的调整。

一般的分化过程包括在 2D 培养物和 3D 培养物之间转换，并在后期补充培养基以支持细胞的长期存活和成熟（图 12-1）。简单地说，方案包括：

（1）制备 hPSC 聚合物，聚合物发育成神经细胞需要 7 天。

（2）将 hPSC 聚合物接种到 6 孔板上，并补充 BMP-4 以引导视网膜分化。

（3）细胞在持续培养 9 天后，视神经囊泡样结构开始出现并表达 Eye field 转录因子，因为其接受了视网膜祖细胞的命运。

（4）在培养 16 天后，吸取聚合物并悬浮到 3D 培养基中，以允许进一步组织分化、成熟为视网膜类器官。

试剂

所有溶液应在生物安全柜中制备，并用 0.2 μm 过滤器过滤，以确保溶液无菌。

12.4.1.1　Matrigel（Fisher Scientific，08774552）

在 DMEM 培养基（Life Technologies，12430062）中根据制造商说明进行稀释，无须过滤。

12.4.1.2　中性蛋白酶（Dispase，Life Technologies，17105041）

DMEM/F-12（Life Technologies，11330-057）包含 2 mg/mL 中性蛋白酶。

将含有中性蛋白酶的 DMEM/F-12 加热至 37 ℃。

过滤。

4 ℃下保存 2 周。

12.4.1.3　神经诱导培养基（NIM）

- 484.5 mL DMEM/F-12（Life Technologies，11330-057）。
- 5 mL N2 添加剂（Life Technologies，17502048）。
- 5 mL MEM NEAA（Life Technologies，11140050）。
- 5 mL 青霉素/链霉素（Life Technologies，15240062）。
- 0.5 mL 2 mg/mL 肝素（Sigma-Aldrich，H3149-50KU）。

混合试剂并过滤。4 ℃下保存 1 个月。

12.4.1.4　视网膜分化培养基

- 240 mL DMEM/F-12（Life Technologies，11330-057）。
- 240 mL DMEM（Life Technologies，12430062）。
- 10 mL B27 补充剂（Life Technologies，17504001）。
- 5 mL MEM NEAA（Life Technologies，11140050）。
- 5 mL 青霉素/链霉素（Life Technologies，15240062）。

混合试剂并过滤。4 ℃下保存 1 个月。

12.4.1.5　视网膜成熟培养基（RMM）

- 215 mL DMEM/F-12（Life Technologies，11330-057）。
- 215 mL DMEM（Life Technologies，12430062）。
- 50 mL FBS。
- 10 mL B27 添加剂（Life Technologies，17504001）。
- 5 mL MEM NEAA（Life Technologies，11140050）。
- 5 mL 青霉素/链霉素（Life Technologies，15240062）。

- 1×GlutaMAX（Life Technologies，35050061）。
- 100 μmol/L 牛磺酸（Sigma-Aldrich，T0625）。

混合试剂并过滤。4℃下保存1个月。

12.5 详细步骤

12.5.1 人多能干细胞的维持和扩增

12.5.1.1 人多能干细胞的酶促传代

hPSC 最初在 Matrigel 上用 mTeSR1 培养基维持未分化状态（图12-2）。一旦细胞达到约80%的汇合度，用中性蛋白酶以1：6的比例进行酶促传代，每4～6天传代1次（图12-2）。如果从冷冻的未分化细胞开始，本方案的开始将概述解冻细胞的步骤（详见12.5.1.3.1）。如果未分化的细胞已经达到80%的汇合度，则继续传代（详见12.5.1.3.2）。

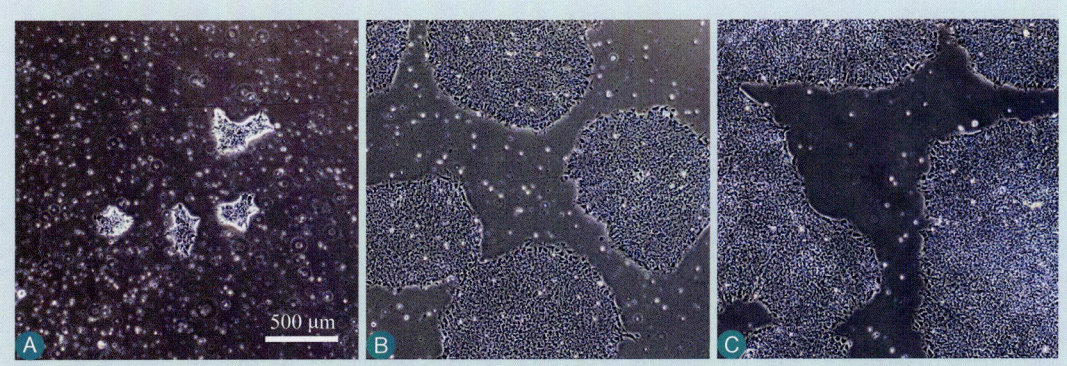

A.细胞群应该有明显、清晰的边界，并在5～6天内生长成为可以传代的密度。通常6孔板中的1孔可扩增为6孔，而其他5孔用于分化培养。B.上一代传代后约4天，代表性细胞尚未大到足以开始分化。C.上一代传代后5～6天，这些细胞已经足够大可以融合，分化开始。

图12-2 未分化细胞群的出现

12.5.1.2 材料和试剂

12.5.1.2.1 解冻

- 符合 hESC 标准的 Matrigel。
- 6孔板。
- 15 mL 离心管。
- 37℃水浴。
- 离心机。
- mTeSR1 培养基。

12.5.1.2.2 传代

- 在涂有 Matrigel 的6孔板上接种 hPSC。
- mTeSR1 培养基。
- 6孔板。
- 倒置光学显微镜。
- T75 培养瓶。

- 符合 hESC 标准的 Matrigel。
- 神经诱导培养基（neural induction medium，NIM）。
- 中性蛋白酶。

12.5.1.3 实验方案

12.5.1.3.1 复苏未分化细胞

（1）根据制造商的说明，在 6 孔板的一个孔上涂上 1 mL/孔稀释的 Matrigel，并在培养箱中放置至少 60 分钟。

（2）吸出多余的 Matrigel，加入 1.5 mL mTeSR1 培养基。

（3）准备一个 15 mL 离心管，加入 9 mL mTeSR1 培养基。

（4）将冷冻细胞放入水浴中，前后摇晃，直到细胞解冻。

（5）在 9 mL mTeSR1 培养基中滴入细胞悬液。

（6）对细胞悬液以 2000 r/min 离心 3 分钟，收集细胞。

（7）吸出上清液，用 500 μL mTeSR1 培养基重悬细胞。

（8）将细胞悬液加入 6 孔板。

（9）将培养板置于培养箱内，前后左右缓慢摇晃均匀，确保细胞均匀分布于孔内。

12.5.1.3.2 传代未分化细胞

（1）在 6 孔板上每孔加入 1 mL Matrigel，置入培养箱中至少 60 分钟。

（2）吸出多余的 Matrigel，每孔加入 1.5 mL mTeSR1 培养基。

（3）在用于传代的孔中，用倒置光学显微镜标记自发分化区域（图 12-3）。

（4）将培养皿转移到生物安全柜中，用 1 mL 移液管尖刮掉标记区域的细胞。

（5）从孔中吸出培养基，每孔加入 1 mL 分散酶，在培养箱中放置 5 分钟。

（6）每 5 分钟监测 1 次培养皿，确保分散酶开始从培养板表面分离细胞。将分散酶预加热至 37 ℃，这个过程不超过 15 分钟。一旦大部分细胞集落出现边缘卷曲，立即吸出分散酶（图 12-4A）。

（7）轻轻从侧面加入 1 mL/孔加热的 DMEM/F-12，作为清洗液，不要直接滴在细胞上，以确保细胞集落在清洗步骤中不会过早分离。

（8）从孔板中吸出 DMEM/F-12，然后用 10 mL 移液管将 2 mL/孔 DMEM/F-12 加入细胞中。至少 3～5 次，将剩余的细胞集落移出。最大限度地减少对细胞集落的伤害是保证细胞集落生存的关键（图 12-4B）。

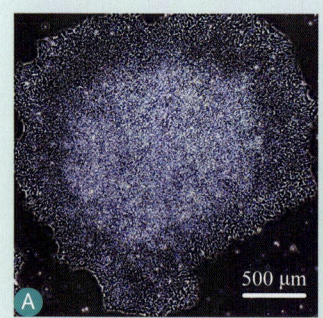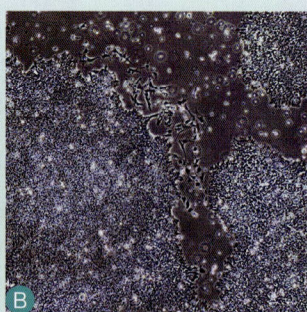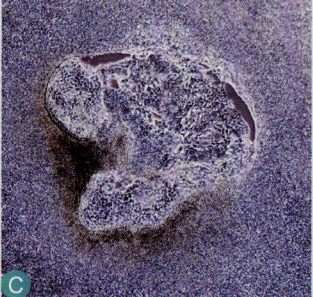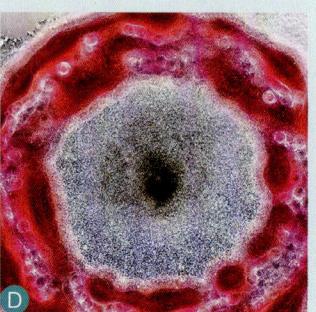

A.当细胞集落过度生长时，中心更密集，可以诱导细胞自发分化。B.当扁平细胞从未分化的细胞集落边缘迁移时，可能出现自发分化。C.自发分化也可能出现在集落中间的深色畸形区。D.在传代之前，所有疑似分化的区域都应该标记并去除，最好使用显微镜上的物体标记。

图 12-3　识别自发分化

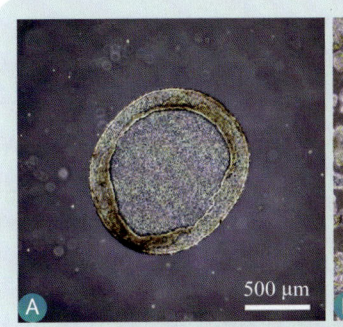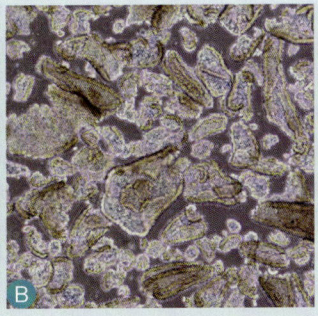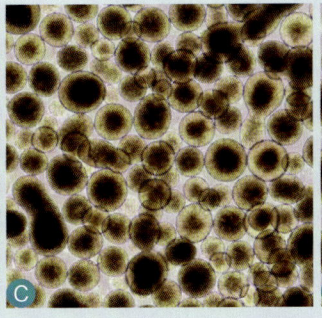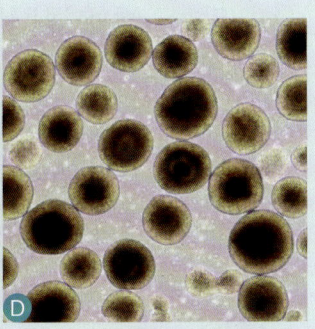

A.蛋白水解酶应保存在细胞上,直到菌落的边缘充分卷曲,形成大约200 μm的卷曲边缘。实现边缘卷曲所需的时间可能因细胞系、细胞密度、细胞集落大小和传代数不同而变化。B.在将分离的细胞集落转移到烧瓶中进行分化时,应注意不要破坏细胞集落,因为每个分离的细胞集落将自组装成一个hPSC聚集体。C.培养4天后,hPSC聚集物应表现为自由漂浮的球体,边界明确,大小可能不同。D.培养8天后,hPSC聚集体应表现为稍大的球体。

图 12-4　通过形成 3D hPSC 聚集体启动分化

（9）将细胞转移到 15 mL 离心管中。

12.5.1.3.3　扩增未分化hPSC

（1）静置 15 mL 离心管直至细胞沉降,然后吸出上清液。

注意：避免吸入细胞颗粒。

（2）将细胞重悬于 3 mL 的 mTeSR1 培养基中,每孔平铺 500 μL 细胞悬液。如果要扩增的细胞不止一个孔板,则按比例扩大。用 5 mL 血清移液管吹打 4～5 次,以便将集落团块打散。

（3）从第二步开始,用移液管将 500μL 细胞悬液注入孔中,每孔共取 2 mL。

（4）将培养皿放置于培养箱中,前后左右摇晃,确保细胞分布均匀。每次晃动后确保短暂停顿,以使细胞均匀地分散在孔中,而不是积聚在中间。

（5）培养基应每天更换（2 mL/ 孔）,直到下一阶段,通常在 4～5 天内。

12.5.1.3.4　用于视网膜分化的hPSC聚集物的生成

一旦有了融合的 6 孔板,1 孔将传代并扩增为 6 孔（如上所述）,而其他 5 孔将在蛋白水解酶处理后收集在单独的 15 mL 试管中。为了开始分化过程,细胞必须从 mTeSR1 培养基中缓慢转移到 NIM,并在 T75 培养瓶中保存（图 12-4C 和图 12-4D）。第 0 天定义为使用水解酶从基质板中提取细胞的时间。

（1）通过以上步骤,将 1 孔扩增为 6 孔,将其他 5 孔收集在蛋白水解酶处理后的 15 mL 离心管中。静置离心管直至细胞沉降,弃去上清液。细胞重悬后,在 mTeSR1：NIM 为 3：1 的混合物中培养,每个培养瓶 12 mL。将混合物转移到 T75 培养瓶中,并放置在培养箱中。

（2）在分化的最初几天,hPSC 细胞基团必须从 mTeSR1 缓慢转移到 NIM。为了实现这一点,转移的细胞需要用以下比例的 mTeSR1、NIM 混合培养基培养。将培养瓶倾斜 45°,保证 hPSC 细胞沉降到底部。抽取上清液,用适当比例的培养基重悬。

第 0 天——3：1 mTeSR1：NIM。

第 1 天——1：1 mTeSR1：NIM。

第 2 天——1：3 mTeSR1：NIM。

第 3 天——NIM。

第 6 天——更换新鲜 NIM 并添加 BMP-4（终浓度为 1.5 nmol/L）。

第 8 天——培养皿。

12.5.2 原始视网膜命运的诱导

视网膜类器官的生成需要模拟发生在体内的关键发育阶段的每一步。分化开始于将细胞引导到原始的前神经阶段，然后是视泡样阶段，最后是视杯样阶段。

12.5.2.1 材料和试剂

- T75 培养瓶中的富含 hPSC 来源的 hPSC 聚集体。
- 6 孔板。
- FBS。
- BMP-4。

12.5.2.2 实验方案

12.5.2.2.1 hPSC 聚集物的平铺

经过 8 天的分化后，使用 NIM 将 hPSC 聚集物平铺在 6 孔板上，以便视网膜进一步分化（图 12-5A 和图 12-5B）。在培养的前 24 小时，可以通过添加 10% FBS，确保细胞黏附在培养孔中。通常，5 个孔中未分化细胞组成的 hPSC 聚集物将被放置在一个 6 孔板上。

（1）将 hPSC 聚集物收集在 15 mL 离心管中，让它们通过重力沉降，一般在 2~3 分钟内完成。

（2）6 孔板每孔加 500 μL FBS。

（3）将 2 mL hPSC 聚集物（与含有 BMP-4 的培养瓶中的旧 NIM 培养基）放入 6 孔板的每个孔中。确保 hPSC 聚集体均匀分布。

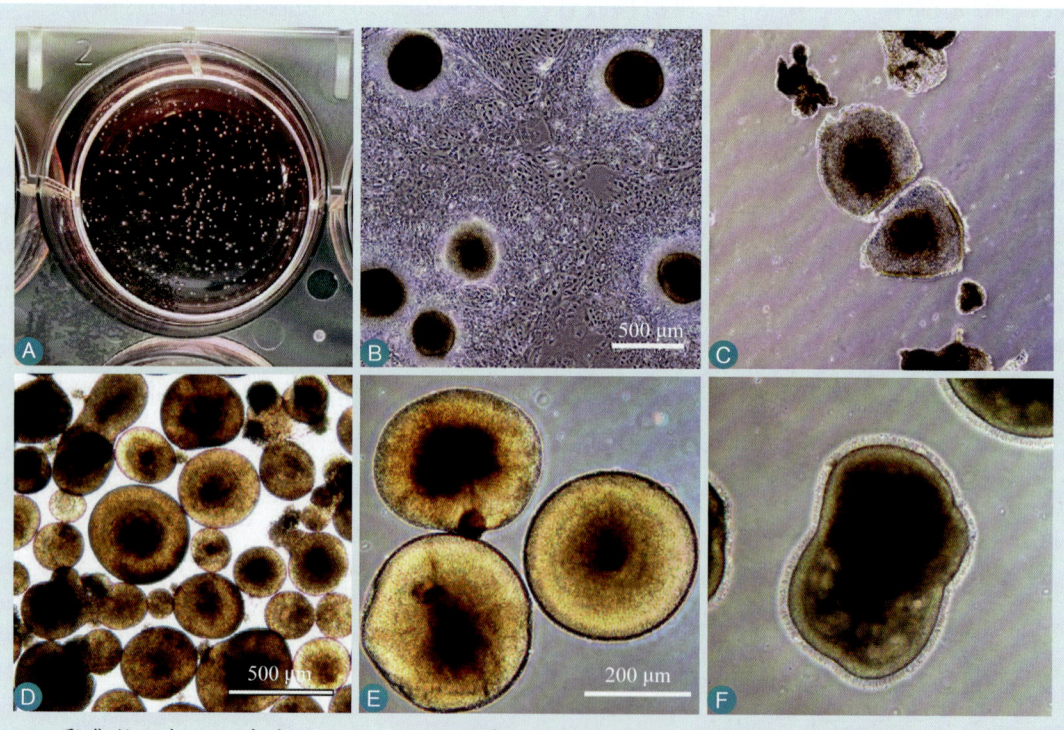

A.描述 hPSC 聚集物理想平铺密度的图像，6 孔板的每孔中大约有 200 个聚集物。B.大约 1 周后，hPSC 聚集物具有 3D 中心，迁移细胞向外延伸。C.一旦聚集物向上生长，每个聚集物能够进行自我组装形成一个类器官。D.在另一个细胞分化的 5 天内，类器官应该已经完成自我组装，并开始显示视网膜类器官的特征形态，具有明亮的外环。E.视网膜类器官在 100 天的分化过程中保持清晰的形态。F.完全分化 200 天时，光感受器外节可被识别为覆盖视网膜类器官外围的毛发状突起。

图 12-5　从 hPSC 聚集物到视网膜类器官

12.5.2.2.2 逐渐停用BMP-4

（1）翌日（第9天）从每个孔中取出一半（1 mL）培养基，用不含FBS的新鲜NIM替换。

（2）同样，在第12天，从每个孔中取出一半（1 mL）培养基，用新鲜的NIM替换。

（3）3天后，即第15天，吸出所有培养基，用新鲜的NIM替换。

至此，获得了细胞生长的原始视网膜命运。

12.5.3 由人多能干细胞分化为视网膜类器官

12.5.3.1 视网膜类器官的产生和长期维持

在正常的视网膜发育过程中，一旦细胞形成了视网膜前体细胞表型，就会有一部分细胞获得视网膜前体细胞的命运。同样，hPSC可以获得视网膜前体细胞的命运，这可以通过许多视网膜相关特征来区分这些细胞与其他视网膜谱系细胞。这些视网膜前体细胞最终会产生所有成熟的视网膜细胞类型（视网膜神经节细胞、视杆细胞、视锥细胞、无长突细胞、双极细胞等）。为了完成进一步分化，经过大约16天的完全分化，粘连的细胞悬浮在RDM中。在培养基中补充各种试剂，以确保视网膜类器官的长期存活。在完全分化30天后，视网膜神经节细胞开始在视网膜类器官的内层出现，在分化50天后，周围开始出现感光细胞（图12-6A和图12-6B）。分化70天后，感光细胞与视网膜神经节细胞内部形成了一个明显的分层。培养125天后，视网膜周围的光感受器数量增加，内层视网膜神经节细胞逐渐消失（图12-6C和图12-6D）。

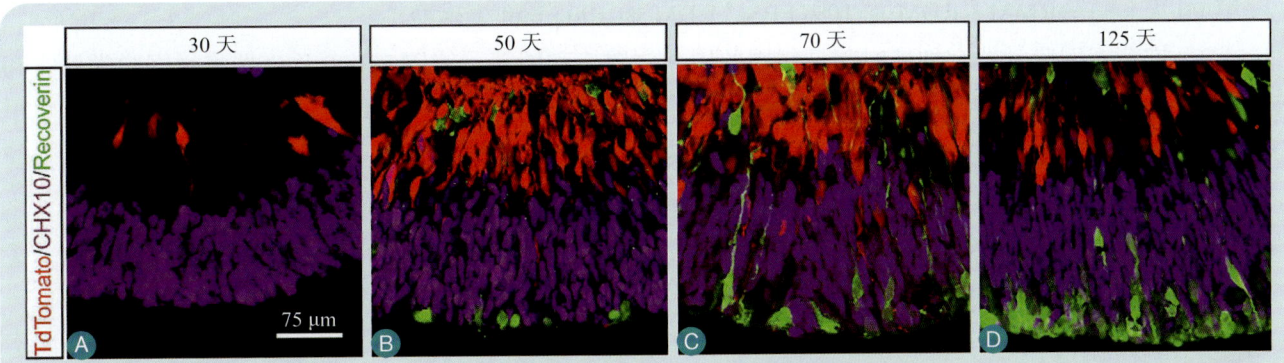

A.BRN3：TdTomato报告细胞标记的视网膜神经节细胞是第一个出现在视网膜类器官分化30天左右的细胞类型，大多数细胞保持CHX10阳性的视网膜前体细胞状态。B.分化50天，感光细胞开始定位在外层，与视网膜神经节细胞层分开。C.分化70天，视网膜神经节细胞和感光细胞的不同层变得更加明显。D.培养125天后，视网膜外光感受器层更加突出，但在发育的这个阶段，视网膜神经节细胞层内的RGC明显减少。

图12-6 视网膜类器官随时间分层

12.5.3.2 材料和试剂

- 视网膜前体细胞被固定在6孔板上（详见12.5.2.1）。
- 视网膜分化培养基（retinal differentiation medium，RDM）。
- FBS。
- 100×GlutaMAX（Life Technologies，5050061）。
- 100 mmol/L 牛磺酸（Sigma-Aldrich，T0625）。
- 1 mmol/L RA（Sigma-Aldrich，R2625）。
- 60 mm×15 mm 超低吸附培养皿（Corning，3261）。
- P1000 移液器。

12.5.3.3 实验方案

12.5.3.3.1 从原始视网膜细胞生成类器官

分化第 16 天，细胞应从培养板上取下，以便形成 3D 视神经囊泡样结构（图 12-5C ~ 图 12-5F）。

（1）使用 P1000 移液器尖端的大头轻轻地刮掉培养板上的聚集物。

（2）将聚集物和基质转移到 15 mL 培养瓶中，保证细胞在重力作用下沉降。

（3）在 5 mL RDM 中吸出上清液，重悬细胞。

（4）将聚合悬浮液转移到低黏附的 60 mm×15 mm 培养皿中，并将培养皿放入培养箱中。2 ~ 3 天更换 1 次 RDM。

12.5.3.3.2 视网膜类器官的长期维持

（1）全分化后 20 天，每 2 ~ 3 天更换培养基时补充 RDM，具体如下：

第 20 天——RDM 加 1% FSB。

第 22 天——RDM 加 3% FSB。

第 24 天——RDM 加 5% FSB。

第 26 天——RDM 加 10% FSB。

第 26 天——RDM 加 10% FSB 和 1×GlutaMAX（继续将其添加到 RDM 中）。

第 35 天——含 100 μmol 牛磺酸的 RDM（现为 FBS、GlutaMAX 和牛磺酸）。

第 60 天——1 μmol RA（完全分化 90 天后不再添加到培养基中）。

第 90 天+——RMM（RDM 加 10% FBS，RDM 加 100 μmol 牛磺酸）。

（2）推荐视网膜类器官加液时间是每周的周一、周三和周五。使用 P1000 移液器将视网膜类器官和培养基收集到 15 mL 离心管中。静置 1 ~ 2 分钟。

（3）类器官沉淀到管底后，吸出上清液，仅保留 1 mL 培养基。

（4）将类器官重悬于 5 mL 新鲜 RDM 中，转移至 60 mm×15 mm 培养皿中继续培养。

12.6 技术和设计注意事项

12.6.1 改进空间

多项研究报告了不同培养条件下 hPSC 可以衍生出视网膜类器官（Gonzalez-Cordero et al.，2017；Meyer et al.，2011；Nakano et al.，2012；Parfitt et al.，2016；Reichman et al.，2014；Volkner et al.，2016；Wahlin et al.，2017；Zhong et al.，2014），但这些研究大多集中在视网膜的外层细胞，如光感受器细胞。这些研究方案已经取得成效，但仍有一些需要在未来解决的技术和设计问题。例如，研究已经产生了带有新生外节的光感受器（Felemban et al.，2018；Gonzalez-Cordero et al.，2017；Wahlin et al.，2017；Zhong et al.，2014）。然而，可能因无法与 RPE 细胞接触，目前尚未发现完整形成的外节与紧密堆积的膜盘结构。RPE 细胞很少在光感受器的顶端形成单层细胞。此外，这些光感受器倾向于以一种更容易让人联想到外周视网膜的方式出现，视杆细胞的数量远远超过视锥细胞（Osakada et al.，2008）。未来的研究将需要产生一个更像黄斑的中央视网膜区域——富含锥状光感受器的区域。另外，类器官的长期培养往往会失去视网膜的明显分层特征（Ovando-Rocha et al.，2018）。RPE 缺乏是这种组织缺失的部分原因，内部核神经元比例不足及无法建立功能性突触连接也是组织缺失的原因。

多项研究已经报告了长期培养的类器官中缺乏 RGC，培养 150 天后 RGC 几乎无法检测到（Browne et al.，2017；Wahlin et al.，2017）。虽然根据我们对视网膜发育的了解，可能会出现一定程度的 RGC 损失，但在如此短的时间内出现如此规模的 RGC 损失暴露了该方法的缺点。作为视网膜的主要投射神经元，RGC 轴突依赖于突触后靶细胞的营养支持（Avwenagha et al.，2003；Bosco et al.，1999；Goldberg et al.，2002；Harvey et al.，2012；Isenmann et al.，2003）。然而，视网膜类器官中含有的 RGC 没有突触后靶细胞，因此，轴突无处延伸。此外，视网膜类器官还缺乏其他视网膜结构，如脉管系统、内界膜、神经胶质支持细胞或视神经乳头。因此，RGC 在视网膜类器官中过早失活的部分原因是 RGC 不能支配突触后靶细胞进而发生的细胞凋亡（Moses et al.，2015）。

12.6.2 技术方面

视网膜类器官技术在过去的 10 年中有了显著的改进，但在使用视网膜类器官前仍需考虑一定的技术问题。视网膜类器官的分化和成熟可能需要几个月的时间，数据收集较慢。细胞系间的高度异质性、培养周期较长和复杂的程序都限制了视网膜类器官的应用。类器官的相关研究发现，细胞系在初始阶段发生的特定改变会影响分化效率（Capowski et al.，2019）。此外，在长时间的培养里，处理类器官的方法也决定了后期成熟的效率（Mellough et al.，2019）。

鉴于这些问题，确保视网膜类器官的初始分化和生成可正确完成，以及类器官的维持和成熟的一致性和可再生性至关重要。类器官的产生、组成和成熟的异质性是困扰整个干细胞领域的一个难题。除细胞系和方案之间分化和成熟效率的差异外，在同一时间分化的类器官之间，甚至在同一类器官的不同区域内也可能存在差异。为了解决这些问题，研究小组已经开始纳入多个实验室在分化方案方面取得的进展，试图标准化和优化用于多个细胞系的视网膜类器官分化（Aasen et al.，2019；Capowski et al.，2019；Mellough et al.，2019）。为了确保结果一致，下面专门介绍了一些排除故障的方法及一些基本步骤。

12.6.2.1 解决方法

（1）蛋白水解酶产生足够卷曲的集落边缘所需的时间可以受到许多变量的影响，包括细胞集落密度、细胞集落大小、细胞系变异性和传代数。大多数实验需要处理 8～12 分钟，但应该每隔几分钟检查 1 次细胞以确保最佳卷曲。

（2）为了产生适当大小的 hPSC 聚集物，未分化的 hPSC 集落的大小至关重要。为了达到标准的细胞集落大小，初始平铺密度是关键。

（3）各种细胞系对 BMP-4 治疗的依赖性可能不同。一些细胞株在没有 BMP-4 的情况下更能生成视网膜类器官，而其他细胞株可能对不同浓度的 BMP-4 产生反应。然而，据发现 BMP-4 的参考浓度（1.5 nmol/L）足够满足大多数实验要求。

（4）如果更换一半培养基后培养皿中细胞碎片过多，则可完全更换培养基，同时补充新鲜 NIM，相应降低 BMP-4 的浓度。

（5）如果培养皿中的培养基变黄，则表示细胞密度过高，应将一个培养皿中的细胞分成两个培养皿培养。

12.6.2.2 关键步骤

（1）确保 hPSC 适宜的接种密度，以便在 5～6 天内准备再次传代。

（2）当细胞集落充分卷曲时，应吸出蛋白水解酶。蛋白水解酶接触不充分可导致细胞集落附着在培养板上；这些细胞集落需要通过移液管移除，这一过程会损伤 hPSC 聚集物。

（3）分化第 8 天，平铺密度和 hPSC 聚集物的均匀分散是确保理想视网膜类器官产量的最重要的步骤。

（4）分化第 16 天，hPSC 聚集物形成视网膜类器官后，任何与旧培养皿接触的类器官都应转移到新的培养皿，因为残留的黏附细胞将进一步诱导类器官黏附。

12.7 结 论

类器官技术是研究人类生物学各个方面快速发展的平台（Aasen et al., 2019；Aparicio et al., 2017；Llonch et al., 2018；Lu et al., 2019；Mazerik et al., 2018；Xu et al., 2018）。以 hPSC 为基础的视网膜分化方案（Chichagova et al., 2019；Eiraku et al., 2011；Gonzalez-Cordero et al., 2017；Meyer et al., 2009；Sinha et al., 2016；Volkner et al., 2016）囊括了人视网膜在体外形成过程的主要分子、细胞，开拓了发育研究、疾病模型（Aasen et al., 2019；Deng et al., 2018；Ho et al., 2018；Sinha et al., 2016）以及临床相关细胞的产生等方面的巨大可能性（Aparicio et al., 2017；Gonzalez-Cordero et al., 2017；Llonch et al., 2018；McLelland et al., 2018；Öner, 2018；Oswald et al., 2018；Reichman et al., 2017；Singh et al., 2018）。虽然类器官技术的发展还不足以取代目前的转化程序，但类器官为人体提供了一个与生理相关的体外模型，具有灵活性和可控性。进一步深入了解类器官的形成机制，改进和标准化跨细胞系类器官的生产方案至关重要。本章旨在提出新手和专家均认同的视网膜类器官分化方案，以促进视网膜类器官在全球的发展。

致 谢

这项工作得到了 National Eye Institute（R01 EY024984 和 R21 EY031120 资助 J. S. M.）和 Indiana Department of Health Spinal Cord 和 Brain Injury Research Fund（Grant # 26343 资助 J. S. M.）的支持。本研究还获得了 Indiana CTSI 博士前研究奖学金（UL1TR002529，A. Shekhar，PI），该奖学金来自 National Institutes of Health，National Center for Advancing Translational Sciences，Clinical 和 Translational Sciences Award（K. B. V.）。

参考文献

扫码查看

第十三章
由人多能干细胞生成内耳类器官

Jing Nie, Eri Hashino*

Department of Otolaryngology–Head and Neck Surgery, and Stark Neurosciences Research Institute, Indiana University School of Medicine, Indianapolis, IN, United States

*通信作者电子邮箱地址:ehashino@iupui.edu

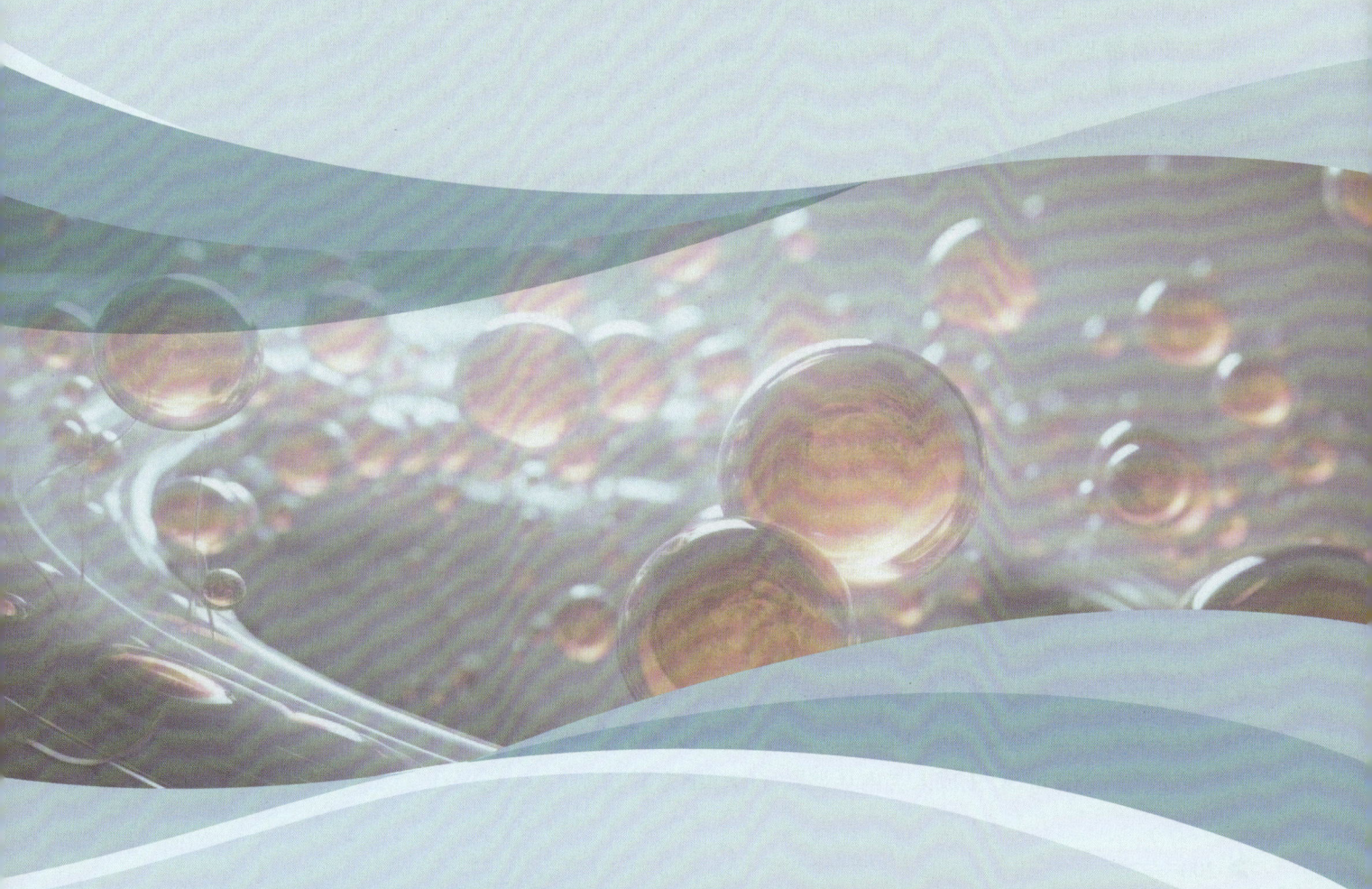

摘 要

内耳的感觉上皮中含有对机械运动敏感的毛细胞，这些毛细胞可传递声音、重力和头部运动的信号。该方案描述了一种体外 3D 分化方法，该方法通过 hPSC 诱导分化为包含毛细胞的内耳感觉上皮。为了诱导 hPSC 开始分化，该细胞聚集在低吸附 96 孔板中，并用细胞外基质蛋白处理以促进上皮化过程。通过再现体内内耳发育过程中的信号通路的激活和衰减，用小分子物质和重组蛋白处理细胞聚集体，这些小分子物质和重组蛋白逐步调节 BMP、FGF 和 Wnt 等信号通路的激活和衰减。这些处理诱导非神经外胚层（non-neural ectoderm, NNE）、耳-上鳃祖细胞结构域（otic-epibranchial progenitor domain, OEPD）和耳板的形成。耳板随后进行发育及形态改变，形成听泡，最终产生含有内耳毛细胞和支持细胞的感觉上皮细胞，以及与毛细胞形成突触的相应神经元。这些 hPSC 衍生的内耳感觉结构被定义为人类内耳类器官。由于对人进行内耳活检会严重损伤患者的听觉系统，因此人类内耳类器官系统为探究人类内耳疾病发生过程提供了一个强大的体外平台。

13.1 概 述

内耳的毛细胞通过其顶端表面的纤毛检测声音、重力和头部运动，从而产生听觉和平衡觉。这些毛细胞被支持细胞包围，并受到相应神经元的支配（图 13-1C）。由于人类毛细胞为非再生细胞，因此，噪声、耳毒性药物、衰老或基因突变对毛细胞的损害会导致不可逆转的听力损失或平衡障碍（Geleoc et al., 2014; Muller et al., 2015）。

在胚胎发育过程中，BMP 信号通路可驱动外胚层上皮细胞的侧向结构域形成 NNE（Barth et al., 1999; Grocott et al., 2012; Harvey et al., 2010; Wilson et al., 1995）。随后的 BMP 信号衰减及 FGF 信号的激活，诱导了 NNE 中一个增厚上皮区域的形成。这个区域可产生耳部和上鳃的谱系，因此被称为 OEPD（Ahrens et al., 2005; Kwon et al., 2010; Litsiou et al., 2005; Pieper et al., 2012; Reichert et al., 2013）。在 OEPD 中，Wnt 信号在决定发育方向时发挥着重要的作用：高 Wnt 活性有利于耳部的发育，而接受较低 Wnt 水平的 OEPD 区域则趋向于上鳃发育（Freter et al., 2008; Groves et al., 2012; Munnamalai et al., 2013）。在耳基板形成后不久，这种增厚的上皮开始发生广泛的形态变化。耳基板内陷并形成听窝，并逐渐加深到下面的间充质中。最终，听窝从表面的上皮组织中脱落，形成一个封闭的囊泡结构，即听泡。虽然内耳最终会发展成一个复杂的结构（图 13-1A、图 13-1B），并形成多种细胞类型（Sun et al., 2018; Yamashita et al., 2018），但是几乎所有的内耳结构和细胞类型都是最初简单的球形听泡的衍生物，并由耳干细胞组成（Groves et al., 2012; Sai et al., 2015）。

通过模拟体内内耳发育过程中的信号通路，我们之前开发了体外 3D 类器官分化方法，从小鼠多能干细胞（DeJonge et al., 2016; Koehler et al., 2014; Koehler et al., 2013; Longworth-Mills et al., 2016; Nie et al., 2017）或 hPSC（Koehler et al., 2017）中生成内耳毛细胞、相应的神经元和支持细胞。在本章中，我们描述了一个由 hPSC 生成人类内耳类器官的详细方案。

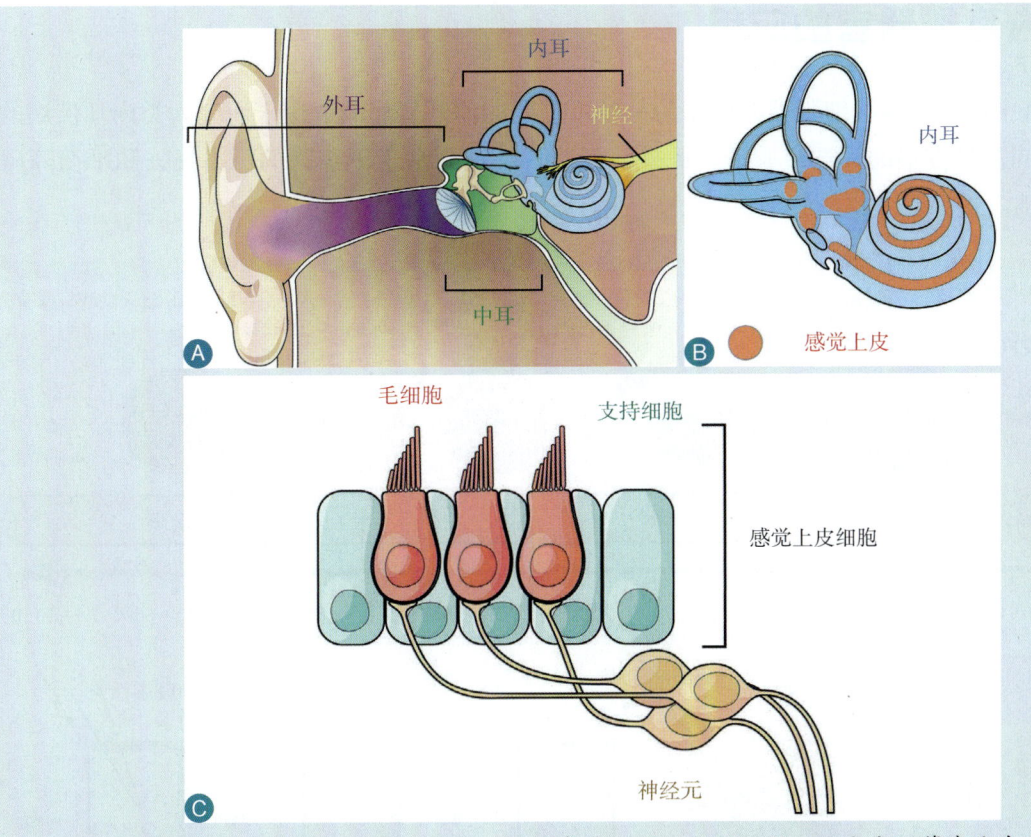

A. 外耳、中耳和内耳的结构。B. 内耳的结构，显示感觉上皮斑块的位置：三个半规管壶腹中的嵴（顶部的三个斑块）、球囊和椭圆囊的囊斑（中间的两个斑块）以及耳蜗中的Corti器官（底部的螺旋形导管）。壶腹嵴、椭圆囊和球囊的毛细胞是前庭毛细胞，可感知重力和头部运动。Corti器官中的毛细胞是耳蜗毛细胞，可感知声音。C. 前庭和耳蜗中的内耳毛细胞被支持细胞包围，并由相应的神经元支配。

图 13-1　内耳中的机械感觉毛细胞负责听觉和平衡觉

13.2　分化方案概述

小鼠和人类内耳类器官培养都首先将小鼠或人的多能干细胞聚集在低吸附96孔板中。以Matrigel形式的细胞外基质蛋白覆盖在3D球形聚集物的表面，以促进上皮化。在接下来的几天里，用小分子物质或重组蛋白逐步处理聚集物，以调节信号通路，如BMP、TGF-β、FGF和Wnt等。这些处理诱导了NNE、OEPD和耳板的连续形成（图13-2）。耳板内陷形成听窝，随后脱落并形成封闭的听泡结构，嵌入周围的间充质组织中（图13-3A）。听泡表达标记蛋白如PAX2、PAX8、FBXO2、ECAD、SOX10和JAG1（图13-3B～图13-3D）。在完全培养基中自我诱导分化一段时间后，$ATOH1^+$毛细胞开始出现在听泡的管腔表面。这些新生毛细胞开始出现在小鼠内耳类器官的第14天左右，在人类内耳类器官中则出现在第40天左右。随着细胞的成熟，可检测到更多的毛细胞标志物，包括MYO7A、PCP4、POU4F3、ANXA4、ESPN和SOX2（图13-3E）。此外，在它们的顶端发现了富含肌动蛋白的立体纤毛束和富含微管的纤毛束。与体内的毛细胞一样，类器官毛细胞也被支持细胞包围，并表现出一定程度的突触前特征。电生理实验表明，类器官毛细胞具有类似于体内前庭毛细胞的机械敏感性和内在电学特性（Koehler et al., 2017; Liu et al., 2016）。

13.3 内耳类器官的应用

在 3D 类器官中产生的内耳细胞类型可作为一种可扩展的体外替代品,用于研究人类内耳疾病的发生和进展,以及不同治疗方案的筛选或验证。此外,类器官系统为基于干细胞的听力损失和平衡障碍疗法的开发奠定了基础。

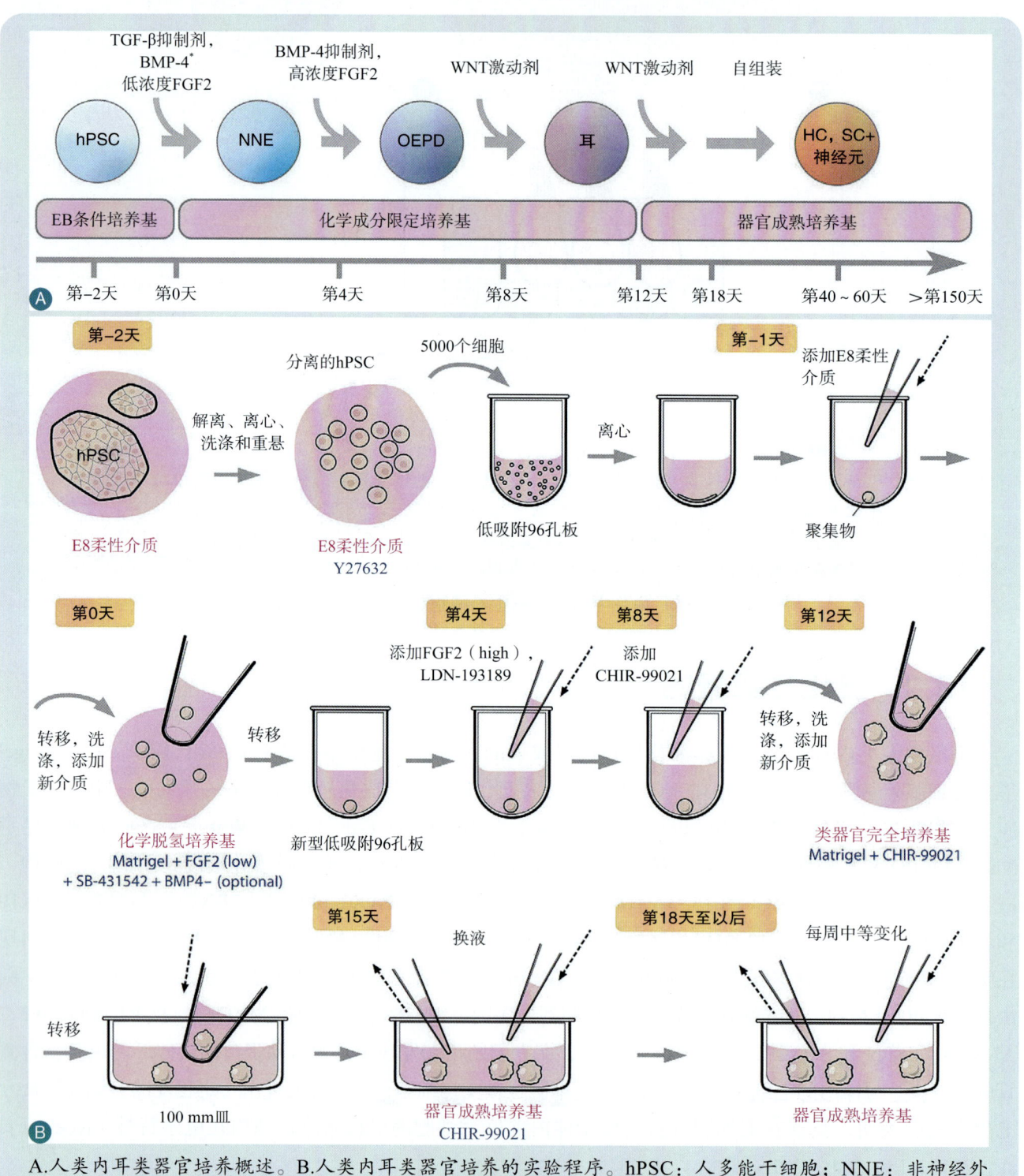

A.人类内耳类器官培养概述。B.人类内耳类器官培养的实验程序。hPSC:人多能干细胞;NNE:非神经外胚层;OEPD:耳-上鳃祖细胞结构域;HC:毛细胞;SC:支持细胞;E8/E8 flex:完整的Essential 8/完全Essential 8 flex培养基。

图 13-2　信号通路的引导下 hPSC 在 3D 培养中向内耳分化

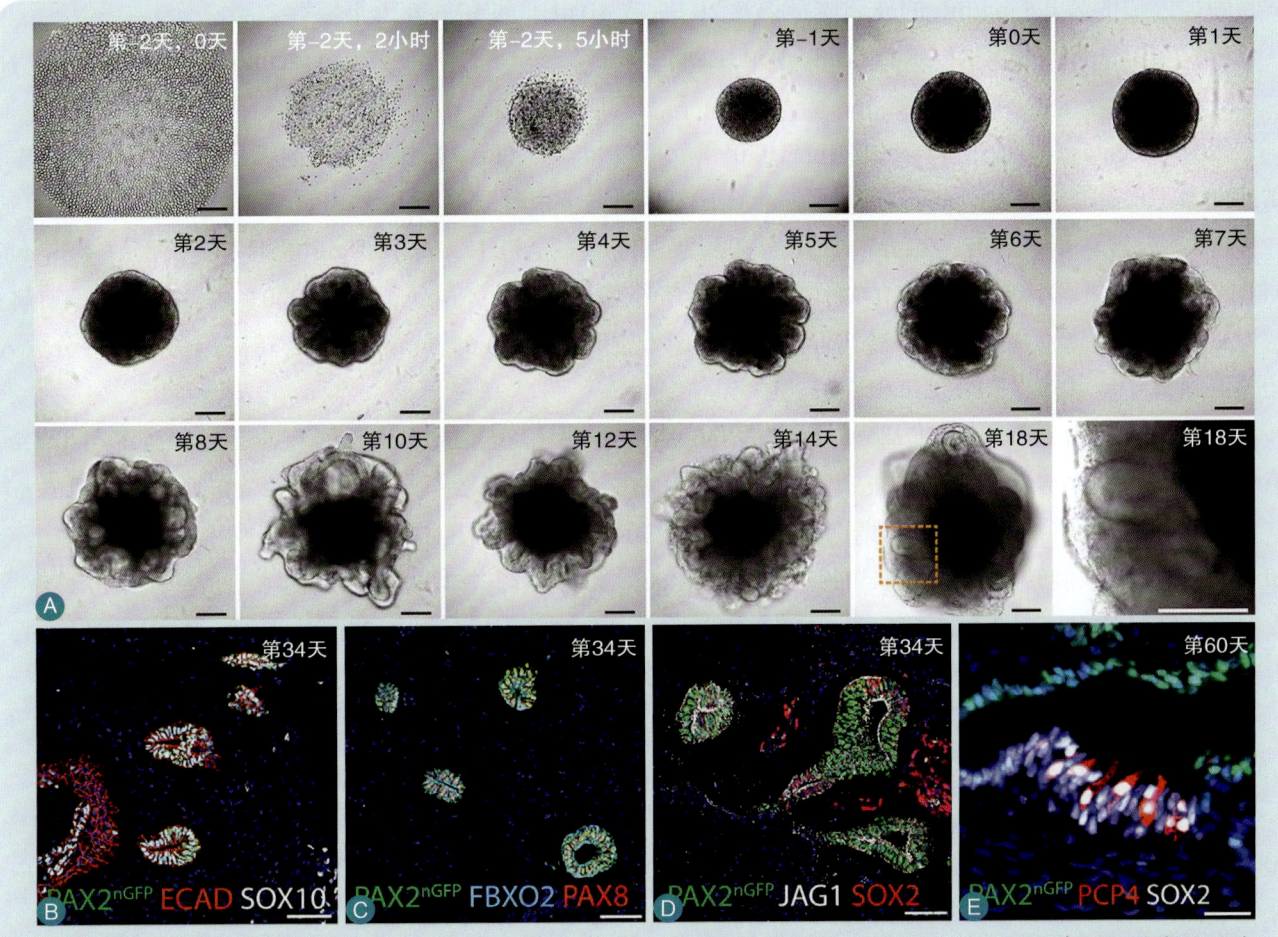

A. 人内耳类器官培养早期（第2～18天）聚集物的相位对比图像，最后一张图像显示了左侧第18天图像的听泡放大图。B～D.免疫荧光图像显示第34天的耳干细胞。E.第60天的毛细胞和支持细胞。B～E.我们构建了一个 *PAX2-2A-nGFP* 报告细胞系（未发表的数据），并用于图中的绿色荧光信号的检测。比例尺=200 μm（A）；50 μm（B～D）；25 μm（E）。

图 13-3　人内耳类器官中内耳谱系标志物的聚集形态和免疫荧光染色图像

13.4　材料、试剂和设备

13.4.1　试剂和试剂的配制

13.4.1.1　试剂

· 该方案可以在 hPSC 上进行，包括 hESC 和 hiPSC。我们主要使用 WA25 hES 细胞系（WiCell）和利用 WA25 细胞系作为亲本细胞系的 CRISPR 工程细胞系。人类内耳类器官方案也已在 hiPSC 细胞系 mND2-0 上进行了测试。如果使用其他 hPSC 细胞系，则可能需要基于个体细胞系来优化第 0 天处理中 BMP-4 的浓度。

· DPBS，不含钙和镁（Thermo Fisher Scientific，14190250）：在室温下保存。

· 0.5 mmol/L EDTA 使用 DPBS 溶液溶解：向 50 mL DPBS 中加入 50 μL 0.5 mol/L EDTA（Thermo Fisher Scientific，15575020），并在室温下保存。

· 0.4% 台盼蓝溶液（Thermo Fisher Scientific，15250061）：在室温下保存。

13.4.1.2　试剂的配制和（或）分装

（1）玻璃体凝集素［短效重组人玻璃体凝集素（VTN-N）］（Thermo Fisher，A14700）：在 0.5 mL

试管中加入浓度为 0.5 mg/mL 的玻璃体凝集素 20 μL 或 40 μL，可在 –80 ℃下保存 2 年。

（2）10 mmol/L ROCKi（Reprocell，04001202）：每 0.5 mL 管中加入 25 μL 10 mmol/L 的 ROCKi，在 –20 ℃下可保存长达 1 年。

（3）Accutase（Thermo Fisher，A1110501）：将 2 mL Accutase 细胞解离试剂等分放入 2 mL 试管中，在 –20 ℃下保存长达 1 年。解冻后，可在 4 ℃下保存长达 1 个月。

（4）人转铁蛋白溶液（20 mg/mL）：需放置在生物安全柜中，将 100 mg 重组人转铁蛋白（Sigma-Aldrich，T8158）溶解在 5 mL IMDM+GlutaMAX 培养基（Thermo Fisher，31980030）中。为了完全溶解，需将试管进行涡旋，并在室温下将其置于旋转摇床上混匀 5～10 分钟。将 40 μL 转铁蛋白溶液等分放入 0.5 mL 试管中，并可在 –80 ℃下保存长达 1 年。

（5）Matrigel GFR 基底膜基质（LDEV-free）（Corning，354230）：将一瓶 Matrigel 放置在 4 ℃冰箱中的带盖冰桶中，冰上解冻过夜。第 2 天，在生物安全柜中，将一个宽口移液管尖端放在一个 1.5 mL 空试管中，并将试管和移液管末端在冰上冷却至少 10 分钟。同时在 1.5 mL 试管上贴上标签并在冰上冷却至少 10 分钟。旋转 Matrigel 瓶，使解冻的 Matrigel 均匀分布，并立即将其放回冰上。使用冷冻移液管尖端将所需量的 Matrigel（如 600 μL 或 500 μL）快速等分到冰上冷冻的 1.5 mL 试管中。在等分过程中，不要让 Matrigel 加热到 4 ℃以上。Matrigel 等分试样在 –20 ℃下冷冻并保存长达 1 年。

（6）10 mmol/L SB-431542（SB）（Reprocell，04001005）：将 32 μL 10 mmol/L SB-431542 等分装在 0.5 mL 试管中，在 –20 ℃下可保存长达 1 年。

（7）200 ng/μL 重组人 bFGF 溶液（也称为 FGF basic 和 FGF2）：将 100 μg bFGF 蛋白（PeproTech，10018B）溶解在 500 μL DPBS 中并充分混匀。以 2 μL 和 11 μL 的体积进行等分后放入 0.5 mL 试管中。bFGF 等分试样在 –80 ℃下可保存长达 1 年。

（8）100 ng/μL 重组人 BMP-4 溶液（可选）：将 10 μg BMP-4（Reprocell，030007）与 100 μL 4 mmol/L HCl 溶解并充分混合。以 2 μL 的体积进行等分放入 0.5 mL 试管中，可在 –80 ℃下保存长达 1 年。

（9）10 mmol/L LDN-193189（LDN）（Reprocell，04007402）：以 2 μL 的体积进行等分放入 0.5 mL 试管中，在 –20 ℃下可保存长达 1 年。

（10）10 mmol/L CHIR（Reprocell，04000402）：以 16 μL 的体积进行等分放入 0.5 mL 试管中，在 –20 ℃下可保存长达 1 年。

13.4.1.3 培养基的配制

（1）完全 Essential 8 flex 培养基（Thermo Fisher Scientific，A2858501）：为了制备一瓶新的完全 Essental 8 flex（E8f）培养基，在室温下解冻一瓶 10 mL 的 Essental8 flex 添加剂（50×）1 小时或在 4 ℃下过夜。不要在 37 ℃下解冻冷冻的添加剂。解冻后，将整瓶（10 mL）Essential 8 flex 添加剂（50×）转移到一瓶 Essential 8 flex 基础培养基（500 mL）中。用移液管吸取基础培养基反复冲洗添加剂瓶，以回收尽可能多的添加剂，然后收集至 500 mL 瓶中。在瓶身贴上"已加入添加剂"和添加的日期。完全培养基在 4 ℃下可保存长达 3 周。

（2）E8fn（完全 Essential 8 flex+ 抗生素培养基）：将 50 mL 完全 Essental 8 flex 培养基（添加补充剂）转移到 50 mL 试管中。加入 100 μL 抗生素（500×）（Invivogen，antnr1）并充分混合。使用前，将试管保存在 4 ℃，并在室温下复温。不要在 37 ℃下加热培养基。

（3）E8fn+RevitaCell（完全 Essential 8 flex+ 抗生素培养基 +RevitaCell 补充剂）：在 1.5 mL 试管中加入等分 RevitaCells 补充剂（Thermo Fisher Scientific，A2644501），在 20 ℃下保存长达 1 年。以 1：100 的稀释度添加 100 RevitaCell 补充剂，以完成 E8fn 培养基的配制。例如，在每个 1.5 mL 离心管中等分

300 μL RevitaCell，并在 20 ℃下保存。配制 E8fn+RevitaCell 培养基时，将 300 μL RevitaCell 补充剂添加到 30 mL 完全 E8fn 培养基中，并充分混匀。使用前，将培养基保存在 4 ℃下，并在室温下复温。不要在 37 ℃下加热培养基。

（4）合成培养基（chemically defined medium，CDM）：在 50 mL 离心管中制备 50 mL CDM，溶解/混合以下试剂：0.25 g BSA（Sigma-Aldrich，A1470）、24.7 mL Ham's F-12 营养混合物 + GlutaMAX 培养基（Thermo Fisher，31765035）、24.7 mL IMDM+GlutaMAX 培养基（Thermo Fisher，31980030）、500 μL 化学定义的脂质浓缩物（chemically defined lipid concentrate）（Thermo Fisher，11905031）、35 μL 10 mg/mL 胰岛素（Sigma-Aldrich，I9278）、37.5 μL 20 mg/mL 转铁蛋白（详见 13.4.1.2）、2 μL 单硫代甘油（Sigma-Aldrich，M6145）和 100 μL 抗生素。在类器官培养的前 1 天配制 CDM。在 50 mL 试管中保留 30 mL CDM，并将 8 mL 分装到两个 15 mL 试管中。同时分装 4 mL 至两个 2 mL 试管中。在 4 ℃下可保存长达 10 天。

（5）分化 CDM：在培养类器官的第 0 天新鲜制备分化 CDM，通过在 30 mL 等分的冰 CDM 培养基中上下吸打几次冷却 P1000 移液器尖端，使用冷冻的 P1000 移液器尖端将 600 μL 冷冻的 Matrigel 的等分试样转移到 30 mL 冰冷的 CDM 中，重复将冷 CDM 移液到 Matrigel 管中，并将 Matrigel 解冻后转移回 CDM 管。600 μL 冷冻 Matrigel 完全解冻并转移到 CDM 中后，涡旋 CDM 管以完全溶解 Matrigel（终浓度为 2% Matrigel，Matrigel 的实际蛋白质浓度可能因批次而异）。加入 30 μL SB-431542（终浓度为 10 μmol/mL），混匀，并加热至室温。将 96 孔板中的所有聚集物转移到 100 mm 培养皿中后，将 0.6 μL bFGF（终浓度为 4 ng/mL）加入 CDM+Matrigel+SB-431543 中，以形成完全分化的 CDM［可选：对于某些细胞系，除了 Matrigel、SB-431542 和 bFGF 外，可能还需要添加 BMP-4。在这种情况下，向 30 mL 培养基中添加 0.75 μL 的 100 ng/mL BMP-4（终浓度为 2.5 ng/mL）］。将分化的 CDM 在室温下复温，并在培养类器官培养物的第 0 天立即使用。

（6）类器官完全培养基（organoid maturation medium，OMM）：为了制备 50 mL 的 OMM，在 50 mL 离心管中混合以下试剂：24.5 mL DMEM/F-12 培养基（Thermo Fisher，12634028）、24.5 mL 神经基底培养基（Thermo Fisher，21103049）、500 μL GlutaMAX（Thermo Fisher，35050061）、250 μL N2 添加剂（Thermo Fisher，17502048）、90 μL 55 mmol/mL 2-巯基乙醇（Thermo Fisher，21985023）和 100 μL 抗生素。OMM 在 4 ℃下可保存长达 2 周。使用前将 OMM 加热至室温或 37 ℃。

13.4.2 设备

（1）液氮罐用于保存冷冻的 hPSC。

（2）生物安全柜：确保在生物安全柜中准备好所有培养基和试剂。确保在生物安全柜中进行所有 hPSC 和类器官培养实验，离心和显微镜下观察样本等程序除外。

（3）37 ℃、5% CO_2 加湿培养箱。

（4）使用 Nunc-Delta 6 孔板（Thermo Fisher，140675）进行 hPSC 培养。

（5）100 mm 培养皿（普通培养皿，非低结合培养皿）：用于第 12 天及之后的固定聚集培养。使用高度为 20 mm 的 100 mm 培养皿（如 Corning，353003），而不是高度为 15 mm 的培养皿。更深的培养皿可以容纳更大体积的培养基，并且不太容易意外溢出培养基/聚集物。

（6）低细胞黏附（也称为低吸附）U 型底或 V 型底 96 孔板（如 Thermo Fisher Nunc Sphera U 型底 96 孔板，174929）。

（7）真空吸管和玻璃吸管。

（8）水浴锅。

（9）一种能够离心 2 mL 微离心管的离心机，以及一种能够离心 96 孔板的离心机。

（10）涡旋机。

（11）自动细胞计数器和兼容的细胞计数载玻片，或血细胞计数板。

（12）倒置显微镜。

（13）单管移液枪（20 μL、200 μL 和 1000 μL）和多排移液枪（200 μL）。

（14）高压灭菌移液枪枪尖（20 mL、200 mL 和 1000 μL）、高压灭菌微离心 EP 管（0.5 mL、1.5 mL 和 2 mL）和离心管（15 mL 和 50 mL）。

（15）一次性试剂储液器（如 Thermo Fisher，8096）。

（16）剪刀：用于剪切枪头尖端，使其变宽。

（17）70% 乙醇。

13.5　详细方案

13.5.1　hPSC 细胞复苏

（1）在生物安全柜中，用 DPBS 以 1∶100 的比例稀释玻璃体凝集素。在 Nunc Delta 表面细胞培养物处理的 6 孔板的几个孔中，在每个孔中加入 1 mL 稀释的玻璃体凝集素孵育至少 1 小时（详见注意事项 1）。

（2）将一管 E8fn（完全 Essential 8 flex+ 抗生素）培养基和一管 E8fn+RevitaCell（完全 Essential 8 flex+ 抗生素 +RevitaCell）培养基复温至室温（详见注意事项 2）。

（3）孵育至少 1 小时后，从 6 孔板中吸出玻璃体凝集素。将 2～3 mL E8fn+RevitaCell 培养基加入每个待接种的孔中。将培养板置于 37 ℃、5% CO_2 的培养箱中平衡（详见注意事项 2）。

（4）从液氮罐中取出一管 hPSC，并在室温下加热冻存管 1 分钟。

（5）将冻存管浸入 37 ℃的水浴中，不要浸入盖子。在解冻细胞的同时轻轻旋转冻存管。当冻存管中细胞/培养基的主要部分解冻且只剩下一小部分冰晶时，将冻存管从 37 ℃水浴中取出。

（6）用 70% 乙醇对冻存管外部进行消毒，用 Kimwipes 擦干，然后将冻存管放入生物安全柜中。

（7）将 800 μL E8fn 培养基缓慢加入冻存管中，冻存管中含有 200 μL 冷冻保存的细胞。

（8）轻轻地将细胞转移到 2 mL 圆底微量离心管中。

（9）用额外的 800 μL E8fn 培养基冲洗冻存管，并将内容物转移到相同的 2 mL 微量离心管中。

（10）在另一个 2 mL 微量离心管中加入 1.8 mL 水用于离心平衡。

（11）将细胞以 100×g 的速度离心 5 分钟。

（12）小心地将上清液完全抽出。

（13）取出含有加热的 E8fn+RevitaCell 细胞培养基的 6 孔板。从 6 孔板中取 1 mL 加热的培养基加入还有细胞的 2 mL 管中，将细胞轻轻上下吹打混匀几次。

（14）慢慢地将所需体积的 hPSC 悬浮液加入平衡的 6 孔板中（例如，在 4 个孔中分别加入 500 μL、300 μL、150 μL 和 50 μL）。

（15）将培养板前后移动几次，以使孔表面的细胞均匀分布。不要以旋转运动移动板，因为这会将细胞集中到孔的中心。

（16）将培养板放回加湿的 37 ℃、5% CO_2 培养箱中。

（17）第 2 天，将培养基改为 E8fn 培养基，去除 RevitaCell。

13.5.2 hPSC 的培养与传代

13.5.2.1 hPSC 培养

(1) 当在 E8fn 培养基中培养 hPSC 时,可以连续两天(如周六和周日),每周最多 3 天(详见注意事项 3)。如果细胞高度融合,培养基变成橙色或黄色,则需要对细胞进行换液或传代。

(2) 换液过程中,吸出用过的培养基,并使用宽 P1000 移液器尖端在 6 孔板的每个孔中缓慢加入 2 mL(周五时可加入 3 ~ 4 mL)的室温 E8fn 培养基。

13.5.2.2 hPSC 传代

(1) 当细胞汇合度达到 60% ~ 80% 或细胞集落变得过于密集或太大(即使大的集落稀疏且整体汇合度较低)时,传代 hPSC。我们通常每周传代 hPSC 两次。

(2) 用 DPBS 按照 1∶100 的比例稀释玻璃体凝集素。使用 Nunc-Delta6 孔板的几个孔,每个孔中加入 1 mL 稀释的玻璃体凝集素,至少放置 1 小时。

(3) 将培养基 E8fn+RevitaCell 复温至室温。

(4) 吸出待传代 hPSC 孔中的培养基。

(5) 使用宽口 P1000 移液器吸取 2 mL 的 DPBS,轻轻清洗细胞 3 次。

(6) 缓慢加入 1 mL 0.5 mmol/L EDTA 溶液,37 ℃下孵育 5 ~ 7 分钟。

(7) 在 EDTA 溶液孵育期间,从待接种 6 孔板中吸出玻璃体凝集素,在每个孔中加入 2 mL E8fn+RevitaCell 培养基。

(8) 当在显微镜下观察到细胞开始分离并聚集时,就可以进行下一步实验了。

(9) 小心地吸去 EDTA 溶液,不要洗到细胞。

(10) 用 1 mL E8fn+RevitaCell 培养基轻轻清洗培养板表面的细胞。用未剪切的 P1000 移液器尖端缓慢地上下吹吸,避免产生气泡。经 EDTA 处理和 E8fn+Revita 细胞温和吹吸后,hPSC 集落从培养板上分离,形成主要由 2 ~ 5 个细胞组成的小块。单细胞也可能存在,但 RevitaCell 可促进单细胞的存活。

(11) 将所需体积的 hPSC 悬液加入铺有玻璃体凝集素层的新孔中(详见注意事项 4)。

(12) 将培养板前后移动几次,以使孔表面的细胞均匀分布。不要以旋转运动移动培养板,因为这会将细胞集中到孔的中心。

(13) 将培养板放回加湿的 37 ℃、5% CO_2 的培养箱中。

(14) 第 2 天,将培养基改为 E8fn 培养基,吸出 RevitaCell。

13.5.3 人类内耳类器官的产生

13.5.3.1 诱导分化前 2 天:hPSC 的富集

(1) 确保 hPSC 达到 50% ~ 80% 的汇合度。如果培养基为橙色或黄色,则在开始诱导分化过程前 1 ~ 2 小时进行换液。

(2) 对于每个 96 孔的类器官培养板(详见注意事项 5),在 15 mL 离心管中加入 11 mL 的 E8fn 培养基,并加入 22 μL 的 20 μmol/L ROCKi,制备成的培养液以下简称 E8fn-Y20。将培养基复温到室温。

(3) 对于每批类器官的培养基,在 ROCKi 中加入 1 μL ~ 1 mL E8fn 培养基,制备 10 μmol/L ROCKi(以下简称 E8fn-Y10)的 E8fn 培养基。将培养基复温到室温。

(4) 用 NaOAc、ddH_2O、70% 乙醇清洁可重复使用的细胞计数载玻片,并在生物安全柜中干燥。或者使用一次性细胞计数载玻片。

(5) 确保离心机中的转子换成适合 96 孔板的转子。还要确保离心机的温度设置为 24 ℃。

（6）取出一份胰酶，加热至室温。

（7）从培养 hPSC 的孔中吸出 E8fn 培养基，用 DPBS 洗涤 3 次。

（8）加入 500 μL 胰酶，37 ℃下孵育 6 分钟。在显微镜下检查细胞是否解离。

（9）轻轻地将 1 mL 的 E8fn-Y10 加入培养板中，将细胞从培养板中吸出来。将细胞收集到 2 mL 圆底微离心管中，轻轻地上下吹吸几次，制成单细胞悬液。

（10）以 $100\times g$ 的速度离心 3 分钟。

（11）完全吸出上清液，同时避免吸出细胞沉淀。

（12）用 1 mL 的 E8fn-Y10 重悬细胞。轻轻地上下吹吸几次以混合细胞，并确保混匀至单细胞。

（13）在 0.5 mL EP 管中，将 50 μL 重悬细胞与 50 μL 台盼蓝混合。

（14）将台盼蓝细胞混合物装入细胞计数载玻片，并通过自动细胞计数器测定活细胞的浓度，确保细胞活力 ≥ 95%。

（15）用 11 mL 的 E8fn-Y20 培养基稀释适当体积的细胞悬液，获得最终浓度为 5×10^4 个细胞 /mL（总细胞数为 550×10^3 个）的细胞悬液。例如，如果细胞悬液中含有活细胞 2×10^6 个 /mL，则需将 275 μL 的细胞悬液加入 E8fn-Y20 中稀释（为 $550\times 10^3/2000\times 10^3$）。翻转几次以进行混匀。当在 96 孔板中培养时，将 $N\times 550\times 10^3$ 个细胞加入 $N\times 11$ mL 的 E8fn-Y20 中。

（16）将细胞悬液倒入一次性移液枪储液器中，使用带有宽口移液枪尖端的多通道移液管慢慢加入低细胞黏附的 96 孔板中。现在每孔包含 5000 个细胞。

（17）在室温下，将 96 孔板以 $120\times g$ 的速度离心 5 分钟。

（18）在加湿的 37 ℃、5% CO_2 培养箱中孵育 1 天。在孵育 5 小时后，每个孔中的细胞颗粒将形成一个球形聚集物（图 13-3A）。

13.5.3.2 诱导分化前 1 天：添加 E8fn 培养基

（1）使用多通道移液枪向每孔中加入 100 μL 的 E8fn 培养基（不含 ROCKi）。ROCKi 的浓度现在被稀释到 10 μmol/L。

（2）在加湿的 37 ℃、5% CO_2 的培养箱中孵育 1 天。

（3）配制 50 mL 的 CDM 培养基，可至少培养两个 96 孔板的类器官培养物（详见 13.4.1.3）。在 50 mL 离心管中保留 30 mL CDM，并分装 2 个 8 mL CDM 至 15 mL 离心管中，2 个 2 mL CDM 至 2 个 2 mL 管。将所有的试管在 4 ℃下保存。

13.5.3.3 诱导分化第 0 天：转移 hPSC 聚集物至 CDM 诱导分化培养基

（1）制备含 2% Matrigel、10 μmol/mL SB-431542 和 4 ng/mL bFGF（对于某些细胞系可选：2.5 ng/mL BMP-4，详见注意事项 6）的分化 CDM，其中 CDM 是在前 1 天制备并于 4 ℃下保存（详见 13.4.1.3 和 13.5.3.2）。加入 Matrigel，使培养基平衡至室温。30 mL 的培养基足以培养两个 96 孔板的细胞。

（2）将两个 2 mL 的 CDM 等分物（不含基质凝胶、bFGF 或 SB-431542）加热至室温。

（3）在设定为 195 μL 的 P200 多通道移液管上使用宽口移液管尖端，小心地将细胞聚集物和培养基从 96 孔板转移到 100 mm 的培养皿中。丢弃用过的 96 孔板。

（4）使用宽口 P1000 移液器尖端，将所有聚集体从 100 mm 培养皿转移到 2 mL 培养管中。

（5）用 DPBS 清洗 3 次。

（6）用 CDM（洗两个各含有 2 mL CDM 的 2 mL 管）清洗 1～4 次。

（7）在完全分化 CDM（含基质 2% Matrigel、10 μmol/L SB-431542、4 ng/mL bFGF 和 2.5 ng/mL BMP-4）（可选）中重悬细胞聚集物。

（8）将所有的细胞聚集物转移到 60 mm 的培养皿中。在培养皿中额外加入 5～10 mL 的分化 CDM。

（9）使用设置为 100 μL 的配有宽嘴移液管枪尖的 P200 移液器，将 100 μL 培养基中的细胞聚集物分别转移到新的低吸附 96 孔板中（详见注意事项 7）。当液面水平较低且移液变得困难时，可在培养皿中加入更多的分化 CDM。如果在诱导分化前两天上使用了两个 96 孔板（共 192 个细胞聚集物），它们可以转移到诱导分化第 0 天的 3 个 96 孔板的 60 个孔（共 180 个细胞聚集物）。剩下的 12 个可以丢弃。

（10）用 200 μL dH$_2$O 填充剩余的 36 个孔（详见注意事项 8）。

（11）在 37 ℃、5% CO$_2$ 的培养箱中孵育 4 天。

13.5.3.4　诱导分化第 4 天：添加 bFGF 和 LDN-193189

（1）在 15 mL 离心管中，加入 10 μL 200 ng/μL bFGF 和 0.8 μL 10 mmol/L LDN-193189（LDN）到 8 mL CDM 中（CDM 在诱导分化前一天配制，并在 4 ℃下保存，详见 13.4.1.3 和 13.5.3.2）。将试管倒置几次，混合均匀，并将内容物倒入试剂储液罐中。8 mL 培养基足以培养 3 个 96 孔板。

（2）在多通道移液管上安装 6 个宽口枪尖。在每个孔中加入 25 μL 含 bFGF 和 LDN 的 CDM，轻轻吹吸 8～10 次，以充分混匀。现在每个孔都包含 125 μL 培养基，终浓度为 50 ng/mL bFGF 和 200 nmol/L LDN-193189。将培养板放回培养箱中，孵育 4 天。

13.5.3.5　诱导分化第 8 天：添加 CHIR-99021

（1）在一个 15 mL 的离心管中，加入 14.4 μL 的 10 mmol/L CHIR 到 8 mL CDM 中（CDM 在诱导分化前一天配制，并在 4 ℃下保存，详见 13.4.1.3 和 13.5.3.2）。8 mL 培养基足以培养 3 个 96 孔板。

（2）在多通道移液管上安装 6 个宽口枪尖。在每个孔中加入含有 CHIR 的 CDM 25 μL，轻轻吹打 8～10 次，以充分混匀。现在每个孔都含有 150 μL 培养基，最终浓度为 3 μmol/L CHIR。将培养皿放回培养箱中，孵育 4 天。

13.5.3.6　诱导分化第 12 天：转移到含有 OMM 基质和 CHIR 的培养基

（1）准备 50 mL OMM，并在冰上放置至少 30 分钟。或者在第 11 天配制 OMM，并在 4 ℃下保存过夜。

（2）在生物安全柜中，将 P1000 移液器尖端在冰冷的 OMM 中上下吸移几次进行预冷。之后使用预冷的 P1000 移液器尖端反复将冰冷的 OMM 移液到 Matrigel 管中，并将解冻的 Matrigel 移回 OMM 管中，将 500 μL 冷冻的 Matrigel 等分试样转移到 50 mL 冰冷的 OMM 中。最后将 Matrigel 完全转移到 OMM 中，涡旋 OMM 管以完全溶解 Matrigel（详见注意事项 9）。

（3）将 10 mmol/L CHIR 添加到 50 mL OMM+Matrigel 中。混合均匀，然后加热至室温。现在该管包含 50 mL OMM+1%Matrigel+3μmol/L CHIR。

（4）使用 145 μL 的多通道移液枪，将多达 60 个细胞聚集物转移到每个普通的 100 mm 培养皿（不是低结合皿）中，然后使用宽口 P1000 移液器将聚集物转移到 2 mL 管中。

（5）用 1～2 mL DPBS 洗涤 5 次，然后用 1 mL OMM+Matrigel+CHIR 洗涤两次。

（6）使用宽口 P1000 移液器将多达 60 个聚集物和 10～20 mL 的 OMM+Matrigel+CHIR 转移到新的常规 100 mm 培养皿（不是低结合皿）中。

（7）将 100 mm 的培养皿放入培养箱中，孵育 3 天。

13.5.3.7　诱导分化第 15 天：更换 OMM+CHIR 培养基

（1）小心地吸出耗尽的培养基，而不吸出细胞聚集物。加入 15～20 mL 预热的 OMM+3 μmol/L CHIR（不含 Matrigel）混合液。

（2）将培养皿放回培养箱中，孵育3天。

13.5.3.8 诱导分化第18天：转移至长期培养

（1）使用宽口P1000移液器，将聚集物转移到新的常规的100 mm培养皿（而不是低吸附培养板）中。小心吸出过量的培养基，加入10～20 mL预热的OMM（不含Matrigel或CHIR）。将培养皿放回培养箱。

（2）每周（如周五）或当培养基变为黄色时，用预热的OMM完全培养基进行换液。如果有太多的悬浮细胞在培养板表面附着生长，则将聚集物转移到新的100 mm培养皿中。

13.6　内耳类器官的特征

细胞聚集物的形态用明场显微镜从第2～20天进行监测，以评估细胞分化培养的质量。例如，在第3天或第4天，聚集物表面应该有明显的外上皮，并且它应该开始形成褶皱样外观。在第8天时，外上皮应形成多个突起，并且这些突起预计在第18天脱离，以在周围的间充质内形成封闭的听泡结构（图13-3A）。如果在第18天没有观察到囊泡结构，则聚集物在后期不太可能产生毛细胞。这些聚集物（或者整个批次，如果一个批次中的所有聚集物都没有囊泡）可以在这个阶段丢弃。第20天后，由于间充质细胞和神经元细胞的生长，聚集物将变得越来越不透明，因此很难用明场显微镜观察到听泡的结构。相反，用荧光显微镜对荧光报告基因（如 $PAX2\text{-}2A^{nGFP}$ 和 $ATOH1\text{-}2A^{eGFP}$）进行实时成像可以用于持续监测第20天和更大聚集物中的耳谱系。

当用免疫荧光染色表征内耳类器官时，经常使用以下标志物：在第20～40天聚集体中，PAX2、PAX8、ECAD（CDH1）、NCAD（CDH2）、FBXO2、JAG1、SOX2和SOX10在耳干细胞中表达（图13-3B～图13-3D）。在第50～70天聚集物内，MYO7A、ATOH1、POU4F3、ANXA4、PCP4、CALB2和SOX2在毛细胞中表达（图13-3E）。在每个毛细胞的顶端发现一个ESPN+F-actin+立体纤毛束和一个TUBA4A+kinocilium。SOX2、SOX10和SPARCL1在支持细胞中表达，TUJ1、POU4F1、NEFL和NEFH在神经元中表达。

由于尚未确定的原因，存在相当大的批次间差异。但在内耳类器官培养开始前，hPSC的生长状态（例如，传代后的生长天数和菌落大小）会极大地影响培养质量。就培养效率而言，即使在良好批次的类器官培养物中，在第60天时，也只有20%～40%的聚集物含有毛细胞。因此，需要进一步优化方案以提高毛细胞的生成效率。

13.7　注意事项

（1）在室温下用玻璃体凝集素涂覆1小时后，6孔板可以立即用于传代或细胞复苏。如果不立即使用，可将涂层板放置在密封袋中，并在4℃下保存长达1周。

（2）在室温下应加热等分的E8fn培养基，以防止培养基中bFGF降解。仅当培养基被立即使用时，才在37℃下短暂加热E8fn培养基。例如，在细胞传代或细胞复苏过程中，可以在37℃、5% CO_2 条件下短暂加热涂有玻璃体凝集素的6孔板中的E8fn+RevitaCell培养基，并在细胞接种前在细胞培养箱中平衡。

（3）将hPSC在常规E8n（完全Essential 8+常氧基）培养基中培养，而不是在Flex培养基中培养，培养基必须每天更换。除了每天更换培养基，其他解冻、培养和传代程序的要求与E8fn培养基相同。使用相同的实验程序，也可以在前1～2天用常规E8n培养基代替E8fn培养基开始人内耳类器官培养。

（4）传代过程中的分裂比例可能会不同。传代比例取决于母体的汇合度、hPSC 的生长和凋亡率，以及个人对细胞在下一次传代实验或类器官培养的计划。我们通常每周传代两次。在为期 4 天的培养中（周一~周四），我们通常以 50∶1000~100∶1000 的比例将 60% 的汇合细胞分装到两个孔。在为期 4 天的培养过程中（周四~下周一），我们通常以 10∶1000~40∶1000 的比例将 60% 的汇合细胞分装到 4 个孔。在下周一，1 个孔中的 hPSC 将被用于另一轮的细胞传代，而另外 3 个孔中的 1 个孔或多孔将在周二开始人类内耳类器官培养。

（5）重要的是要使用低吸附的 96 孔板来允许细胞形成 3D 聚集物，而不是以二维的方式附着在板上。U 型底部或 V 型底部低吸附 96 孔板均可用于人内耳类器官培养。

（6）BMP-4 的浓度可能需要根据不同的 hPSC 来进行优化。根据我们的经验，WA25 hESC 系和所有基于 WA25 背景的 CRISPR 工程细胞系不需要额外的 BMP-4。这些细胞系在第 0 天的内源性 BMP-4 水平足以进行非神经外胚层分化。相比之下，hiPSC mND2-0 细胞系在第 0 天需要 2.5 ng/mL BMP-4 处理。

（7）在第 0 天，聚集物非常小，很难被识别。例如，将直径 60 mm 培养皿放置在较暗的物体上，在深色的移液器尖端盒的顶部，可以增强对比度，帮助识别聚集物以便于转移。

（8）从第 0 天到下一个总转移日（第 12 天）需要 12 天。在 96 孔板的长期培养过程中，边缘孔的蒸发会导致培养基中试剂浓度的增加。因此，在第 0~12 天期间，我们只在中心 60 个孔中培养聚集物，并在 36 个边缘孔中填充无菌的 dH_2O，以减少中心孔的蒸发。

（9）除了 13.5.3.6 中描述的 1% Matrigel 溶液法外，第 12 天转移的另一种方法是将单个聚集物嵌入 100% Matrigel 液滴中，然后将其浸置于 OMM+3 µmol/L CHIR 培养基中。这两种方法产生的毛细胞数量相似，但基质凝胶液滴法是密集型，价格昂贵，难以扩大规模，因此不建议使用。虽然当天 Matrigel 处理后在聚集物表面形成了基底膜，但在第 12 天仍然需要额外的 Matrigel 处理，以防止在第 12 天转移过程中遗漏 Matrigel 而导致第 60 天毛细胞的生成效率急剧下降。

13.8 安全事项

许多小分子物质（如 CHIR）都是有毒的，因为它们可以影响我们体内的信号通路。这些小分子物质溶解在 DMSO 中，很容易渗透皮肤，甚至可以缓慢地渗透到乳胶手套中。实验人员在进行类器官培养实验时，应始终穿戴好手套和实验服。如在 DMSO 中溶解的小分子物质洒在手套上，应丢弃手套并彻底洗手。

致 谢

我们要感谢 Karl Koehler 提供的流程方案。这项研究得到了 National Institutes of Health R01 DC013294（E. H.）的拨款支持。

参考文献

扫码查看